"十四五"职业教育国家规划教材

供高等职业教育药学类、中医药类、护理类、食品药品管理类、医学技术类、康复治疗类等专业使用

医药数理统计

（第五版）

主　编　高祖新　尹　勤

副主编　焦建利　李济平　许广涛　陈建勇　于　梅

编　委　（按姓氏汉语拼音排序）

陈建勇　湖北中医药高等专科学校
高　芸　上海现代制药股份有限公司
高祖新　中国药科大学
焦建利　上海健康医学院
李济平　安庆医药高等专科学校
许广涛　山东药品食品职业学院
叶小舟　济川药业集团有限公司
尹　勤　南京邮电大学
于　梅　山东医学高等专科学校
张　杨　南阳医学高等专科学校
赵玉霞　信阳职业技术学院

科学出版社

北　京

内 容 简 介

本教材为“十四五”职业教育国家规划教材，是在本教材第四版的基础上，根据本套教材的编写指导思想和原则要求，结合本课程的教学目标、内容与要求修订而成。

教材全面介绍了医药应用领域的数据处理与图表呈现；简明的概率论基础；数理统计的基本原理概念和基本知识；常用统计推断和统计分析方法；用SPSS进行数据处理与统计分析的操作应用与项目实训等内容。主要包括数据的描述和统计概括、概率论基础、抽样分布与参数估计、参数假设检验、方差分析、非参数假设检验、相关分析与回归分析、正交试验设计8章，并有对应的医药应用项目实训即SPSS实训。本教材设置有医药应用案例，内容系统精炼，用例典型实用；各章附有概括性简表式的各章小结、题型多样的自测题、相关知识的链接等，书末附有自测题选择题参考答案，以方便教师教学，全面提升学生的学习、实践和应用统计的能力。

本书供高等职业教育药学类、中医药类、护理类、食品药品管理类、医学技术类、康复治疗类等专业使用，也可供医药卫生工作者学习参考。

图书在版编目（CIP）数据

医药数理统计 / 高祖新，尹勤主编. -- 5 版. 北京 ： 科学出版社，2025. 4. --（“十四五”职业教育国家规划教材）. -- ISBN 978-7-03-080911-7

Ⅰ. R311

中国国家版本馆 CIP 数据核字第 20240Y8E64 号

责任编辑：段婷婷 / 责任校对：周思梦

责任印制：赵 博 / 封面设计：涿州锦晖

科学出版社 出版

北京东黄城根北街 16 号

邮政编码：100717

http://www.sciencep.com

北京市金木堂数码科技有限公司印刷

科学出版社发行 各地新华书店经销

*

2004 年 9 月第 一 版 开本：850×1168 1/16

2025 年 4 月第 五 版 印张：12 1/2

2025 年 8 月第二十四次印刷 字数：369 600

定价：49.80 元

（如有印装质量问题，我社负责调换）

前　言

党的二十大报告指出："人民健康是民族昌盛和国家强盛的重要标志。把保障人民健康放在优先发展的战略位置，完善人民健康促进政策。"贯彻落实党的二十大决策部署，积极推动健康事业发展，离不开人才队伍建设。党的二十大报告指出："培养造就大批德才兼备的高素质人才，是国家和民族长远发展大计。" 教材是教学内容的重要载体，是教学的重要依据、培养人才的重要保障。本次教材修订旨在贯彻党的二十大精神和党的教育方针，落实立德树人根本任务，坚持为党育人、为国育才。

《医药数理统计》自 2004 年出版至今已 20 多年，累计印刷 20 多次，同时入选教育部普通高等教育"十一五"国家级规划教材（2006 年）、"十二五"职业教育国家规划教材（2014 年）、"十四五"职业教育国家规划教材（2023 年）的教材，在国内高职高专院校医药统计的教学中广泛使用。

本次修订教材具体编写特点为以下几方面。

1. 内容凝炼完善　本次修订对数据的描述和统计概括、抽样分布与参数估计、非参数假设检验、方差分析、正交试验设计等章节的有关内容进行精简和完善，将理论方法与 SPSS 实训有机结合，使其内容系统精炼，应用务实，便于理解掌握。

2. 案例导引务实　教材各章采用案例导引的形式，以医药行业的应用案例贯穿于各章内容之中，同时通过大量实例让学生充分了解并掌握统计知识和方法在医药领域中的应用。

3. 项目实训新颖　为体现产教融合、校企合作的特色，本轮教材修订吸纳了医药行业专家共同编写，并创新了形式新颖务实的实训栏目，结合统计软件 SPSS 的操作应用，学以致用，以保证教材内容能够满足学生未来职业发展的要求。

4. 软件权威实用　本次修订选用目前国际上最为流行及权威的统计软件 SPSS 来进行统计软件应用的教学，对各章案例和实例给出使用 SPSS 解决问题的简明指导，使 SPSS 统计软件的应用全面融入教材内容，并辅之以 SPSS 上机项目实训任务，使学生能够真正具备进行数据处理与统计分析的技能，达到"学以致用"的目的。

5. 拓展知识视野　各章所配的链接，主要介绍统计课程的思政案例、统计学的典故趣史、统计大师逸事、知识拓展延伸等，从而增强学生的价值观塑造，拓宽其统计知识视野，增强阅读的趣味性。

6. 教学辅导全面　各章小结以简表形式对本章核心内容进行高度概括，便于学生把握重点，全面复习；各章自测题包括各种形式的练习题、软件上机实训题，书末附选择题参考答案等，便于学生复习巩固所学理论与操作实践基础，同时也培养其运用 SPSS 软件解决实际问题的操作技能。

本书由主编高祖新、尹勤主持全书的再版修订和统稿纂定工作，并由各位编委通力精心修订而成。本书编著时注意博采众长，参考了多种教材和参考文献，同时还得到科学出版社、各位编委所在单位及各位专家、师生和读者的大力支持和帮助，在此一并表示衷心的感谢。本书虽经认真修订，但由于编者水平有限，书中可能存在疏漏不足之处，恳请各位专家、师生和读者批评指正，以便今后修正完善。

编　者

2025 年 2 月

配 套 资 源

欢迎登录“中科云教育”平台，**免费**数字化课程等你来！

本系列教材配有图片、视频、音频、动画、题库、PPT 课件等数字化资源，持续更新，欢迎选用！

“中科云教育”平台数字化课程登录路径

电脑端

- 第一步：打开网址 http://www.coursegate.cn/spoc/open/course_detail.action
- 第二步：注册、登录
- 第三步：点击上方导航栏“课程”，在右侧搜索栏搜索对应课程，开始学习

手机端

- 第一步：打开微信“扫一扫”，扫描下方二维码
- 第二步：注册、登录
- 第三步：用微信扫描上方二维码，进入课程，开始学习

PPT 课件，请在数字化课程中各章节里下载！

目　录

绪论

医药统计是应用概率论与数理统计的原理和方法，对医药、生物等相关领域研究对象的数据资料信息进行搜集、整理、分析和解释，以显示其总体特征和统计规律性的应用科学。其中**概率论**（probability）是从数量侧面来研究随机现象统计规律性的数学学科，而**数理统计**（mathematical statistics）则是以概率论为基础，通过对随机现象观察数据的收集整理和分析推断来研究其统计规律的学科。

目前，我们所从事的医药研究和生产中，无论是疾病防治、药物研发、临床试验、公共卫生等各领域，还是新药研制、药物鉴定、药理分析、试验设计、药政管理、处方筛选、医药信息等医药领域的各个方面，都需要进行大量的数据资料的整理和分析，医药统计作为利用相关数据资料进行医药科学研究的重要前提和手段，其理论方法及应用已广泛渗透到医药研究与实践的各个领域，正起着越来越重要的作用。

一、统计学及其发展简史

在日常生活中，统计既可以指统计数据的搜集活动，即统计工作；也可以指统计活动的结果，即统计数据；还可指分析统计数据的方法和技术，即统计学。**统计学**（statistics）是关于研究对象的数据资料进行搜集、整理、分析和解释，以显示其总体特征和统计规律性的科学。

统计实践作为一种社会实践活动已有四五千年的历史，在原始社会，人类已经有了“结绳记事”等统计计数活动。但是统计学作为一门学科，距今只有数百年的历史。

最初的统计方法是随着社会政治和经济的需要而逐步得到发展的，直到 18 世纪概率论被引进之后，统计才逐渐形成一门成熟的科学。

最早的概率论萌芽之作是意大利数学怪杰卡尔达诺（G. Cardano，1501—1576）于 1563 年撰写的第一部概率论著作《游戏几率之书》，书中讨论了两人赌博中断后分赌本问题，并提出了“大数定律”的基本概率理论的原始模型。其后，法国数学家帕斯卡（B. Pascal，1623—1662）和费马（P. Fermat，1601—1665）多次通信，讨论了赌博中出现的各种具体问题，并将其归纳为一般的概率原理，为后来的概率统计发展奠定了重要基础。到了 17 世纪中叶，英国学者威廉 · 配第（William Petty，1623—1687）在其代表作《政治算术》中，首创计量比较分析方法，对英、法、荷三国的经济和军事等实力进行分析比较，主张一切论述都用数字和尺度来进行，并提出用图表形式概括数字资料的理论和方法，他被马克思称为“政治经济学之父，某种程度上也是统计学的创始人之一”。瑞士数学家雅各布 · 伯努利（Jacob Bernoulli，1654—1705）创立了最早的大数定律——伯努利大数定律，建立了描述独立重复试验序列的“伯努利概型”，并撰写了重要的概率论专著——《猜想的艺术》，使概率论成为一个独立的数学分支。

1662 年英国统计学家格兰特（J. Graunt，1620—1674）基于伦敦死亡人数资料的研究所进行的死亡率推算，是历史上最早出现的统计推断，他还发表专著《关于死亡表的自然的和政治的考察》，对人口统计、保险统计和经济统计进行了数学研究。德国康令（H. Conring，1606—1681）第一个以“国势学”为题讲授政治活动家应具备的知识，阿亨瓦尔（G. Achenwall，1719—1772）在大学中开设了新课程国势学（statistika），介绍如何记录国家发展的重要事件，并首创了“统计学（statistics）”的名词。1763 年，英国统计学家贝叶斯（T. Bayes，1702—1761）发表《论机会游戏中的一个问题》，给出“贝叶斯定理”，从结果去对原因进行后验概率的计算，可视为最早的数学化的统计推断。而最早将古典概率论引进统计学领域的是法国天文学家、数学家拉普拉斯（P. S. Laplace，1749—1827），他提出了研究随机现象的分析方法，完善了古典概率论的结构，并阐明了统计学大数法则，进行了大样本推断的尝试。十九世纪初，德国著名数学家高斯（C. F. Gauss，1777—1855）和勒让德（A. M. Legendre，1752—1833）建立“最小二乘法”，且用之于分析天文观测的误差，高斯还成功地将正态分布理论用于描述观察误差的分布，并用于行星轨迹的预测。比利时统计学家凯特尔（L. A. J. Quetelet，1796—1874）发现了大量随机现象的统计规律性，开创性地应用了许多统计方法，并将其应用于天文、数学、气象、物理、生物和社会学等领域，完成了统计学和概率论的结合。

法国医生路易斯（P.C.A.Louis，1787—1872）研究了当时流行的用“放血”疗法治疗伤寒和肺炎效果，1835 年提出了医学观察中的抽样误差和混杂概念、临床疗效对比的前瞻性原则和疗效比较的“数量化”方法，被誉为“临床流行病学之父”。盖瓦勒特（J. Gavarret，1808—1890）1840 年在巴黎出版了世界上第一部医药统计教科书——《医学统计学》。德国的大地测量学者赫尔默特（F. R. Helmert，1843—1917）在 1876 年研究正态总体的样本方差时，发现了χ^2分布（卡方分布）。英国生物学家、人类学家高尔顿（F.Galton，1822—1911）将正态分布理论用于社会学方面的研究，并在生物遗传学中提出了著名的回归、相关等概念，创立了回归分析法。数理统计学的奠基人之一、英国数学家、统计学家 K. 皮尔逊（K. Pearson，1857—1936）进一步发展了回归与相关的理论，提出了总体、标准差、正态曲线等重要术语和矩估计法、χ^2 拟合优度检验法，并创建了生物统计学，为 20 世纪数理统计和生物统计学的发展奠定了基础。英国统计学家戈塞特（W.S.Gosset，1876—1937）在 1908 年以 Student 为笔名在《生物计量学》杂志上发表论文，最早提出 t 统计量的精确分布——t 分布，开创了小样本统计理论的先河。而英国统计学派的代表人物费希尔（R.A.Fisher，1890—1962）系统地发展了抽样分布理论，建立了以最大似然估计法为中心的点估计理论，首创了试验设计法并提出方差分析法，奠定了统计学沿用至今的数学框架，被誉为现代数理统计学的奠基人之一。1933 年苏联的著名数学家科尔莫戈罗夫（A.N.Kolmogorov，1903—1987）出版了经典名著《概率论基础》，首次以测度论为基础建立了概率的公理化定义，从而使概率论建立在完全严格的数学基础之上，奠定了现代概率论的理论基础。美国统计学家奈曼（J. Neyman，1894—1981）和英国统计学家 E. S. 皮尔逊（E. S. Pearson，1895—1980，K. Pearson 之子）合作，20 世纪 30 年代提出了似然比检验，并建立了置信区间理论，在数学上完善了假设检验和区间估计的理论体系。而美国统计学家瓦尔德（A. Wald，1902—1950）所建立的序贯分析和统计决策理论，美国统计学家威尔克斯（S. S. Wilks，1906—1964）所创立的多元方差分析、多项式分布、多变量容许区间等一系列多元分析方法，瑞典数学家克拉默（H. Cramér，1893—1985）发表《统计学的数学方法》，运用测度论方法对数理统计的成果的总结等，使数理统计趋于成熟，从而构筑了现代统计学的基本框架。

从 20 世纪 50 年代以后，统计理论、方法和应用进入了一个全面发展的新阶段。一方面，统计学受计算机科学、信息论、混沌理论、人工智能等现代科学技术的影响，新的研究领域层出不穷，如多元统计分析、现代时间序列分析、非参数统计、数据挖掘等。另一方面，统计的应用领域不断扩展，几乎所有科学研究都离不开统计方法。因为不论是工程技术、农学、医药学、军事科学，还是社会科学都离不开数据，要对数据进行研究和分析就必然要用到统计，统计学与数学、哲学一样成为所有学科的基础，同时还逐步渗透到各个学科领域，形成了许多边缘学科，如信息论、决策论、排队论、可靠性理论、自动控制、统计质量管理、生物统计、医药统计、社会统计、水文统计、统计物理学、计量经济学、计量心理学等，成为现代科学发展的一个重要标志。2010 年 6 月 3 日，第 64 届联合国大会第 90 次会议通过决议，将 2010 年的 10 月 20 日定为“世界统计日”，体现出全世界对统计数据和统计的空前关注和重视。2011 年 2 月，我国国务院学位委员会颁布新的《学位授予和人才培养学科目录》，统计学上升为一级学科，为我国统计学科和统计教育的发展提供了更加广阔的舞台和空间，同时也更加凸显了统计对科学研究和社会发展的重要性。

随着社会经济的发展、科学技术的进步，尤其是在市场化、信息化和全球化的发展背景下，政府及各行各业都面临着大量的数据处理分析工作。“大数据”时代的到来为统计学提供了极为广阔的发展空间和空前的发展机遇。统计不仅在传统的生物学、医学和农学等学科领域中被广泛应用，还在迅猛发展的药物研究特别是新药临床研究中发挥着越来越重要的作用。医药企事业和科研单位等的药物研制、临床研究、生产销售和上市监管，都需进行医药数据的收集、整理、分析和展示，从而为相关的研究、生产、管理和决策提供支持；同时，现代药物研究不仅需要采集、展示和分析数据，更需要运用现代统计方法对医药数据建模，进行量化分析，进而做出统计推断和预测，发现新药疗效、新药在体内代谢及整个药物研究的发展规律，为相关决策提供科学依据和重要参考。我国《药品注册管理办法》规定新药临床试验必须自始至终有统计人员的参与。显然，有关医药统计的知识、方法和必要的统计软件应用技能训练已成为每个医药科技工作者必不可少的专业知识和技能，其学习和掌握对于正确而有效地利用数据资料进行医药领域的研究和实践具有极为重要的意义。

二、常用统计软件简介

电子计算机的应用和普及以及计算机统计软件的深入发展大大提升了人们的数据处理能力。以往受计算能力限制的数理统计有关理论和方法处理实际问题的能力也得到了空前提高。统计软件是利用计算机软件技术呈现统计数据，进行数据分析，模拟和实现统计过程的一类专业应用软件，是统计方法应用的重要载体，在医药统计数据处理和统计分析中具有日益重要的地位。

在实际处理时，尤其是对于数据量较大的实际问题，一般通过计算机利用有关统计软件进行有关数据整理、统计图表显示和统计分析等工作。目前常用的统计软件主要有 SAS（统计分析系统）、SPSS（统计产品与服务解决方案）等。

（一）SAS（统计分析系统）

SAS 系统，全称 Statistical Analysis System（统计分析系统），是模块化、集成化的大型应用软件系统，具有完备的数据管理、数据分析、数据存取、数据显示等功能，在数据处理方法和统计分析领域，被誉为国际上的标准软件和最具权威的优秀统计软件包。

SAS 系统最初是由美国北卡罗来纳州州立大学的 A.J.Barr 和 J.H.Goodnight 教授等人于 20 世纪 60 年代末期开始研发的，1976 年在美国创建 SAS 研究所（SAS Institute Inc.），之后推出的 SAS 系统 SAS/PC、SAS for Windows 等版本始终以领先的技术和可靠的支持著称于世，并不断发展与完善。SAS 系统中提供的主要分析功能包括统计分析、经济计量分析、时间序列分析、决策分析、财务分析、全面质量管理、运筹规划、地理信息系统分析和医药临床研究等，已广泛应用于经济管理、医药研究等各领域，为全球 100 多个国家和地区的众多用户所采用，是当今国际上最著名的数据分析软件系统。

然而，由于 SAS 系统是从大型计算机上的系统发展而来，其全面的操作仍以编程为主，系统地学习掌握需要花费较多的精力。

（二）SPSS（统计产品与服务解决方案）

SPSS，原名全称 Statistical Package for the Social Sciences（社会科学统计软件包），2000 年 SPSS 公司将其英文全称改为“Statistical Product and Service Solutions”（统计产品与服务解决方案）。2009 年 SPSS 公司被 IBM 公司并购，随后被更名为 IBM SPSS。SPSS 作为集数据整理、分析功能于一身的组合式大型通用统计分析软件包，以其强大的统计分析功能、方便易用的用户操作方式、灵活的表格分析报告和精美的图形展现形式，已成为全球应用最为广泛的专业统计分析软件，全球 500 强企业中约有 80%的公司使用 SPSS，它与 SAS 一起成为世界公认的两大最权威的数据分析软件。

SPSS 最早是由美国斯坦福大学的三位研究生于 20 世纪 60 年代末开发，同时还成立了 SPSS 公司。1984 年 SPSS 公司推出了世界第一套统计分析软件微机版本 SPSS/PC＋，开创了 SPSS 微机系列产品的先河。目前 SPSS 已推出十多个语种版本，不仅应用于社会科学领域，而且广泛应用于自然科学、商务经济、医药卫生、政府部门、教学科研等各个领域。世界上许多有影响的报纸杂志纷纷就 SPSS 的自动统计绘图、数据深入分析、使用灵活方便、功能设计齐全等方面，对其给予了高度的评价。目前的 SPSS for Windows 版本，使用 Windows 窗口展示各种管理和分析数据方法的功能，使用对话框展示出各种功能选择项，只要掌握一定的 Windows 操作技能，了解统计分析原理，就可以使用该软件进行各种数据分析，因此深受广大应用统计分析人员的欢迎。

SPSS 是模块结构的组合式软件包，它集数据整理、分析功能于一身，用户可以根据实际需要和计算机的功能选择模块。其模块主要有：SPSS Base、SPSS Advances Statistics、SPSS Categories、SPSS Complex Samples、SPSS Exact Tests、SPSS Regression、SPSS Custom Tables 等十多个。SPSS 的基本功能包括数据管理、统计分析、图表分析、输出管理等。其统计分析（Analyze）过程包括描述性统计、均值比较分析、一般线性模型、相关分析、方差分析、回归分析、非参数检验、主成分分析与因子分析、对数线性模型、聚类分析与判别分析、数据简化分析、生存分析、时间序列分析、多重响应变量分析等几大类，每类中又分好几个统计过程，如回归分析中又分线性回归分析、曲线估计、logistic 回归、Probit 回归、加权估计、两阶段最小二乘法、非线性回归等多个统计过程，而且每个过程中又允许用户选择不同的方法及参数。SPSS 也有专门的绘图系统（Graph），可以根据数据绘制各种统计图形和地图。同时 SPSS 可以直接读取 Excel、DBF 及文本等数据文件，并已推广到多种操作系统的计算机上，全面适应互联网。SPSS 还可以调用开源统计软件 R 或者开源高级程序语言 Python 的功能模块，实现诸如支持向量机、关联分析等功能，这大大扩展了 SPSS 统计分析软件的功能。

由于 SPSS 软件普及程度高，操作运算也较为简便，本书主要介绍 SPSS 软件的统计分析与运算处理的操作，所用版本为 IBM SPSS Statistics 25，以提升和拓展数据处理和统计分析的应用能力。

第1章 数据的描述和统计概括

学习目标

1. 知识目标 掌握描述数据分布的集中趋势、离散程度的常用统计量，特别是样本均值、样本方差的计算；熟悉数据的类型及特性；定性数据和定量数据的整理步骤；了解统计图形和统计表的表示及意义。

2. 能力目标 掌握用 SPSS 生成频数分布表与直方图；计算常用统计量；熟悉用 SPSS 软件建立数据集，进行统计作图；了解 SPSS 软件系统。

3. 素质目标 树立从实际数据出发，实事求是，探索并遵循客观规律的科学发展观。

统计学（statistics）是对研究对象的数据资料进行搜集、整理、分析和解释，以显示其总体的特征和规律性的学科。统计学的研究对象是客观事物的数量特征和数据资料。在英文中，“statistics”以单数名词出现时表示统计学，而以复数名词出现时则表示统计数据或资料，可见，统计学与统计数据是密不可分的。

案例 1-1

（受教育程度资料）根据 2021 年 5 月由国家统计局公布的《第七次全国人口普查公报（第六号）》所提供的 2020 年 11 月 1 日零时全国人口普查中我国大陆人口受教育情况，我国人口的受教育程度分为文盲、小学、初中、高中、大学共 5 类。全国人口中，拥有大学（指大专及大专以上）受教育程度的人口为 218 360 767 人；拥有高中（含中专）受教育程度的人口为 213 005 258 人；拥有初中受教育程度的人口为 487 163 489 人；拥有小学受教育程度的人口为 349 658 828 人；文盲人口（15 岁及 15 岁以上不识字的人）为 37 750 200 人。

问题：如何对上述受教育程度资料进行统计整理，并用统计图表显示？

案例 1-2

现有某高校某专业 110 名学生统计课程的成绩（分）数据如下

76	42	94	97	72	88	55	96	62	83	99	80	81	77	68	90	67	85	69	61
76	73	81	65	61	87	87	93	88	100	89	99	65	61	74	97	62	72	91	49
72	82	98	100	73	51	71	99	68	94	82	85	79	74	55	87	49	85	72	78
97	86	53	71	73	90	88	77	80	86	71	96	85	46	73	66	98	55	98	81
79	84	86	74	86	62	74	79	59	96	97	69	89	86	81	78	84	99	45	95
82	91	67	73	89	89	84	74	32	72										

问题：（1）该成绩数据与案例 1-1 的受教育程度资料有何区别？

（2）如何对该成绩数据进行统计整理，并用统计图表显示？

本章我们就讨论如上述案例所示的有关数据资料的统计整理、图表显示和统计概括等问题。

第1节 数据的类型和整理

一、数据的类型

数据（data）或资料是对客观现象计量的结果。例如，对药品质量的计量可得到药品是正品或次品的数据；对药物在试验对象血液中含量的计量可得到血液浓度数据等等。统计数据是利用统计方法进行分析的基础，不同的统计数据应采用不同的统计分析方法。

（一）数据的类型

数据根据观察或实验结果的表现形式是否能用数值表示大体上分为两大类:定量数据和定性数据。

1. 定性数据 **定性数据**（qualitative data）也称**品质数据**，是观察或实验结果不可以用数值大小表示只能用文字描述的数据资料，一般不带有度量衡单位。这类数据资料说明的是事物的品质特征，它的特点是每个观察结果或实验结果之间没有量的大小区别，表现为互不相容的类别或属性。根据观察结果是否有等级或顺序，定性数据又可进一步分为定类数据和定序数据两类。

（1）**定类数据**（categorical data） 也称**名义数据**（nominal data）或者**计数数据**（count data），是对事物按照其属性进行分类或分组的计量结果，其数据表现为文字型的无序类别，可以进行每一类别出现频数的计算，但不能进行排序和加减乘除的数学运算。例如：人口的性别分为男、女两类；人体血型分为O型、A型、B型和AB型四类等，这些均属于定类数据。定类数据用相对数（率、构成比）、众数作为其统计描述指标，用χ^2检验等作为假设检验的分析方法。

（2）**定序数据**（ordinal data） 也称**等级数据**（rank data），是对事物之间等级或顺序差别的计量结果，其数据表现为有序类别，可以进行类别的频数计算和排序，但不能进行加减乘除的数学运算。例如：某种药物的疗效可分为无效、有效、显效、痊愈等，新药的等级可分为一类、二类、三类、四类、五类，等等，均属于定序数据。定序数据用相对数（率、构成比）、众数、中位数等作为其统计描述指标，用χ^2检验、秩和检验等作为假设检验的分析方法。

2. 定量数据 **定量数据**(quantitative data),也称**数值数据**(numerical data)或**计量数据**(scale data),是观察或实验结果可以用数值大小表示的数据资料，一般带有度量衡单位。这类数据资料是用自然或度量衡单位对事物进行计量的结果，其特点是每个观察值或实验值之间有量的大小的区别，既可进行频数计算和排序，又可进行加减乘除的数学运算。例如：百分制的考试成绩（分）、人的体重（kg）、血压（kPa）、红细胞数（个/L）等，均为定量数据。定量数据的统计描述指标有均值、方差、变异系数等，统计分析方法有t检验、方差分析、相关与回归分析等。

（二）变量及其类型

在统计中，将说明现象的某种属性或标志称为**变量**（variable），对变量进行测量或观察的值称为**观察值**（observation）或**变量值**（value of variable）。统计数据就是统计变量的观察值。根据变量的记录形式分别为定类数据、定序数据和数值数据，相应的变量可以分为**定类变量**（categorical variable）或**名义变量**（nominal variable）、**定序变量**（ordinal variable）或**等级变量**（rank variable）和**数值变量**（numerical variable或scale variable）。

数值变量中，如果变量可以取有限个值或可列无穷多个数值，即可以一一列举，称为**离散变量**（discrete variable），如制药公司个数、仪器个数等。如果数值变量可以取无穷多个值，其取值是连续不断的，不能一一列举，就称为**连续变量**（continuous variable），如时间、温度、血药浓度等。实际应用时，当离散变量的取值很多时，也可以当作连续变量来处理。

由于在实际中，应用最多的是数值变量，大多数统计方法所处理的也都是数值变量，故我们一般将数值变量简称为变量，即通常所说的变量主要是数值变量。

区分数据的类型非常重要，如下表 1-1 所示，对不同类型的数据必须采用不同的统计方法来进行处理和分析。

表 1-1　不同数据类型之比较

数据类型	定性数据（品质数据）		定量数据
	定类数据（计数数据）	定序数据（等级数据）	数值数据（计量数据）
表现形式	类别（无序）	类别（有序）	数值（＋－×÷）
对应变量	定类变量	定序变量	数值变量（离散变量、连续变量）
主要统计方法	计算各组频数，进行列联表分析、χ^2 检验等非参数方法		计算各种统计量，进行参数估计和检验、回归分析、方差分析等参数方法

（三）两类数据的转换

根据统计分析的需要，定量数据与定性数据之间经常要做数据类型的转换。

1. 定量数据的定性化转换　例如，作为定量数据的成年男子的血清胆固醇值，按是否小于 6（mmol/L）划分为血脂正常和异常两类，就转化为定性数据。若将血液中血红蛋白按质量浓度（g/L）的大小分为五级：＜60（重度贫血）、60～＜90（中度贫血）、90～＜120（轻度贫血）、120～＜160（血红蛋白正常）、≥160（血红蛋白增高），这时定量数据就化成了定性数据。

2. 定性数据的数量化转换　为了便于统计处理，我们有时需要对定性数据赋值进行数量化转换。例如，对定性变量性别中的定性数据“男”“女”可以分别取值为“1”和“0”，此时取值 1 和 0 之间没有量的差别，只是一种“数据代码”。又如对受教育程度，如果是按文盲半文盲、小学、初中、高中、大学及以上这 5 组进行分类，则受教育程度变量属于定序变量，对这 5 类数据赋值时我们可分别取值为 1、2、3、4、5，此时取值 1、2、3、4、5 之间不仅是一种“数据代码”，也有量的区别。

（四）统计数据的搜集和来源

统计数据资料的搜集是指根据统计研究的目的，采用科学研究或调查方法，向研究或调查对象搜集数据的过程，它是统计分析的基础。统计数据资料的搜集的基本要求是：准确性、及时性和系统性。通过数据搜集，我们可得到两类不同来源的数据资料：

1. 原始资料（primary data）　又称一手资料，是通过专门进行的科学试验或调查来采集得到的直接来源数据资料。其中科学试验是取得自然科学数据的重要手段，而专门调查是取得社会经济数据的重要手段。

2. 次级资料（secondary data）　又称二手资料，是利用已公开出版（报道）的信息资料或尚未公开的信息资料来搜集的间接来源数据资料，包括图书资料和报纸杂志、广播电视等媒体和互联网中的各种数据资料，使用时应注意数据的含义、计算口径和方法，并在引用时注明数据来源。

二、SPSS 软件的应用基础

（一）SPSS 的主要操作界面

SPSS 软件的主要操作界面是由多个窗口组成的，实际应用中常用的有两个基本窗口：【数据编辑器】和【结果输出】窗口。

启动 SPSS 后，系统自动打开【数据编辑器】窗口（如图 1-1 所示），它是 SPSS 核心窗口。

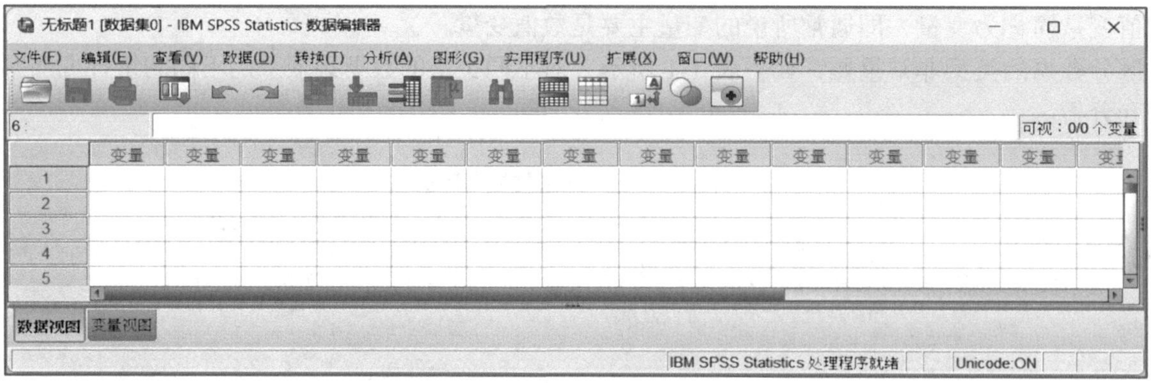

图 1-1　SPSS 的【数据编辑器】窗口

【数据编辑器】窗口又包括【数据视图】窗口和【变量视图】窗口，其中【数据视图】窗口用于录入编辑和管理数据，显示 SPSS 数据的内容，主要由窗口标题栏、菜单栏、工具栏、变量名栏、数据编辑区、观测序号和系统状态显示区组成。SPSS 的统计分析操作主要通过各种菜单的选择来完成。菜单栏包括 SPSS 的【文件】等 11 个菜单。用户可以通过选择菜单命令完成相应的操作。菜单对应的功能如表 1-2 所示。

表 1-2　【数据编辑器】窗口主菜单及功能

菜单名	功能	说明
文件（F）	文件操作	对相关文件进行基本管理，如文件的新建、打开、保存、打印等
编辑（E）	数据编辑	对数据编辑窗口中的数据进行基本编辑，如撤销、恢复、剪切、复制、粘贴等，并实现数据查找、参数设置等功能
查看（V）	窗口状态管理	对窗口外观等进行设置，如状态栏、表格线、变量、标签、字体设置等
数据（D）	数据操作管理	对数据编辑窗口中的数据进行加工整理，如数据的排序、转置 抽样选取、分类汇总、加权等
转换（T）	数据转换	对数据编辑窗口数据进行转换处理，如生成新变量、计数、分组等
分析（A）	统计分析	对数据编辑窗口中的数据进行统计分析和建模，如基本统计分析、均值比较、相关分析、回归分析、非参数检验等
图形（G）	制作统计图形	对数据编辑窗口数据生成各种统计图形，如条形图、直方图、饼图、线图、散点图等
实用程序（U）	实用程序	SPSS 其他辅助管理，如显示变量信息、定义变量集、菜单编辑器等
扩展（X）	功能扩展	SPSS 功能扩展，包括扩展中心、安装扩展束、扩展对话框的程序构建等
窗口（W）	窗口管理	对 SPSS 中的多个窗口进行管理，如窗口切换、最小化窗口等
帮助（H）	帮助	实现 SPSS 的联机帮助（如语句检索、统计辅导等）

【变量视图】窗口用于定义或显示 SPSS 数据的结构即变量的 11 个属性，其意义如表 1-3 所示。

表 1-3　【变量视图】窗口的变量属性意义

属性	说明
名称	变量名称。变量名的字符不能超过 64 个（汉字不超过 32 个），首字母必须是字母或汉字，结尾不能是圆点、句号或下划线
类型	变量的数据输入类型。主要包括数值型、字符型和日期型等三种基本数据类型
宽度	变量格式宽度。即变量所占单元格的列宽度，可通过该列中上下按钮来调整
小数位数	变量小数位数。系统默认为两位。可通过该列中的上下按钮来调整其小数位数

续表

属性	说明
标签	变量名标签。是对变量名含义的说明，可用中文，总长度可达 120 个字符
值	变量值标签。对变量取值含义的说明，对定性变量通常需定义其变量值标签
缺失	变量的缺失值。用于定义变量缺失值。默认的缺失值 SPSS 中用“. ”表示
列	变量显示的列宽。用于定义变量值的列显示宽度，默认宽度为 8
对齐	变量值的对齐方式。变量在单元格中对齐方式有：居左，居右和居中
测量	变量的测度水平。可根据变量数据的实际类型，选择 scale（数值型数据）、ordinal（定序或等级数据）或 nominal（定类数据）等三种测度水平
角色	变量的角色。定义变量在统计分析中的功能作用，可选 Input、Target 等类型

【输出】窗口一般随执行统计分析命令而自动打开，用于显示统计分析结果，主要是统计报告、统计图表等内容，其左半部分为输出结果的导航目录，右半部分为统计分析的具体输出的图表等内容。如图 1-2 所示。

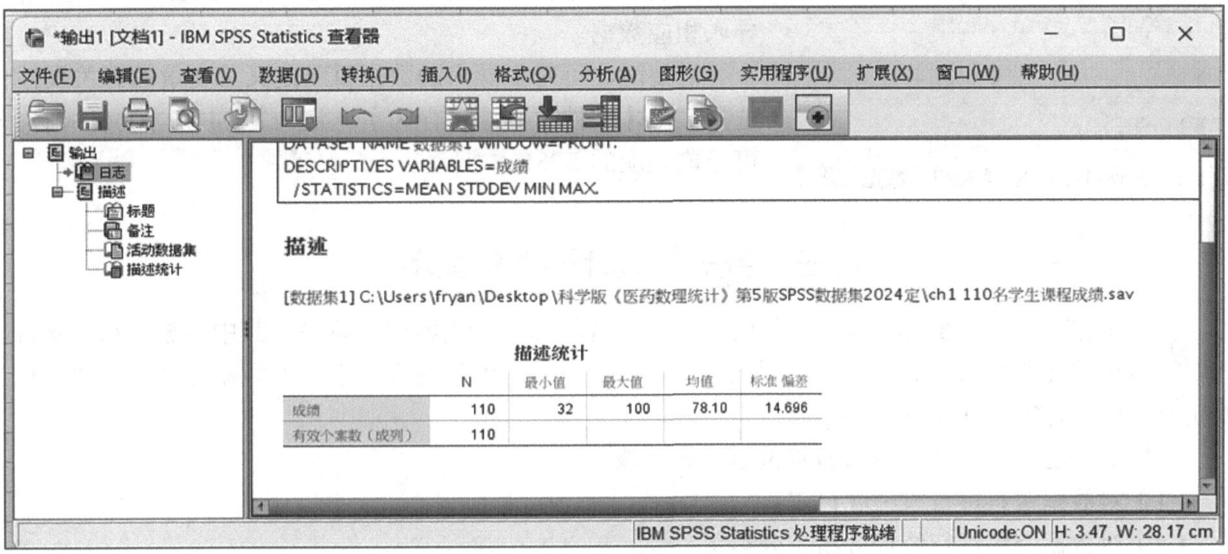

图 1-2　SPSS 的结果输出窗口

（二）SPSS 数据文件的建立

1. 在 SPSS 软件中直接录入数据　当启动 SPSS 系统后，界面显示数据编辑窗口（或者选择菜单栏中的【文件】→【新建】→【数据】)，即可按照需求在其【变量视图】页面定义变量，然后在其【数据视图】页面直接输入数据，保存后便形成的 SPSS 数据文件（后缀名为.sav）。

下面根据案例 1-1 的 2020 年普查人口的受教育程度数据（参见表 1-4）为例，来建立对应的 SPSS 数据集。

其操作步骤为：首先启动 SPSS 软件，在数据编辑窗口的【变量视图】页面进行变量的定义，如图 1-3 所示。

然后在数据编辑窗口的【数据视图】页面录入数据，如图 1-4 所示。

最后，选择菜单【文件】→【保存】，在文件名框中输入“2020 年我国人口的受教育程度”，单击【保存】按钮，即可建成 SPSS 数据集“2020 年我国人口的受教育程度.sav”。

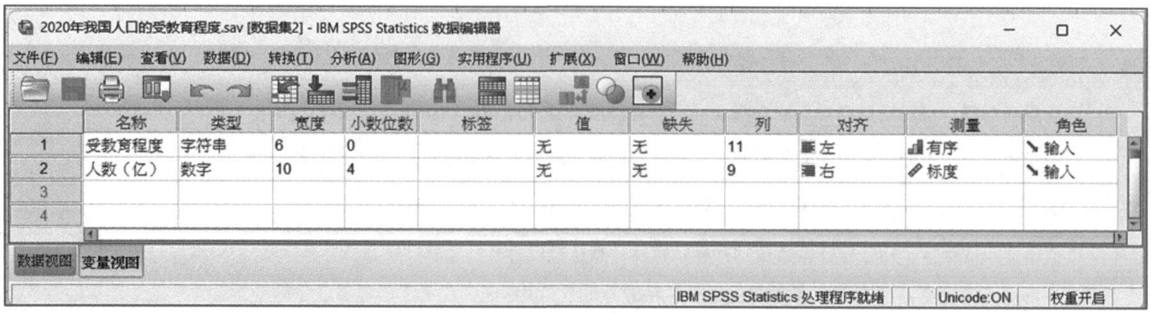

图 1-3 对案例 1-1 数据集变量定义的【变量视图】

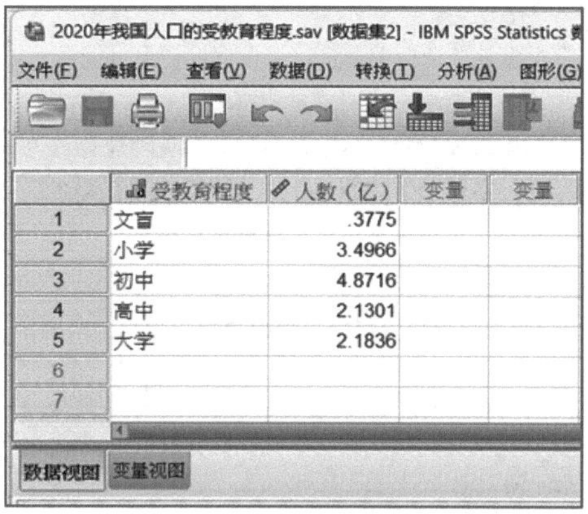

图 1-4 案例 1-1 数据录入的【数据视图】

2. 利用 Excel 文件导入数据 在 SPSS 软件中可以很方便地导入 Excel 数据文件，并可建立对应的 SPSS 数据集。

在 SPSS 软件的数据编辑窗口，选择菜单栏中的【文件】→【打开】→【数据】，弹出【打开数据】对话框，在文件类型选择 Excel，文件名选中已有的需导入的 Excel 数据文件名，单击【打开】按钮，即可在 SPSS 系统中打开该 Excel 数据文件，导入相应数据。

需要时，可对新导入的数据重新定义其变量的有关属性，选择菜单【文件】→【另存为】，定义其 SPSS 的文件名，即可建成相应的 SPSS 数据集。

三、数据的统计整理和图示

统计工作一般分为统计设计、收集资料、整理资料和分析资料四个阶段，其中数据资料的统计整理就是根据统计研究的任务，对搜集到的数据资料进行科学的汇总和处理，使数据资料系统化，以反映研究总体的特征、规律和趋势。

数据资料的统计整理和图示通常包括下列步骤。

（1）对数据资料进行审核和订正；

（2）对数据资料进行统计分组（分类）；

（3）进行统计汇总，计算各组频数，编制频数分布表；

（4）给出统计图表或报告。

在对数据进行统计整理时，应根据不同的数据类型进行处理，对定性数据（定类数据和定序数据）主要作分类整理，对定量数据（数值数据）主要作分组整理。

（一）定性数据的整理和图示

对于定性数据（品质数据）主要作分类整理。定性数据包括定类和定序数据，其数据本身就是对事物的一种分类或类别排序，进行数据整理时，只需按不同数据（类别）进行分组，算出各组的频数或频率、百分比（对于定序数据，还可以算出各组的累积频数或累积频率、累积百分比），列出频数分布表，再用条形图或圆形图等统计图形显示其整理结果。

频数（frequence 或 frequency）是指落在各类别中的数据个数；**频率**（frequency 或 relative frequency）则是指各类别的数据个数占数据总个数的比例；我们将各个类别及其相应的频数（或频率、百分比）用表格形式全部列出来就是**频数分布表**（frequency table）。

下面首先来考察本章开始时提出的案例 1-1 的问题。

案例 1-1　解：根据案例 1-1 提供的 2020 年全国人口普查中我国大陆人口受教育程度的数据资料，可整理成频数分布表，见表 1-4。

表 1-4　2020 年全国人口普查中我国大陆人口受教育程度的人口数

受教育程度	文盲	小学	初中	高中	大学	合计
人数/（亿）	0.377 5	3.496 6	4.871 6	2.130 1	2.183 6	13.059 4
百分比/（%）	2.90	26.77	37.30	16.31	16.72	100.00

数据来源：国家统计局《第七次全国人口普查公报（第六号）》，国家统计局官网，2021 年 5 月。

根据表 1-4 的数据，即可利用 SPSS 软件制作我国人口的受教育程度的条形图，如图 1-5 所示。它直观反映了 2020 年人口普查中我国大陆人口各种受教育程度的分布状态。

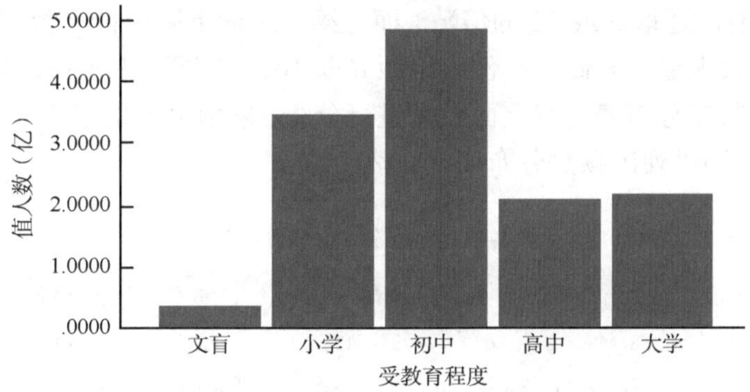

图 1-5　我国人口受教育程度的垂直条形图

SPSS 软件应用　根据表 1-4 数据制作条形图可参见 SPSS 实训一的项目 1-1。

对定性数据或离散变量数据，条形图和圆图（饼图）是反映数据分布特征和构成比的常用统计图形，在统计图表显示中起着很好的作用，这两种统计图将在本章第 3 节作简要介绍。

（二）定量数据的整理和图示

对于定量数据（数值数据）主要作分组整理。定量数据资料统计整理的目的是了解定量数据的分布规律和类型，并根据分布类型选用适当的统计指标描述其集中趋势、离散趋势及形状等统计特征。其整理和图示主要包括按数量标志进行分组，编制频数分布表，并采用直方图及频数折线图等统计图形来表示其整理结果，以更直观清晰地表示其频数分布状态。

定量数据统计分组方法有单变量值分组和组距分组两种。单变量值分组是按每个变量值作为一组，主要用于离散变量且变量值较少情形。对于连续变量或变量值较多情形，通常采用组距分组，即将全部变量值依次划分为若干个区间，每个区间作为一组。在组距分组中，一个组的最小值称为该组的**下限**（lower limit）、最大值称为该组的**上限**（upper limit）。

下面我们结合案例 1-2 介绍组距分组法编制频数分布表的方法。

案例 1-2　解：（1）显然，该成绩数据是定量数据，而案例 1-1 的受教育程度数据是定性数据中的定序数据，是属于不同类型的数据。

（2）下面我们结合该成绩数据的整理和图示，给出定量数据组距分组法编制频数分布表步骤。

1. 确定组数　组数 k 的确定应以能够显示数据的分布特征和规律为目的，一般设 5～15 组，可根据数据本身的特征和数据的个数来定。

通常当数据个数小于 50 时，可分为 5～6 组；当数据个数为 100 左右时，可分为 6～10 组；当数据个数超过 500 时，可分为 10～15 组。

在实际分组时，也可按斯特奇斯（Sturges）公式来定组数 k：

$$k = 1 + \ln N / \ln 2$$

式中，ln 为以 e 为底的自然对数，N 为数据个数，对计算结果取整数后即是组数，在实用中可参考使用。

例如在本例中，N=110，则 $k = 1 + \ln 110 / \ln 2 \approx 7.78$，即大致可分为 8 组。

2. 确定组距 在分组中，**组距**（class width）d 是指该组上限与下限之差，一般多采用等组距。此时，组距 d 可以由全部数据的最大值、最小值和组数 k 来定：

$$d = \frac{\text{最大值} - \text{最小值}}{\text{组数}} \quad （取整）$$

取整是为了便于数据整理。本例中，最大值=100，最小值=32，故组距

$$d = \frac{100 - 32}{8} = 8.5$$

为便于计算，组距有时还取 5 或 10 的倍数，而且第一组的下限应低于数据的最小值，最后一组的上限应该不低于数据的最大值。因此，本例中组距 d 取 10，首组下限为 30，实际分组数是 7 组。

3. 计算频数，形成频数分布表 对上面数据进行分组，采用手工划记法或计算机汇总（如用 SPSS 软件），计算各组频数，即可列出频数分布表，见表 1-5。

表 1-5 成绩数据频数分布表

成绩分组	30～	40～	50～	60～	70～	80～	90～100	合计
频数 f_i	1	5	6	15	27	32	24	110
频率	0.009	0.045	0.055	0.136	0.246	0.291	0.218	1.000
百分比（%）	0.9	4.5	5.5	13.6	24.6	29.1	21.8	100.0

组距分组时，应该遵循“不重不漏”的原则。即数据在计入分组频数时，不重复不遗漏。对连续变量采用相邻两组组限重叠时，一般规定“组上限不在内”，只有最后一组包括上限。如在表 1-5 的分组中，“30～”表示[30，40)，即上限 40 在分组时不计入该组，而应该计入下一组。另外为避免出现空白组（数据频数为 0）或个别极端值被漏掉，第一组和最后一组可以采用开口组“××以下”及“××以上”，注意，开口组通常以相邻组的组距作为其组距。

上面的分组是组距相等的等距分组。有时，为了特定研究的需要，也可采用组距不相等的不等距分组。例如，对人口年龄的分组，可根据人口成长的特点，分为 0～14 岁（少年儿童组）、15～59 岁（劳动年龄组）、60 岁及以上（老年组）的不等距分组。

此外，为反映各组数据的一般水平，通常用**组中值**（middle point value）作为该组数据的代表值，即组中值 =（下限值 + 上限值）/ 2 。组中值在利用频数分布表数据进行均值、方差等计算或制作频数折线图时将起重要作用。

为了统计分析需要，有时还需要观察某一数值以下（或以上）的频数或频率之和，这称为**累积频数**（cumulative frequency）或**累积频率**（cumulative relative frequency），如下列表 1-6 就列出成绩相应组中值、累积频数和累积频率。

表 1-6 成绩数据累积频数分布表

成绩分组	30～	40～	50～	60～	70～	80～	90～100
组中值	35	45	55	65	75	85	95
频数	1	5	6	15	27	32	24

续表

成绩分组	30～	40～	50～	60～	70～	80～	90～100
累积频数	1	6	12	27	54	86	110
累积频率	0.009	0.054	0.109	0.245	0.491	0.782	1.000

4. 整理结果的统计图示　为了展示定量数据的整理结果，一般绘制直方图和频数折线图等专用于展示分组数据频数分布特征的统计图，以便直观全面地认识和分析定量数据的分布特征和规律。

根据案例 1-2 的统计课成绩数据，利用 SPSS 软件即可制作其等组距的频数直方图，如图 1-6 所示，其中数据范围为 30～100，组距为 10。

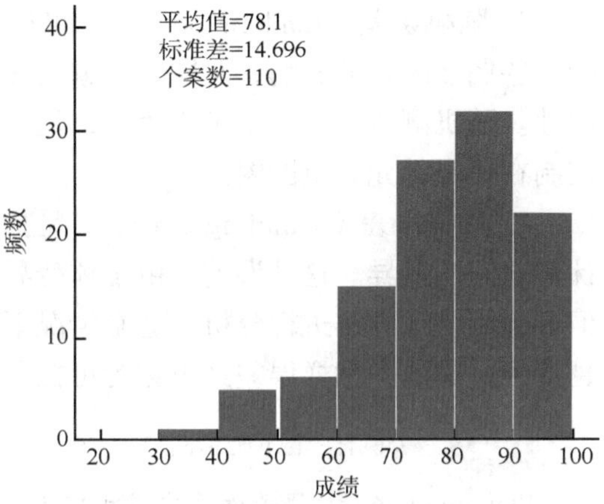

图 1-6　统计课成绩的直方图

SPSS 软件应用　根据统计课成绩数据制作直方图可参见 SPSS 实训一的项目 1-2。

四、数理统计的基本概念

（一）总体与样本

总体（population）是根据研究目的所确定的同质观察单位某项变量值的集合。组成总体的每一个单元称为**个体**（individual）。如某年调查某地正常成年女性的血清总胆固醇，同质是指同时间、同地区、同性别的正常成年女性，观察单位是该地的每个正常成年女性，变量值是每一个人的血清总胆固醇的测量值，该地所有正常成年女性的血清总胆固醇测量值就构成一个总体。总体又分为**有限总体**（finite population）和**无限总体**（infinite population）。

样本（sample）是根据随机性原则从总体中抽取出部分具有代表性的观察单位某种指标变量值的集合。样本又分为小样本和大样本，通常认为，$n \geqslant 30$ 称为大样本，$n < 30$ 称为小样本。样本中所含的观察例数称为**样本含量**（sample size）。

（二）同质与变异

同质（homogeneity）是指在某项研究中所有观察单位（研究个体）的影响因素相同或基本相同。但在人群健康的研究中，有些影响因素是难以控制的，甚至是未知的，如遗传、营养、心理等。因此，在实际工作中如具有相同的背景、条件、属性等可控制的因素达到相同或基本相同，就可以认为是同质。

变异（variation）是指同质观察单位个体间某项指标数值上存在的差异。变异是生物个体的各种指标所受的影响因素极其复杂造成的，如同班级学生的医学统计学期末考试成绩参差不齐，这就是变异。因此，同质是相对的，变异是绝对的。统计学的任务就是在同质的基础上对个体变异进行分析研究，揭示由变异所掩盖的同质事物内在的本质和规律。

（三）参数与统计量

参数（parameter）就是用来描述总体特征的统计指标，一般是未知的常数。通常用希腊字母表示总体参数，如 μ 表示总体均值，σ 表示总体标准差，π 表示总体率等。

统计量（statistic）就是用来描述样本特征的统计指标，可以由样本信息得到。通常用拉丁字母表示统计量，如 $\bar{x}$ 表示样本均值，S 表示样本标准差等。

（四）误差

误差（error）是指实测值与真实值之间的差异，样本指标与总体指标之间的差异。按其产生的原因和性质可分为系统误差、随机误差和抽样误差。

1. 系统误差（systematic error） 是指由于仪器未校准确、测量方法不正确、试剂不标准或操作人员掌握的标准不一致等原因所产生的误差。系统误差的特点是测量结果向一个方向偏离，其数值按一定规律变化，具有重复性、单向性。在实践中可以通过事先校正仪器、采用标准试剂或对操作人员进行岗前培训等措施来消除系统误差。

2. 随机误差（random error） 也称为偶然误差和不定误差，是在消除系统误差的前提下，由于受一些偶然因素的影响，对同一对象的多次测量结果不完全一致，结果有时偏高，有时偏低，没有倾向性。随机测量误差是不可避免的，但可以通过多次测量获得的均值对真实值进行准确的估计，使其控制在一定的允许范围内。

3. 抽样误差（sampling error） 是指在抽样过程中所产生的样本统计量与总体参数或样本同一统计量之间的差异。这种误差是由个体变异所造成的。抽样误差是抽样研究所固有的，虽然无法避免，但可以用统计方法进行分析。通常情况下样本含量越大，则抽样误差越小，样本统计量与总体参数就越接近。因此，抽样误差又被称为可控制的误差。

链接 “统计”名词的来历

Statistics（统计）语源最早出现于中世纪拉丁语的 status，意思指各种现象的状态和状况。意大利语 stato 表示国家结构和国情知识的意思，随后传播到德国、法国、荷兰等国家；德国黑尔姆施塔特大学教授康令（H. Conring）在大学以“国势学”为题讲授政治活动家应具备的知识，德国哥廷根大学教授阿亨瓦尔（G. Achenwall）在康令思想的基础上，把关于人口、财政、军队等事项的学问称为“国势学”，并在 1749 年所著的《近代欧洲各国国家学纲要》绪言中首创 Statistika 一词作为“国势学”即“统计学”使用。1787 年英国学者齐默尔曼（E. Zimmerman）将其译成英语 statistic。19 世纪，统计学传到日本，日本学者将其译为“统计学”。

1902 年，北京大学前身——京师大学堂发布的《钦定京师大学堂章程》规定仕学馆 11 个科目，在商科讲授统计学课程，教材使用的是由日文翻译的讲义。1903 年由钮永建等翻译了日本社会统计学者横山雅南所著的《统计讲义录》，把“统计”一词传入我国。1907 年彭祖植编写的《统计学》是我国最早的一本统计学书籍。“统计”一词就成了记述国家和社会状况的数量关系的总称。

第 2 节 数据分布特征的统计概括

前面我们通过数据整理得到的频数分布表或统计图表等，可以大致了解数据分布的形状和特征，而对于数据分布的特征和规律的全面掌握和定量刻画，则需要了解反映数据分布特征不同侧面的统计指标即统计量。这里我们介绍描述概括数据分布的集中趋势和离散程度等统计特征的常用统计量。

一、数据分布集中趋势的统计概括

针对不同类型的统计数据，描述概括数据分布集中趋势的统计量主要有均值、中位数和众数等，它们又被称为数据分布的位置度量，其中应用最多的是均值。

（一）均值

均值（mean）也称为**均数**或**算术平均值**（arithmetic mean），是全部数据的算术平均，记为 $\bar{x}$。均值是数据分布集中趋势的最主要统计量，在统计学中具有重要的地位。它适用于数值数据，不能用于定类和定序数据。均值的计算公式将根据数据形式的不同而不同。

对原始数据，设数据为 $x_1, x_2, \cdots, x_n$，均值的计算公式：

$$\bar{x} = \frac{x_1 + x_2 + \cdots + x_n}{n} = \frac{1}{n}\sum_{i=1}^{n} x_i$$

例如，对案例 1-2 中的成绩数据，计算 110 名学生考试成绩的均值为

$$\bar{x} = \frac{76 + 42 + 94 + \cdots + 72}{110} = \frac{8591}{110} = 78.10$$

对分组整理的数据，设原始数据被分为 k 组，各组的组中值为 $m_1, m_2, \cdots, m_k$。各组观察值出现的频数分别为 $f_1, f_2, \cdots, f_k$，其中 $\sum_{i=1}^{k} f_i = n$，均值的计算公式

$$\bar{x} \approx \frac{m_1 f_1 + m_2 f_2 + \cdots + m_k f_k}{f_1 + f_2 + \cdots + f_k} = \frac{1}{n}\sum_{i=1}^{k} m_i f_i$$

案例 1-2（**续一**）　根据前面表 1-5 频数分布表中的数据，试计算 110 名学生成绩的均值。

解：计算过程如下所示

表 1-7　学生成绩数据计算表

成绩分组	30～	40～	50～	60～	70～	80～	90～100	合计
组中值 m_i	35	45	55	65	75	85	95	—
频数 f_i	1	5	6	15	27	32	24	110
$m_i f_i$	35	225	330	975	2025	2720	2280	8590

则

$$\bar{x} \approx \frac{1}{n}\sum_{i=1}^{k} x_i f_i = \frac{35\times1 + 45\times5 + \cdots + 95\times24}{110} = \frac{8590}{110} \approx 78.09$$

显然，该结果是前面根据原始数据计算所得均值精确值 78.10 的近似。当各组数据在组中均匀分布时，以组中值代表各组的实际观察值进行计算所得的近似结果是较为准确的（如本例），而计算量却可减少很多。

均值是我们进行统计分析和统计推断的基础，因为均值是一组数据的重心所在，是数据误差相互抵消的结果，同时，它还具有以下良好的数学性质：

（1）各数据与均值的离差之和为零，即

$$\sum_{i=1}^{n}(x_i - \bar{x}) = 0$$

（2）各数据与其均值离差的平方和为最小值。即对任意实数 a，有

$$\sum_{i=1}^{n}(x_i - \bar{x})^2 \leqslant \sum_{i=1}^{n}(x_i - a)^2$$

上述性质表明，均值是误差最小的全体数据的代表值，因此当数据分布为对称或近似对称时，均值是集中趋势的最好代表值。但是当数据分布的偏斜程度较大时，均值易受数据极端值的影响，不能很好地反映数据的集中趋势，此时宜考虑使用下面介绍的中位数等。

（二）中位数

中位数（median）是将一组数据排序后处于中间位置的值，记为 M_e。显然，中位数将全部数据等分成两部分，上下各有一半的数据值。中位数可用于定序数据和数值数据，但不能用于定类数据。

对 n 个数据，中位数的位置=$(n+1)/2$，即当 n 为奇数时，数据的中间值取作中位数；当 n 为偶数时，两个中间值的平均值取作中位数。

例如，对案例 1-2 的学生成绩数据，n=110 为偶数，中位数的位置=$(n+1)/2$= 55.5，将成绩数据按大小排序后，两个中间值第 55、56 个数据观察值均为 80，故中位数

$$M_e = \frac{80+80}{2} = 80$$

对于已分组的频数分布，一般只求中位数所在组，即累积频数超过 $n/2$（或累积频率超过 0.5）的那个最低组。例如，对于表 1-5 给出的频数分布，由表 1-6 知累积频数超过 110/2=55 的最低组为 80～组，即为中位数所在组。

中位数是典型的位置平均数，其数值不受极端值的影响，具有稳健性的特点，其不足是灵敏度和计算功能较差。同时中位数还具有与各数据观察值的距离之和最短的性质，即

$$\sum_{i=1}^{n} |x_i - M_e| = \text{最小}$$

该性质在工程设计中有较好的应用。

（三）众数

众数（mode）是数据中出现次数最多的观察值，用 M_o 表示。主要用于描述定性数据集中趋势；对于定量数据，有时可能有多个众数或没有众数，意义不大。

例如，根据表 1-4 频数分布表所列出的 2020 年人口普查中我国大陆人口受教育数据中，初中教育程度的人口数最大，则 2020 年我国大陆人口受教育数据的众数是初中。而对案例 1-2 的成绩数据，观察值 72、73、74、86 出现的次数均为 5 次（最大频数），故均为众数。

对于分组且等距的频数分布，一般只求众数所在组，即频数最大的组。例如，对于表 1-5 给出的成绩频数分布，频数最大的组为 80～组，故众数所在组为 80～组。

众数的特点是易理解，不受数据极端值的影响。但其灵敏度、计算功能和稳定性差，具有不唯一性，故当数据集中趋势不明显或有两个以上分布中心时不宜使用。

二、数据分布离散程度的统计概括

作为数据分布的另一重要特征，数据的离散程度反映了各数据观察值偏离其中心值的程度。描述数据离散程度的常用统计量有极差、方差、标准差、变异系数等，其中最重要的是方差、标准差。

（一）极差

极差（range）又称**全距**，是一组数据的最大值与最小值之差，用 R 来表示，即极差

$$R = \text{最大值} - \text{最小值}$$

例如，对案例 1-2 的成绩数据，最大值=100，最小值=32，故极差 R=100−32=68。

极差的特点是简单易算，但只利用了数据的两个极端值信息，不能反映中间数据的离散性，故难以准确描述数据的分散状况。

（二）分位数和四分位间距

分位数（quantile）就是将数据等分后位于等分点上的数据值。常用的分位数主要有四分位数。

1. 四分位数（quartile）　也称**四分位点**，是用 3 个点将已从小到大排序的全部数据四等分后在分位点上的数值。其中，第一个等分点称为**下四分位数**（lower quartile），记为 Q_1；第二个等分点就是中位数 M_e，记为 Q_2；第三个等分点称为**上四分位数**（upper quartile），记为 Q_3。

四分位数的计算与中位数相似，即先对数据进行排序，再确定其位置，然后确定其数值。对于未

分组的原始数据，各四分位数的位置分别为

$$Q_1\text{位置}=\frac{1}{4}(n+1)\text{；}\ Q_2\text{位置}=\frac{1}{2}(n+1)\text{；}\ Q_3\text{位置}=\frac{3}{4}(n+1)$$

对于分组数据，各四分位数的位置分别为

$$Q_1\text{位置}=\frac{1}{4}n\text{；}\ Q_2\text{位置}=\frac{1}{2}n\text{；}\ Q_3\text{位置}=\frac{3}{4}n$$

当四分位数的位置不在某个数值上时，应该根据其位置，按比例分摊四分位数位置两侧数值的差值。

例如，对案例 1-2 的成绩数据，可计算得

下四分位数 Q_1=70.5；上四分位数 Q_3=89

2. 四分位间距（quartile range） 也称**四分位差**、**内距**，是上四分位数 Q_3 与下四分位数 Q_1 之差，记为 Q_d。其计算公式为

$$Q_d= Q_3-Q_1$$

四分位间距反映了中间 50%数据的离散程度，其数值越小，说明中间的数据越集中；数值越大，说明中间的数据越分散。它具有不受极端值影响的特点，在一定程度上克服了用极差描述数据离散程度的不足。四分位间距只适用于描述定序数据或数值数据的离散程度，而不适用于定类数据。

3. 百分位数（percentile） 是数据排序后，将数据 100 等分，位于 $i(i=1, 2, \cdots, 99)$个等分点上的数据值。第 i 百分位数记为 P_i，它使得有 i%的数据项≤该值，且有(100−i)%的数据项≥该值。显然第 25 百分位数 P_{25} 就是下四分位数 Q_1，第 50 百分位数 P_{50} 就是中位数 M_e，第 75 百分位数 P_{75} 就是上四分位数 Q_3。百分位数的计算思路与四分位数一样。

（三）方差和标准差

1. 方差（variance） 是各数据观测值与均值间离差的平方和的平均，是关于定量数据离散程度的最重要的统计量，方差的平方根就是**标准差**（standard deviation）。

在统计学中，如果观察数据是研究对象的全体数据，称为**总体数据**（population data）；如果观察数据是研究对象的部分个体的数据，称为**样本数据**（sample data）。由于通常医药应用领域中进行研究的观察数据一般为样本数据，故我们主要给出有关样本数据的方差和标准差的定义公式。

设给定的样本数据为 $x_1, x_2, \cdots, x_n$，则其方差即**样本方差**（sample variance）的计算公式为

$$S^2=\frac{1}{n-1}\sum_{i=1}^{n}(x_i-\overline{x})^2$$

2. 标准差 即**样本标准差**（sample standard deviation），是相应方差的平方根，其计算公式为

$$S=\sqrt{S^2}=\sqrt{\frac{1}{n-1}\sum_{i=1}^{n}(x_i-\overline{x})^2}$$

这里的方差、标准差都反映了每个数据偏离其均值的平均程度，其中标准差具有与实际观察值相同的量纲，其意义较方差更明确，故比方差更常用。

例如，对案例 1-2 的学生成绩数据，已知 n=110，均值 $\overline{x}$ =78.10，故样本方差和样本标准差分别为

$$S^2=\frac{1}{n-1}\sum_{i=1}^{n}(x_i-\overline{x})^2=\frac{1}{109}[(76-78.1)^2+\cdots+(72-78.1)^2]\approx 215.98$$

$$S=\sqrt{S^2}\approx\sqrt{215.98}\approx 14.70$$

该结果表明，每个学生的成绩与平均成绩 78.1 分相比，平均相差 14.7 分。

对于已分组的频数分布表数据，设组数为 k，而 $m_1, m_2, \cdots, m_k$ 为各组的组中值，$f_1, f_2, \cdots, f_k$ 为各组

频数，且 $\sum_{i=1}^{k} f_i = n$，则其方差 S^2 和标准差 S 的计算公式分别为

$$S^2 = \frac{\sum_{i=1}^{k}(m_i - \overline{x})^2 f_i}{\sum_{i=1}^{k} f_i - 1} = \frac{1}{n-1}\sum_{i=1}^{k}(m_i - \overline{x})^2 f_i$$

和

$$S = \sqrt{S^2} = \sqrt{\frac{1}{n-1}\sum_{i=1}^{k}(m_i - \overline{x})^2 f_i}$$

案例 1-2（**续二**） 试根据前面表 1-5 中成绩的频数分布数据，计算 110 名学生成绩的方差 S^2 和标准差 S。

解：由案例 1-2（续一）知，根据表 1-5 中的频数分布数据计算得学生成绩均值 $\overline{x} \approx 78.09$，而

$$S^2 = \frac{1}{n-1}\sum_{i=1}^{k}(m_i - \overline{x})^2 f_i \approx \frac{1}{109}[(35-78.09)^2 \times 1 + \cdots + (95-78.09)^2 \times 24]$$
$$= \frac{21749.1}{109} \approx 199.53$$

$$S = \sqrt{S^2} \approx \sqrt{199.53} \approx 14.13$$

上述结果与前面根据原始数据计算所得的值 $S^2 \approx 215.98$、$S \approx 14.7$ 相比相差不大，而计算量却大为减少。

为化简方差等的计算，通常还可采用下列等价的简化公式

$$S^2 = \frac{1}{n-1}(\sum_{i=1}^{n} x_i^2 - n\overline{x}^2)$$

对于已分组的频数分布数据，其简化公式为

$$S^2 = \frac{1}{n-1}(\sum_{i=1}^{k} m_i^2 f_i - n\overline{x}^2)$$

其中 m_i 为各组的组中值，$n = \sum_{i=1}^{k} f_i$。

实际计算时，通常可用计算器上的统计功能来帮助计算。对于较大数据集，往往利用电子计算机由统计软件（如 SAS、SPSS 软件等）来进行处理。

（四）标准化值

当求得一组数据的均值和标准差后，我们就可对该组数据进行标准化处理，即得到各数据观察值 x_i 的**标准化值**（standardized value）z_i：

$$z_i = \frac{x_i - \overline{x}}{S}$$

利用上列数据标准化公式，原数据集 $\{x_i\}$ 就转为均值是 0、标准差是 1 的标准化数据集 $\{z_i\}$。

在对具有不同量纲的多个变量进行统计分析时，往往需要首先对这些变量的观察值进行标准化处理。标准化值给出了数据中各数据观察值的相对位置，即以标准差为衡量单位给出该数值偏离其均值的相对大小。一般而言，在一组数据中约有 95%的数值，其标准化值的绝对值不超过 2；仅有 0.3%的数值在 3 个标准差之外，这些值称为**离群点**（outlier）。

对案例 1-2 的 110 名学生成绩数据，已知均值 $\overline{x} = 78.10$，样本标准差 $S \approx 14.7$，则其数据标准化公式为

$$z_i \approx \frac{x_i - 78.10}{14.70}$$

（五）标准误

标准误（standard error）也是描述离散程度的统计量，其计算公式为

$$S_{\bar{x}}=\frac{S}{\sqrt{n}}$$

其中 S 是数据的标准差。当我们用样本均值来推断估计总体均值时，标准误反映了样本均值偏离总体均值的平均程度，故又称为**均值的标准差**（standard deviation for mean）。

例如，对案例 1-2 的学生成绩数据，其标准误为

$$S_{\bar{x}}=\frac{S}{\sqrt{n}}=\frac{14.7}{\sqrt{110}}\approx 1.40$$

（六）变异系数

前面介绍的方差、标准差和极差等都反映了数据分布离散程度的绝对水平，其大小与原数据的均值水平和计量单位有关。而**变异系数**（coefficient of variation，CV）则是描述数据离散程度的相对指标，是标准差与均值之比，常用百分比表示，其计算公式为

$$CV=\frac{S}{|\bar{x}|}\times 100\%$$

例如，对案例 1-2 的成绩数据，其变异系数为

$$CV=\frac{S}{|\bar{x}|}\times 100\%=\frac{14.7}{78.10}\times 100\%\approx 18.82\%$$

变异系数是无量纲的相对变异性的统计量，其大小反映了数据偏离其均值的相对偏差。在比较不同总体，特别是不同量纲的两组数据的离散程度时，通常不能用方差、标准差和极差等变异性统计量，而应该用变异系数。

例 1-1　现有某高校的男大学生 60 人，测得其身高的均值为 171.5cm，标准差为 6.68cm；体重的均值为 65.34kg，标准差为 4.87kg。

问题：如何比较其身高与体重的变异程度？

解：由于身高和体重的量纲不同，故不能直接由其标准差比较，而应比较其变异系数。

$$CV（身高）=\frac{S}{|\bar{x}|}\times 100\%=\frac{6.68}{171.5}\times 100\%\approx 3.90\%$$

$$CV（体重）=\frac{S}{|\bar{x}|}\times 100\%=\frac{4.87}{65.34}\times 100\%\approx 7.45\%$$

故该高校男生体重的变异程度较大，或说身高比体重更稳定。

三、数据分布形状的统计概括

集中趋势和离散程度是数据分布的两个重要特征，但要全面了解数据分布的特点，还需知道数据分布的形状特征。偏度和峰度是关于数据分布形状的粗度值测度值即统计量。

（一）偏度

偏度（skewness），又称**偏态系数**，是描述数据分布非对称性的统计量，记为 S_k。计算偏度的方法很多，在对未分组的原始数据计算偏度时，通常采用下面的公式：

$$S_k=\frac{n\sum_{i=1}^{n}(x_i-\bar{x})^3}{(n-1)(n-2)S^3}$$

式中 S 是样本标准差。即偏度约为离差三次方的平均再除以标准差的三次方。

偏度 S_k 描述了数据分布的非对称性程度。当分布对称时，离差三次方的正负离差可以相互抵消，则偏度 $S_k=0$；当分布不对称时，正负离差不能抵消，就形成了正或负的偏度 S_k。当 $S_k>0$ 时，表示正偏离差值较大，故称为正偏或右偏；反之，当 $S_k<0$ 时，表示负偏离差值较大，可以判断为负偏或左偏。S_k 的绝对数值越大，表示偏斜程度就越大。

例如，对案例 1-2 中的成绩原始数据计算的偏度 $S_k=-0.654$，表明成绩的分布为负偏或左偏，但偏斜程度不是很大，这一点可从图 1-6 的直方图中显示出来。

根据分组数据计算偏度，可采用下面的公式

$$S_k=\frac{\sum_{i=1}^{k}(m_i-\overline{x})^3 f_i}{nS^3}$$

其中 m_i、f_i 分别为各组的组中值、观察值出现的频数。

实际上，比较众数、中位数和均值之间的相对位置关系就可以大体判断数据频数分布是否对称。图 1-7 给出了对称、左偏（负偏）和右偏（正偏）的频数分布图形。其特点如下。

（1）对称分布的众数、中位数和均值在相同的位置，三者合一；

（2）具有偏斜性的分布，中位数总是介于众数与均值之间，均值则突出在外，偏向分布的尾端。

即对于单峰分布，其关系参见图 1-7。

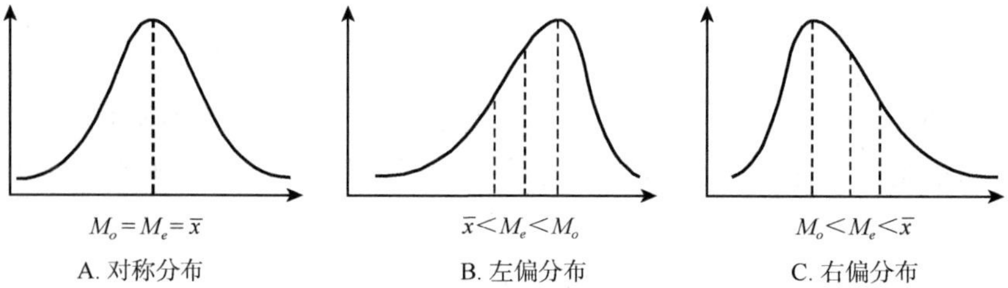

图 1-7　众数、中位数和均值之间的相对位置关系

其中对称分布为 $\overline{x}=M_e=M_o$；左偏分布为 $\overline{x}<M_e<M_o$；右偏分布为 $M_o<M_e<\overline{x}$

（二）峰度

峰度（kurtosis），又称**峰态系数**，是描述数据分布平峰或尖峰程度的统计量，记为 K_u。在根据原始数据计算峰度 K_u 时，通常采用公式：

$$K_u=\frac{\sum_{i=1}^{n}(x_i-\overline{x})^4}{nS^4}-3$$

式中 S 是样本标准差。

峰态通常是与标准正态分布相比较而言的。如果一组数据服从标准正态分布，则峰度值 K_u 等于 0；若峰度值 K_u 明显不同于 0，表明该分布比正态分布更平或更尖；当 $K_u>0$ 时为尖峰分布，当 $K_u<0$ 时为平峰分布。

例如，对案例 1-2 的成绩原始数据计算的峰度 $K_u=0.128>0$，说明成绩的分布与标准正态分布相比略有一些尖峰。

根据分组数据计算峰度 K_u 公式为

$$K_u=\frac{\sum_{i=1}^{k}(m_i-\overline{x})^4 f_i}{nS^4}-3$$

式中 S 是样本标准差。

案例 1-2（**续三**）　根据案例 1-2 的 110 名学生的课程成绩数据，利用 SPSS 软件计算其常用统计量的结果。

利用 SPSS 软件对案例 1-2 的 110 名学生的课程成绩数据进行探索性分析，即可计算得到其常用统计量的结果，如下列表 1-8 所示。

表 1-8　SPSS 计算的常用统计量结果表

统计量	计算结果	统计量	计算结果
极差（全距）	68	方差	215.981
四分位间距	19	标准差	14.696
最小值	32	标准误	1.401
最大值	100	偏度	–0.655
均值	78.10	峰度	0.129
中位数	80.00		

SPSS 软件应用　对案例 1-2 统计课程成绩数据进行探索性分析，计算常用统计量，参见 SPSS 实训一的项目 1-3。

链接　图基——统计界的毕加索

图基（J. W. Tukey，1915—2000）美国著名计算机专家、统计学家，20 世纪统计学发展的关键人物。图基上大学之前一直在家接受父母的家庭教育，后来获得布朗大学的化学学士和硕士学位，以及美国普林斯顿大学的数学博士学位。

图基把二进位制（binary）与数字（digit）合起来，创造出比特（bit）的概念，开创了计算机时代；后续他提出了“快速傅里叶转变”算法，被广泛用于实践；“software”一词就是他为计算机程序造出的新名词。20 世纪 60～70 年代他提出了一套能够汇总和演示大量数据的图形描述方法——“探索数据分析法”，包括茎叶图和箱线图等，这些图形描述方法已成为现代统计软件包的标准功能。他在统计学的许多领域，诸如介绍评估时间序列的现代技术、统计资料分析法的改革、多重比较法等方面都有重要建树，并为统计学在物理学、社会科学和工程学方面应用做出了突出贡献，被称为统计界的毕加索。1973 年他获美国国家科学奖章。

第 3 节　统计图和统计表

统计图（statistical chart）和**统计表**（statistical table）是对统计资料进行描述的重要工具，它能使分组统计结果的对比关系和数据分布规律比用文字更加简洁清晰。统计图表的合理采用可以使统计数据资料得以准确表达，使人一目了然，容易理解，更便于数据资料的对比、分析和全面了解。

一、统　计　图

统计图（statistical chart）是利用点、线、面等各种直观和形象的几何图形将复杂的统计数据表现出来的一种形式，其特点是简单明了、形象全面，可以直观地看出数量变化的统计特征和规律。

绘制统计图时，主要应注意以下几点。

（1）根据绘图目的和数据本身特性来确定统计图类型；

（2）图形设计力求真实科学，做到图示准确、数据分明；

（3）统计图示的标题、数字单位和说明等应简明清晰，标题居图的下方中央位置；

统计图的种类很多，其制作均可以由计算机利用统计软件（如 SAS、SPSS 等）来完成。这里我们介绍几种常用的统计图：条形图、圆图、直方图、频数折线图、线图和时间序列图等，本节中统计图形一般用 SPSS 软件来制作。

（一）条形图

对定性数据或离散变量数据，通常用条形图、圆图来反映数据的分布特征和构成比。

条形图（bar chart）是用相互间隔的等宽直条来表示各指标数值大小的图形，主要用于定性数据及离散型数值变量分布的图示。在表示定性数据的分布时，条形的长短表示各类别数据的频数或频率，图中各直条可以纵列，也可以横排，纵列时又称为**垂直条形图**或**柱形图**（例如前面第 1 节的图 1-6）；横排时又叫**水平条形图**或**带形图**。

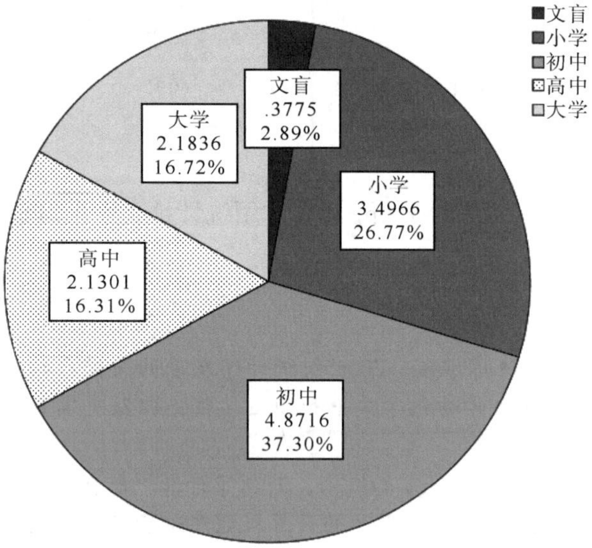

图 1-8　我国各种受教育程度人口数的圆图

注：因修约所致，图中各项百分数相加之和为 99.99%

（二）圆图或饼图

圆图（pie chart）也称**饼图**，是用整个圆的面积表示研究对象总体，圆内各扇形面积来表示组成总体的各构成部分所占比例的一种统计图形，主要用来表示定性数据的构成比。

案例 1-1（续一）　利用案例 1-1 给出的表 1-2 的 2020 年我国各种受教育程度的人口数及对应的 SPSS 数据集“2020 年我国人口的受教育程度”，用 SPSS 软件制作我国各种受教育程度的人口数的圆图（饼图），如图 1-8 所示。该图全面反映了 2020 年我国大陆各种受教育程度人口数的构成比。

SPSS 软件应用　对案例 1-1 给出的表 1-2 的 2020 年我国各种受教育程度的人口数制作圆图（饼图）参见 SPSS 实训一的项目 1-1。

（三）直方图

对于已分组的连续变量数据，通常用直方图和频数折线图来直观表示其数据分布特征。

直方图（histogram）又称**频数分布图**，是用一组无间隔的直条图来表示连续变量数据频数分布特征的统计图。直方图中，每一直条的高度表示相应组别的频数或频率（百分比），宽度则表示各组的组距。注意：直方图的各直条是连续排列，形成一密闭图形；而条形图的各直条则是分开排列。

例如，根据前面第 1 节案例 1-2 的成绩数据，利用 SPSS 软件即可得到成绩频数分布直方图（见前面第 1 节的图 1-6）。

（四）频数折线图

频数折线图（frequency polygon）也称**频数多边形图**，是在直方图的基础上，把直方图各组的顶部中点（即组中值与频数的对应点）用直线连接起来的统计图，为保证图形的封闭性，折线向左右两边各延伸一组，并取频数为 0。如图 1-9 就是案例 1-2 的学生成绩的频数折线图。

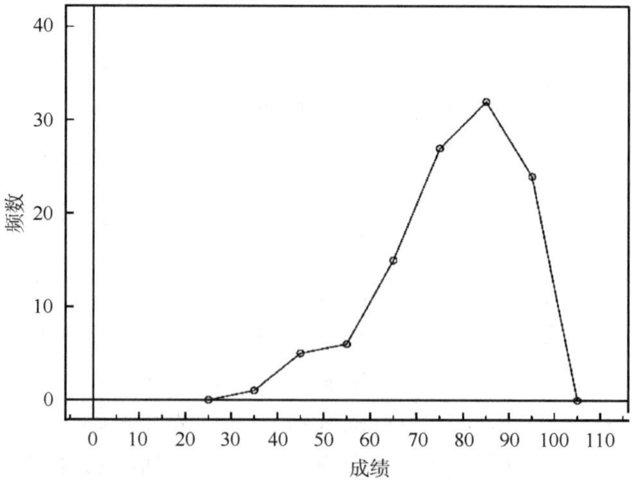

图 1-9　学生成绩数据的频数折线图

如果数据量很大且整理数据时分组的组数越来越多，则组距会越来越小，此时所得到的频数折线图将越来越光滑，逐渐形成一条平滑的**频数分布曲线**（frequency distribution curve）。分布曲线是反映统计量和分布规律的重要方法，在统计中起着重要作用。

（五）箱图

箱图（boxplot）又称**箱线图**、**盒状图**，是用数据的最大值、最小值、中位数和上、下四分位数这 5 个特征值制成的、反映原始数据分布状况的统计图形。如图 1-10 所示，箱图由一个箱子和两条线段组成，其中箱子两端边线分别是下四分位数 Q_1 和上四分位数 Q_3，箱子中间横线是中位数，连线两端分别是除异常值外的最大值和最小值，异常值则另外标记。

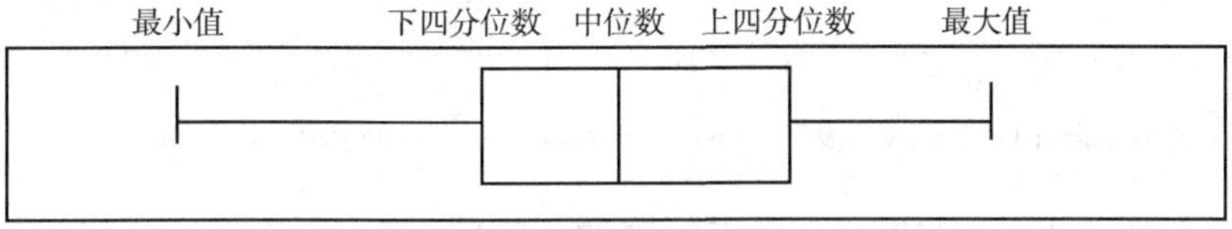

图 1-10　简单箱图与其分布 5 个特征值

箱图中箱子的长度是四分位间距，整个箱子包括了中间 50%样本的数值分布范围。箱子越大，数据的变异程度越大。如果中间横线即中位数在箱子的中点，表明分布对称，否则不对称。异常值是指与箱子边线的距离超过四分位间距（箱子长度）1.5 倍的数据值，用“○”表示，超过 3 倍的为极端值，用“*”表示。通过箱形图，不仅可以反映一组数据分布的特征，还可用于多组数据分布特征的比较。案例 1-2 的学生成绩数据的箱图见图 1-11。

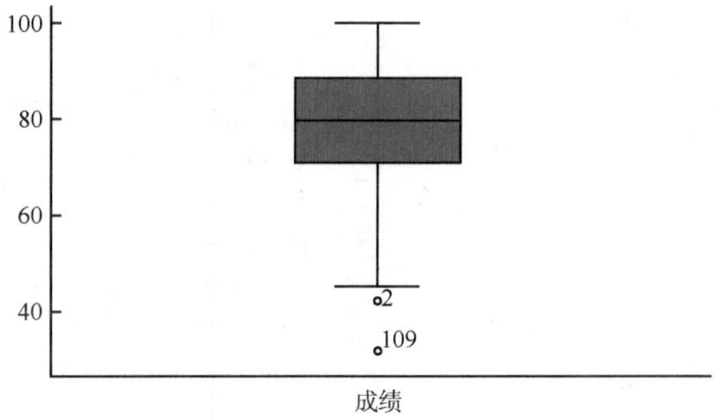

图 1-11　成绩数据的箱图

（六）线图和时间序列图

线图（line chart）又称**折线图**，是在平面坐标上用折线反映数量变化特征和规律的统计图。当横轴指标为时间变量时，又称为**时间序列图**（time sequence plot）。线图形式简单易懂，尤其在同一图上进行多组现象比较时应用更广。

GDP 是国内生产总值（gross domestic product）的缩写，是衡量一个国家的经济规模和发展水平的最重要指标。表 1-9 是 1978 年即我国改革开放以来，中国国内生产总值 GDP 的统计数据（单位：亿元），根据该表数据就可制作自 1978 年以来反映我国 GDP 变化趋势的时间序列图，如图 1-12 所示。

表 1-9　1978~2019 年中国的 GDP（单位：亿元）

年份	GDP	年份	GDP	年份	GDP
1978	3679	1984	7314	1990	18924
1979	4100	1985	9124	1991	22051
1980	4588	1986	10375	1992	27209
1981	4933	1987	12167	1993	35599
1982	5380	1988	15174	1994	48548
1983	6044	1989	17189	1995	60357

续表

年份	GDP	年份	GDP	年份	GDP
1996	70780	2004	161415	2012	537330
1997	78802	2005	185999	2013	588141
1998	83818	2006	219028	2014	644381
1999	89366	2007	270704	2015	685572
2000	99066	2008	321230	2016	742695
2001	109276	2009	347935	2017	830945
2002	120480	2010	410354	2018	915243
2003	136576	2011	483392	2019	983751

数据来源：国家统计局\统计数据\中国统计年鉴 2021（https：//www.stats.gov.cn/sj/ndsj/2021/indexch.htm）

例 1-2 根据表 1-9 给出的 1978～2019 年中国的 GDP 数据，制作对应的时间序列图。

SPSS 软件应用 对表 1-9 给出的 1978～2019 年中国 GDP 数据，利用 SPSS 软件可得到 1978～2019 年时期我国 GDP 变化趋势的时间序列图，如图 1-12 所示。参见 SPSS 实训一的项目 1-4。

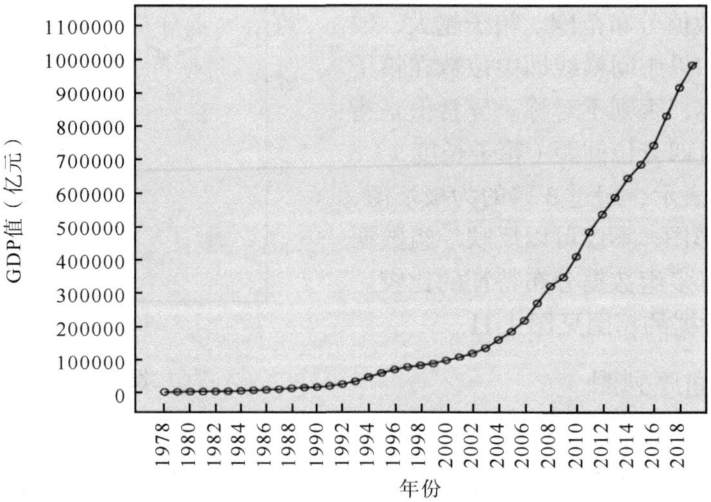

图 1-12　1978～2019 年我国 GDP 的时间序列图

该时间序列图形象地反映了自 1978 年改革开放以来的 40 多年间，中国经济实现了长期快速的增长，根据表 1-9 中数据，2019 年的 GDP 比 1978 年 GDP 增长了 260 多倍，创造了中国经济发展的世界奇迹。

统计图还有多种，其中散点图将在第 7 章介绍，其他还有面积图、高低图、误差条形图、人口金字塔图、统计地图、股价走势图等，这里就不一一介绍，需要时可参阅有关参考书。

二、统 计 表

统计表（statistical table）是以表格的形式列出统计分析的事物及指标，便于统计结果的精确表达和对比分析。统计表结构要求简洁，一般一张表只包括一个中心内容，使数据资料具有条理性，一目了然。

链接 司马迁——统计表的创建人

司马迁，字子长，是我国西汉时期的史学家、文学家、社会思想家。他官至太史令，继承父业，著述历史，撰写了我国第一部纪传体史书《史记》，该书被公认为是中国史书的典范。

司马迁对统计的贡献主要是创建了统计表，并提出了统计表的理论。他早年漫游各地，了解风俗，采集传闻，进行大量的社会调查，收集了不少经济史料和统计资料。他撰写的《史记》中共列有“三代世表”“十二诸侯年表”“六国年表”等 10 个统计表，这 10 个表是中国现存的第一批统计表。司马迁创建的统计表已基本具备了近现代统计表的各项要素：总标题、纵栏和横栏标题、指标名称、计算单位和指标数值等。

（一）统计表的结构与要求

表的基本结构一般由标题、标目、线条、数字四部分组成（有时附有备注），如表 1-10 所示。

表 1-10 2019 年我国居民人均消费支出及其构成

项目	消费支出（元）	百分比（%）
食品烟酒	6084	28.2
居住	5055	23.5
交通通信	2862	13.3
教育文化娱乐	2513	11.7
医疗保健	1902	8.8
衣着	1338	6.2
生活用品及服务	1281	5.9
其他用品及服务	524	2.4
合计	21559	100.0

* 数据来源：国家统计局《2019 年国民经济和社会发展统计公报》，中国统计网，2020.2

绘制统计表通常有如下基本要求。

（1）标题　位于表的上方，简要说明表的内容，有时包括时间和空间范围等信息。若有多张表时，应在标题前加表序号，如表 1、表 2 或表 3-1、表 3-2 等。

（2）标目　用以指明表内数字的含义，分为横标目与纵标目。横标目用以表示被研究的事物，是表的主语，位于表的左侧；纵标目用以表示横标目的统计指标，是表的谓语，通常位于表的右上方，必要时纵标目应注明计量单位；横、纵标目连读可以组成一句完整而通顺的话。需要时，横标目下方与纵标目右边可以设合计栏。

（3）线条　不宜过多，除必须绘制的顶线、底线、标目线与合计上面的分隔线外，其余线条一般均省略，以突出表中数字。

（4）数字　一律采用阿拉伯数字，必须完整准确无误。同一指标的小数位数应一致，位次对齐。表内不宜留空格，暂缺或无记录的可用“…”表示，无数字的用“—”表示，数字为零时则填明“0”。

（5）备注　不是表的必备项目，用以说明资料来源及对表中的有关内容作必要的说明等，可用“*”号标出，列在表的底线下方。

（二）统计表的种类

统计表按其主语的分类标志的多少，可以分为简单表和复合表两类。

1. **简单表**（simple table）　只按单一变量分组，即主语只有一个分类标志的统计表，如表 1-10 是按不同类别分组的简单表。

2. **复合表**（combinative table）　按两个及以上变量分组，即主词的分类标志不止一个的统计表，通常对纵标目分层列示。如表 1-11 是 2015 年我国各高等教育类型研究生、本科、专科学生数的比较，它有两个分类标志：高等教育类型和学历，这样结合分组的统计表称为复合表。

表 1-11 2015 年我国各高等教育类型的学生数

高等教育类型	招生数（万人）			在校生数（万人）		
	研究生	本科	专科	研究生	本科	专科
普通高等教育	64.51	389.42	348.43	191.14	1576.69	1048.61
成人高等教育	12.79	101.47	135.28	58.75	279.34	356.60
网络高等教育	0	74.87	128.54	0	229.48	398.99

资料来源：国家统计局编《中国统计年鉴 2016》，中国统计出版社，2016。

SPSS 实训一

一、定性数据制作条形图和圆图

项目 1-1（**案例 1-1**） 根据第 1 节表 1-4 我国大陆人口受教育程度的频数分布表数据制作对应的条形图和圆图（饼图）。

（一）项目简要分析

本项目属于对定性数据制作条形图和圆图的统计作图问题。

统计应用方法：数据作图法。

（二）SPSS 数据集的建立

建立 SPSS 数据集“2020 年我国人口的受教育程度”，包括一个分类变量：受教育程度，为定序变量；一个频数变量：人数，为数值变量。所建 SPSS 数据集如第 1 节图 1-4。

（三）SPSS 统计上机操作

在 SPSS 中，打开该数据集。

1. 制作条形图

菜单途径：【图形】→【旧对话框】→【条形图】。在对话框【条形图】中，如图 1-13 所示。

对话框操作：【简单】→【图表中的数据为/单个个案的值】→【定义】。

在对话框【定义简单条形图】中，如图 1-14 所示。

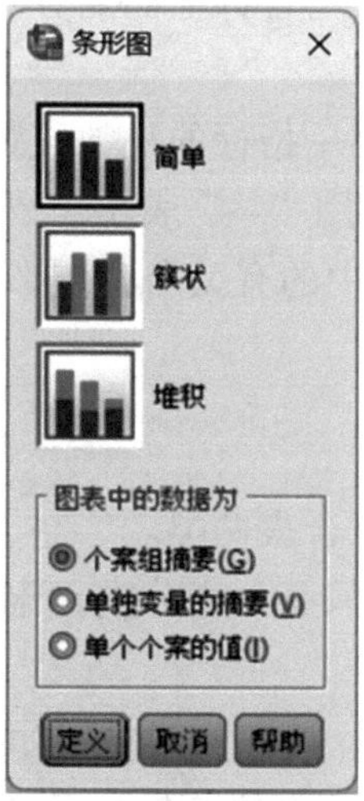

图 1-13 【条形图】对话框

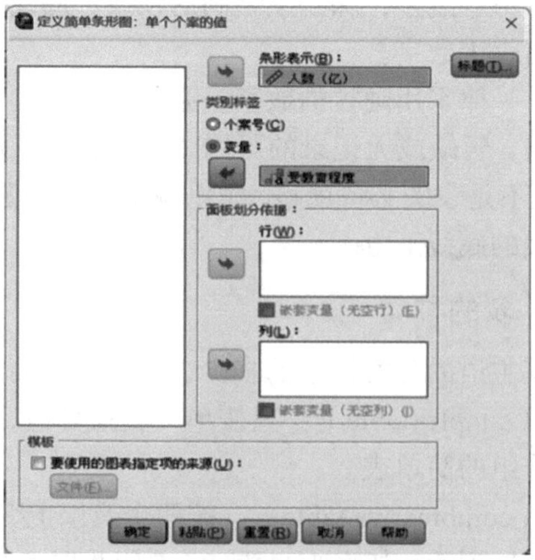

图 1-14 【定义简单条形图】对话框

对话框操作：人数→【条形表示】；受教育程度→【类别标签/变量】。单击【确定】，即可得条形图如图 1-15 所示。

2. 制作圆图（饼图）

菜单途径：【图形】→【旧对话框】→【饼图】。在对话框【饼图】中，如图 1-16 所示。

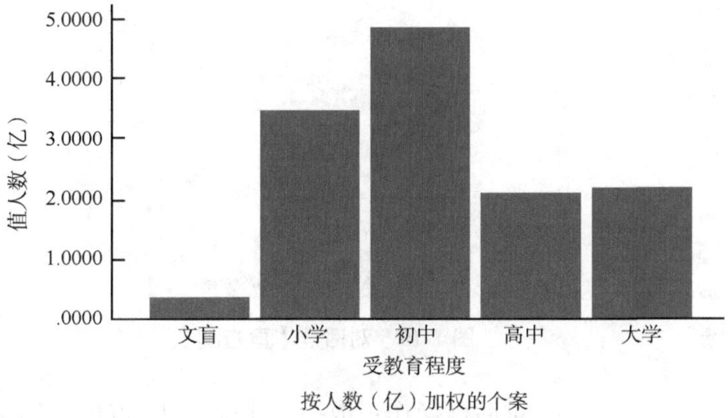

图 1-15　2020 年我国受教育程度的条形图

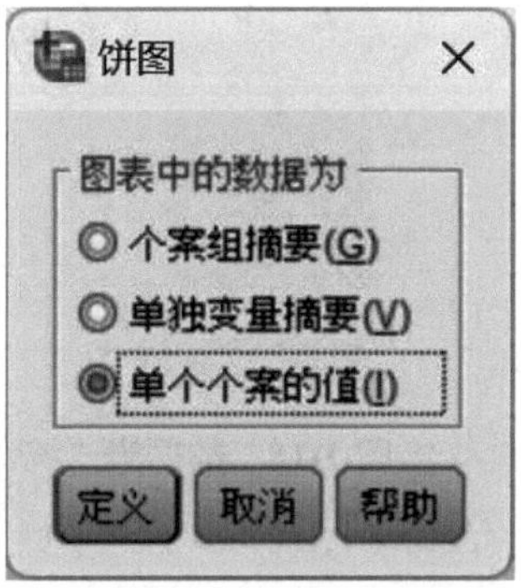

图 1-16　【饼图】对话框

对话框操作：【图表中的数据为/单个个案的值】→【定义】。在对话框【定义饼图】中，与图 1-14 类似。

对话框操作：人数→【分区表示】；受教育程度→【分区标签/变量】。单击【确定】。

（四）SPSS 输出结果表

输出窗口中可得的我国受教育程度的条形图和圆图（饼图），如图 1-15、图 1-17 所示。

（五）项目结果图与结论

图 1-15、图 1-17 即为项目需求的我国受教育程度的条形图和圆图。而前面第 3 节的图 1-8 是对该圆图进行适当的图形编辑而得的结果图。

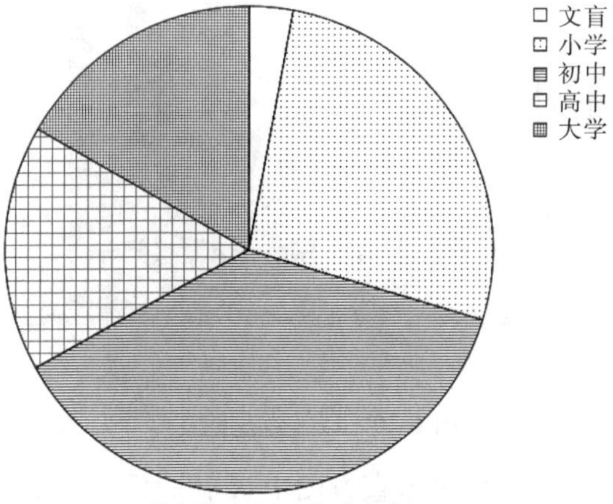

图 1-17　2020 年我国受教育程度的圆图

二、数值数据制作直方图

项目 1-2（**案例 1-2**）　根据第 1 节案例 1-2 提供的某高校某专业 110 名学生统计课程的成绩数据，制作其等组距的频数直方图，其中数据范围为 30 ~100，组距为 10。

（一）项目简要分析

本项目属于对数值数据制作直方图问题。

统计应用方法：数据作图法。

（二）SPSS 数据集的建立

建立 SPSS 数据集“统计课程成绩”。包括一个分析变量：成绩，为数值变量。所建 SPSS 数据集如图 1-18 所示。

（三）SPSS 统计上机操作

在 SPSS 中，打开该数据集。菜单途径：【图形】→【旧对话框】→【直方图】。在对话框【直方图】中，如图 1-19 所示。

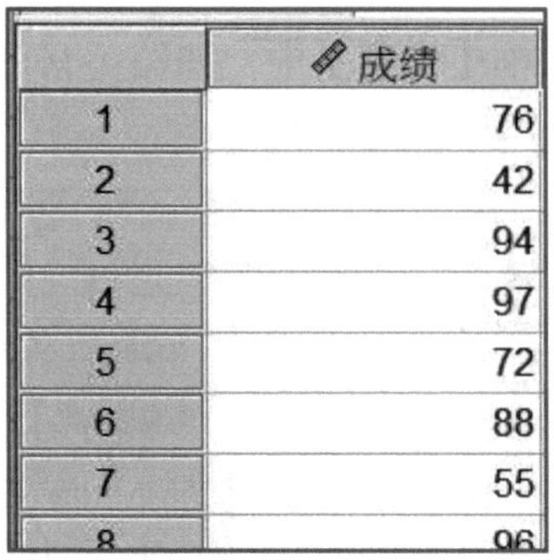

图 1-18 数据集“统计课程成绩”

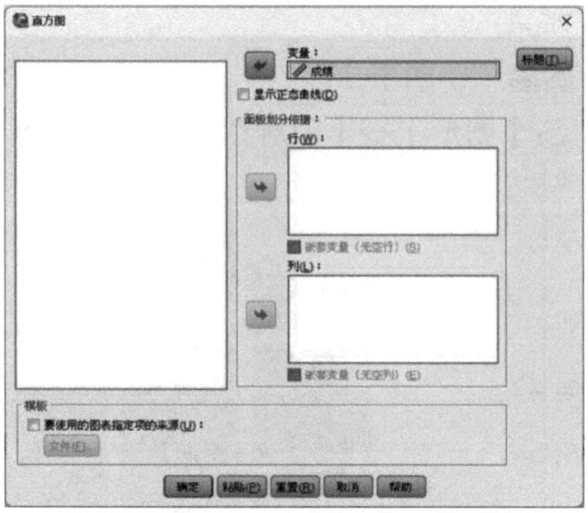

图 1-19 对话框【直方图】

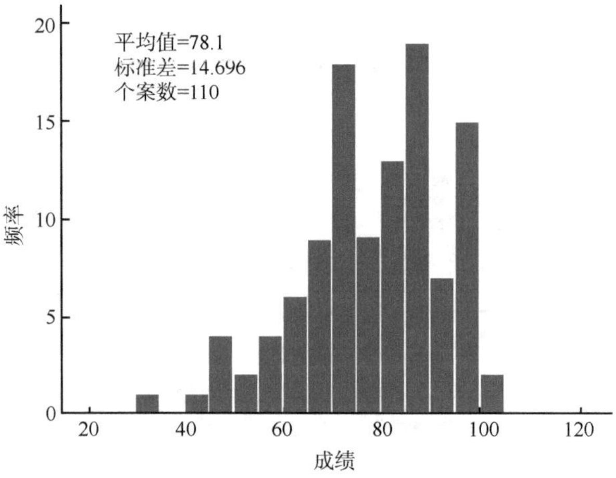

图 1-20 成绩数据的初步直方图

对话框操作：成绩→【变量】。点击【确定】，即可得初步直方图，如图 1-20 所示。

注意到该直方图组距是 5，故须对该直方图进行图形编辑。在输出窗口中，双击该频数直方图，进入【图形编辑器】，单击图形中需要改动的相应部分，即可进入相应的属性对话框进行编辑调整。

双击直方图中条形部分，即进入条形图【属性】对话框，如图 1-21 所示。

对话框操作：【分箱化/仅 X 轴】→【定制】→【区间宽度：10（输入）】→【用于定位的定制值：30.0（输入）】→【应用】。

由此即可将直方图区间宽度由 5 改为 10，起点为 30。再单击直方图中 X 轴的任一刻度值（如 80），即进入 X 轴【属性】对话框，如图 1-22 所示。

对话框操作：【刻度】→【最小值：20（输入）】→【最大值：100（输入）】→【主增量：10（输入）】→【原点：0（输入）】→【应用】。即可改变 X 轴的刻度值。

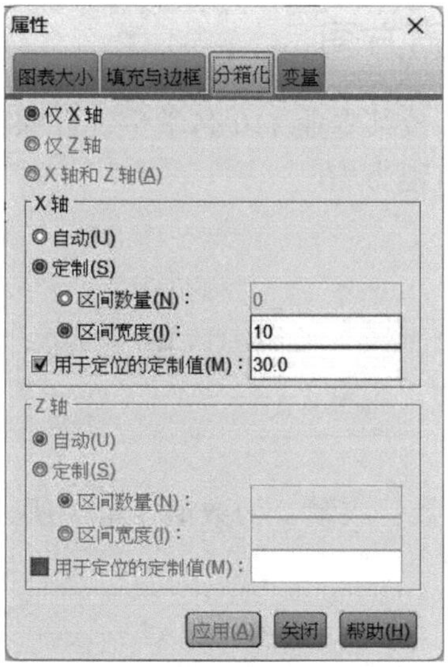

图 1-21 条形图【属性】对话框

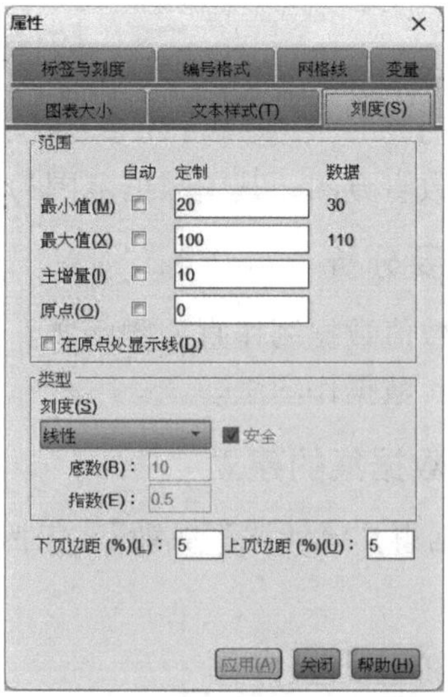

图 1-22 X 轴【属性】对话框

（四）SPSS 输出结果表

关闭其图表编辑器后，输出窗口中即可得所求频数直方图如图 1-23 所示。

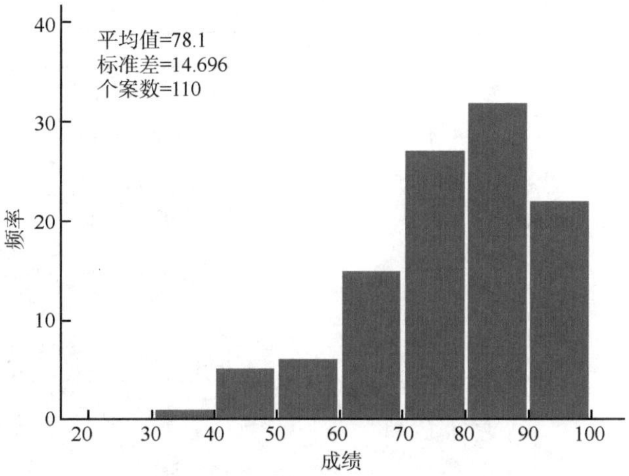

图 1-23　编辑调整后成绩数据的直方图

（五）项目解析结果与结论

图 1-23 即为项目需求的成绩数据等组距的频数直方图，其中数据范围为 30～100，组距为 10。

三、数值数据进行探索性分析

项目 1-3（**案例 1-2**）　对案例 1-2 的统计课程成绩数据，利用 SPSS 软件进行探索性分析，即计算其常用统计量、制作箱图等。

（一）项目简要分析

本项目属于对数值数据进行探索性分析问题。

统计应用方法：探索性分析（常用统计量与统计图）。

（二）SPSS 数据集的建立

SPSS 数据集“统计课程成绩”，包括一个分类变量：受教育程度，为定序变量；一个频数变量：人数，为数值变量。所建 SPSS 数据集如前面的图 1-18。

（三）SPSS 统计上机操作

在 SPSS 中，打开该数据集。

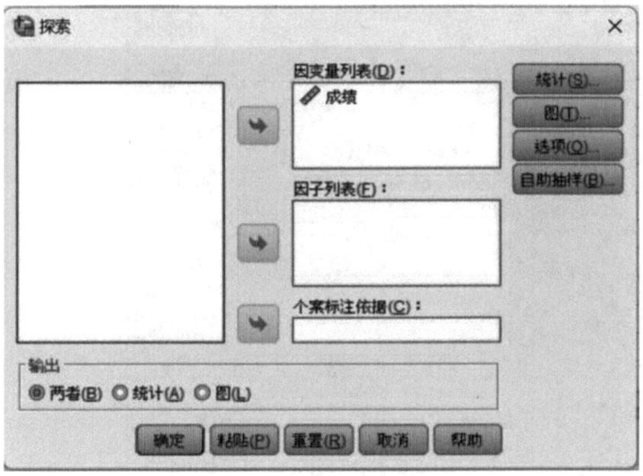

图 1-24　【探索】对话框

菜单途径：【分析】→【描述统计】→【探索】。在对话框【探索】中，如图 1-24 所示。

对话框操作：成绩→【因变量列表】。单击【确定】。

（四）SPSS 输出结果表

输出窗口中可得到统计课程成绩的描述性统计量（图 1-25）和箱图（图 1-11）等结果。

（五）项目解析结果与结论

根据图 1-25 的描述性统计量的输出结果，即可得到案例 1-2 课程成绩的常用统计量，如前面第 2 节表 1-8 所示，而图 1-11 即为案例 1-2 统计课程成绩的箱图。

四、数值数据制作线图（时间序列图）

项目 1-4（**例 1-2**）　根据第 3 节表 1-9 给出的 1978～2019 年中国的 GDP 数据，制作以年份为 X 轴，GDP 为 Y 轴的对应的时间序列图。

（一）项目简要分析

本项目属于对数值数据制作线图（时间序列图）的统计作图问题。

统计应用方法：数据作图法。

描述

			统计	标准 错误
成绩	平均值		78.10	1.401
	平均值的 95% 置信区间	下限	75.32	
		上限	80.88	
	5% 剪除后平均值		78.85	
	中位数		80.00	
	方差		215.981	
	标准 偏差		14.696	
	最小值		32	
	最大值		100	
	全距		68	
	四分位距		19	
	偏度		-.655	.230
	峰度		.129	.457

图 1-25 案例 1-2 统计课程成绩的常用统计量

（二）SPSS 数据集的建立

建立 SPSS 数据集“我国 GDP 数据”，包括一个时间变量：年份，为定序变量；一个分析变量：GDP，为数值变量。所建 SPSS 数据集如图 1-26。

（三）SPSS 统计上机操作

在 SPSS 中，打开该数据集。

菜单途径：【图形】→【旧对话框】→【折线图】。在对话框【折线图】中，与图 1-13 类似。

对话框操作：【简单】→【图表中的数据为/单个个案的值】→【定义】。

在对话框【定义简单线】中，如图 1-27 所示。

	年份	GDP	变
1	1978	3679	
2	1979	4100	
3	1980	4588	
4	1981	4933	
5	1982	5380	
6	1983	6044	
7	1984	7314	
8	1985	9124	
9	1986	10375	

图 1-26 数据集“我国 GDP 数据”

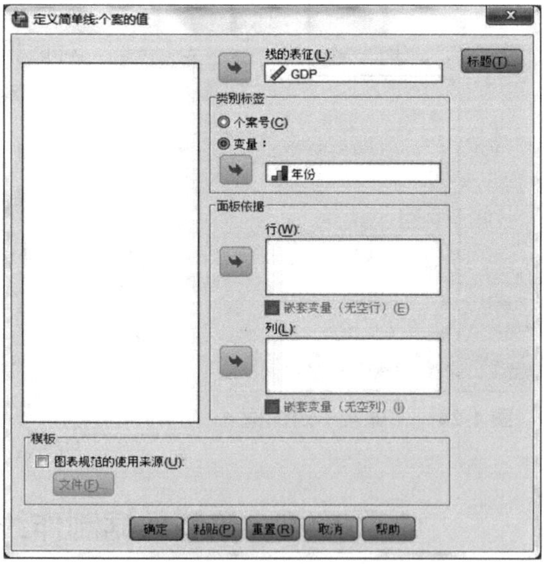

图 1-27 对话框【定义简单线】

对话框操作：GDP→【线的表征】；年份→【类别标签/⊙变量】。单击【确定】。

（四）SPSS 输出结果表

输出窗口中可得的 1978～2019 年我国各年份的时间序列图（线图），如前文图 1-12 所示。

（五）项目结果图与结论

图 1-12 即为项目需求的 1978～2019 年我国各年份的时间序列图。

本 章 小 结

（一）数据的分类

数据类型	定性数据（品质数据）		定量数据
	定类数据（计数数据）	定序数据（等级数据）	数值数据（计量数据）
表现形式	类别 （无序）	类别 （有序）	数值 （＋－×÷）
对应变量	定类变量	定序变量	数值变量 （离散变量、连续变量）
主要统计方法	计算各组频数，进行列联表分析、χ^2 检验等非参数方法		计算各种统计量，进行参数估计和检验、回归分析、方差分析等参数方法
常用统计图形	条形图，圆图（饼图）		直方图，频数折线图，线图

（二）常用统计量

1. 描述集中趋势的统计量

名称	公式（原始数据）	公式（分组数据）	意义
均值 $\bar{x}$	$\bar{x}=\frac{1}{n}\sum_{i=1}^{n}x_i$	$\bar{x}\approx\frac{1}{n}\sum_{i=1}^{k}m_i f_i$	反映数据取值的平均水平，是描述数据分布集中趋势的最主要统计量
中位数 M_e	将一组数据排序后处于中间位置的值	中位数所在组： 累积频数超过 $n/2$ 的最低组	是典型的位置平均数，不受极端值的影响
众数 M_o	数据中出现次数最多的观察值	众数所在组： 频数最大的组	测度定性数据集中趋势，对于定量数据意义不大

2. 描述离散程度的统计量

名称	公式（原始数据）	公式（分组数据）	意义
极差 R	$R=$ 最大值－最小值	$R\approx$最高组上限值－最低组下限值	反映离散程度的最简单统计量，不能反映中间数据的离散性
样本方差 S^2	$S^2=\frac{1}{n-1}\sum_{i=1}^{n}(x_i-\bar{x})^2$	$S^2=\frac{1}{n-1}\sum_{i=1}^{k}(m_i-\bar{x})^2 f_i$	反映每个样本数据偏离其样本均值的平均程度，是离散程度的最重要统计量，其中标准差具有与观察值数据相同的量纲
样本标准差 S	$S=\sqrt{S^2}=\sqrt{\frac{1}{n-1}\sum_{i=1}^{n}(x_i-\bar{x})^2}$	$S=\sqrt{S^2}=\sqrt{\frac{1}{n-1}\sum_{i=1}^{k}(m_i-\bar{x})^2 f_i}$	
变异系数 CV	$CV=\frac{S}{\lvert\bar{x}\rvert}\times100\%$		反映数据偏离其均值的相对偏差，是无量纲的相对变异性测度
样本标准误 $S_{\bar{x}}$	$S_{\bar{x}}=\frac{S}{\sqrt{n}}$		反映样本均值偏离总体均值的平均程度，在用样本均值估计总体均值时测度偏差

3. 描述分布形状的统计量

名称	公式（原始数据）	公式（分组数据）	意义
偏度 S_k	$S_k=\frac{n\sum_{i=1}^{n}(x_i-\bar{x})^3}{(n-1)(n-2)S^3}$	$S_k=\frac{\sum_{i=1}^{k}(m_i-\bar{x})^3 f_i}{nS^3}$	对数据分布非对称性的测度 $S_k=0$ 对称； $S_k>0$ 时为正偏或右偏； $S_k<0$ 时为负偏或左偏
峰度 K_u	$K_u=\frac{\sum_{i=1}^{n}(x_i-\bar{x})^4}{nS^4}-3$	$K_u=\frac{\sum_{i=1}^{k}(m_i-\bar{x})^4 f_i}{nS^4}-3$	对数据分布平峰或尖峰程度的测度 $K_u=0$ 时为与标准正态相似的峰态； $K_u>0$ 时为尖峰分布； $K_u<0$ 时为平峰分布

自测题

一、名词解释

均值、中位数、众数、方差、标准差、极差、标准误、变异系数。

二、填空题

1. 统计数据可以分为________数据、________数据、________数据等三类，其中________数据、________数据属于定性数据。

2.常用于表示定性数据整理结果的统计图有________、________；而________、________、________等是专用于表示定量数据的特征和规律的统计图。

3. 描述数据集中趋势的常用统计量主要有________、________和________等，其中最重要的是________；描述数据离散程度的常用统计量主要有________、________、________、________等，其中最重要的是________、________。

三、单选题

1. 各样本观察值均加同一常数 c 后（　　）。
   A. 均值不变，标准差改变
   B. 均值改变，标准差不变
   C. 两者均不变
   D. 两者均改变

2. 关于标准差，以下哪项是错误的（　　）。
   A. 反映样本观察值的离散程度
   B. 度量了数据偏离均值的大小
   C. 反映了均值代表性的好坏
   D. 不会小于均值

3. 比较腰围和体重两组数据变异度大小宜采用（　　）。
   A. 变异系数（CV）
   B. 方差（S^2）
   C. 极差（R）
   D. 标准差（S）

4. 对 100 名糖尿病患者进行空腹血糖水平（mmol/L）的测定，得 100 个测定值，反映其集中趋势的最佳指标是（　　）。
   A. 标准差　　B. 中位数
   C. 均值　　D. 变异系数

四、应用分析题

1. 现从某高校在校男大学生中随机抽取 40 人，测得其身高为（单位：cm）

176	168	176	180	184	167	168	164	167	172
174	173	177	170	168	177	170	172	173	160
171	176	163	175	158	161	172	172	172	179
163	169	178	181	166	178	176	171	172	157

（1）取组距为 5，最小组下限为 155，试编制频数分布表；
（2）根据频数分布表的分组数据，计算其均值、标准差。

2. 在某次实验中，用洋地黄溶液分别注入 10 只家鸽体内，直至动物死亡，将致死量折算至原来洋地黄叶粉的质量，其数据记录为（单位：mg/kg）

97.3　91.3　102　129　92.8　98.4　96.3　99.0　89.2　90.1

试计算该组数据的均值、中位数、方差、标准差、极差、标准误、变异系数。

3. 已知某城市居民家庭月户均支出分组数据如下表所示

按月户均支出分组（元）	家庭户数占总户数的百分比（%）
2000 以下	1.5
2000～	18.2
5000～	46.8
8000～	25.3
10000 以上	8.2
合计	100

（1）试计算该市平均每户月户均支出的均值和标准差；

（2）指出其家庭月户均支出的中位数与众数所在组。

五、SPSS 上机项目实训任务

项目 1　在本章第 3 节表 1-10 中给出了 2019 年我国居民人均消费支出及其构成的数据，试用 SPSS 建立相应的数据集，并绘制 2019 年我国居民人均消费支出及其构成的条形图和圆图（饼图）。

项目 2　现从某高校在校男大学生中随机抽取 40 人，测得其身高为（单位：cm）

176	168	176	180	184	167	168	164	167	172
174	173	177	170	168	177	170	172	173	160
171	176	163	175	158	161	172	172	172	179
163	169	178	181	166	178	176	171	172	157

试在 SPSS 中，进行下列练习。

（1）计算该身高数据的描述统计量；

（2）取组距为 5，最小组下限为 155，试编制身高数据的频数分布表；

（3）绘制男大学生身高的直方图。

第2章
概率论基础

学习目标

1. 知识目标 掌握事件等的基本概念及运算关系；古典概率及计算；概率的加法公式、乘法公式；离散型、连续型随机变量的分布及性质；常用数字特征：数学期望和方差及其性质；二项分布、正态分布等分布的性质及概率计算；熟悉随机变量及其分布函数的概念；条件概率与事件独立性的概念及计算；泊松分布的性质及概率计算；了解统计概率、主观概率和概率的公理化定义。

2. 能力目标 掌握用SPSS计算二项分布的概率计算，熟悉用SPSS计算指数分布的概率计算。

3. 素质目标 提高学生对具体随机现象建立相应概率模型、计算事件概率的能力，提升用定量的方法来分析随机现象的科学素养。

在自然界和人们的社会生活中各种现象形形色色，千姿百态，但不外乎可分为两大类。一类是在一定条件下必然发生或不发生的确定性现象，我们可事先预知它是否发生。例如：在正常状况下，水在 0℃时结成冰。还有一类现象是一定的条件下可能发生，也可能不发生，其结果具有不确定性的**随机现象**（random phenomenon）。例如，抛掷一枚硬币，既可能出现正面朝上，也可能出现反面朝上。又如用某种新药来治疗患者的疾病，其结果可能是有效或无效。虽然随机现象在个别观察或试验中，其结果具有不确定性，但在多次重复试验或观察中却会表现出某种规律性。例如，多次重复抛掷同一枚质地均匀的硬币，就会发现，正面朝上和反面朝上的次数大致各占一半。这种随机现象在多次重复试验或观察中所出现的规律性称为**统计规律**（statistical law）**性**。

概率论就是从数量侧面来研究随机现象统计规律性的数学学科。在本章中，我们将考察研究与随机现象有关的问题，诸如下列案例所示。

下面我们就学习如何用概率来度量不确定性，并介绍概率、随机变量及其分布等的概率论基本知识，而利用这些概率论基础知识，我们就可以解决上述案例问题，同时也为以后学习统计推断等数理统计基本理论和统计分析方法奠定基础。

第1节　随机事件和概率

一、随机试验和随机事件

为研究随机现象的统计规律性而进行的各种科学实验或观测都称为**试验**（experiment）。而将具有以下三个特征的试验称为**随机试验**（random experiment）：

（1）试验在相同的条件下可重复地进行；

（2）试验的所有可能结果事先是明确可知的，且不止一个；

（3）每次试验恰好出现其中之一，但试验前无法预知到底出现哪一个结果。

随机试验中，每个可能结果称为**基本事件**或**样本点**（sample event）。由全体基本事件构成的集合称为**样本空间**（sample space），记为 Ω。在进行试验的过程中，人们往往关心带有某些特征的基本事件所组成的集合，我们将由单个或多个基本事件组成的集合称为**随机事件**（random event），简称**事件**（event），显然，一个随机事件对应于样本空间的一个子集。在随机试验中，如果发生的结果是事件 A

所含的基本事件，就称事件 A 发生。

样本空间 Ω 包含所有基本事件，在每次试验中必然发生，故称为**必然事件**（certain event）；空集 $\varnothing$ 不含有任何基本事件，在每次试验中都不发生，称为**不可能事件**（impossible event）。显然，必然事件与不可能事件发生与否已失去“不确定性”，但仍视为特殊的随机事件，实际上，它们是随机事件的两种极端情形。

例如，我们考察随机试验：

“掷一枚骰子，观察其出现的点数”

如果用 $\{i\}$ 表示{出现的点数为 i}，则该试验共有 6 个基本事件：

$$\{1\}，\{2\}，\{3\}，\{4\}，\{5\}，\{6\}$$

其样本空间 $\Omega=\{1, 2, 3, 4, 5, 6\}$。“出现奇数点”这一随机事件是由 1、3、5 这三个基本事件组成，可表示为 $\{1, 3, 5\}$。在该试验中“点数不超过 6”就是必然事件，“出现 7 点”就是不可能事件。

二、随机事件的关系和运算

（一）事件的包含与相等

如果事件 A 发生则事件 B 一定发生，即事件 A 的每一基本事件都包含在事件 B 中，称事件 B 包含事件 A，或事件 A 包含于事件 B，记为 $B\supset A$ 或 $A\subset B$。

例如掷一枚骰子，事件 $A=\{3\}$ 发生则事件 $B=\{$出现奇数点$\}$ 一定发生，故有 $A\subset B$。

对任一事件 A，有 $\varnothing\subset A\subset\Omega$。在概率论中常用一个长方形表示样本空间 Ω，用其中的圆（或其他几何图形）表示事件，这类图形称为 **Venn 图**（Venn diagram，维恩图）。如图 2-1 表示 $A\subset B$ 的 Venn 图。

如果 $A\supset B$ 并且 $B\supset A$，即事件 A 和 B 包含相同的基本事件，称事件 A 与 B 相等，记为 $A=B$。

（二）事件的和（或并）

称“事件 A 与 B 至少有一个发生”的事件为事件 A 与 B 的和（或并），记为 $A+B$（或 $A\cup B$），它为事件 A 与 B 中所有基本事件所构成的集合（如图 2-2）。

（三）事件的积（或交）

称“事件 A 和 B 同时发生”的事件为事件 A 与 B 的积（或交），记为 AB（或 $A\cap B$），它为事件 A 与 B 中所有公共的基本事件所构成的集合（如图 2-3）。

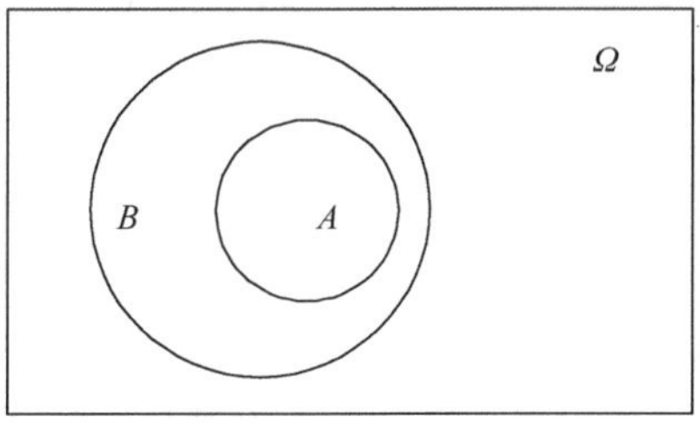

图 2-1　$A\subset B$

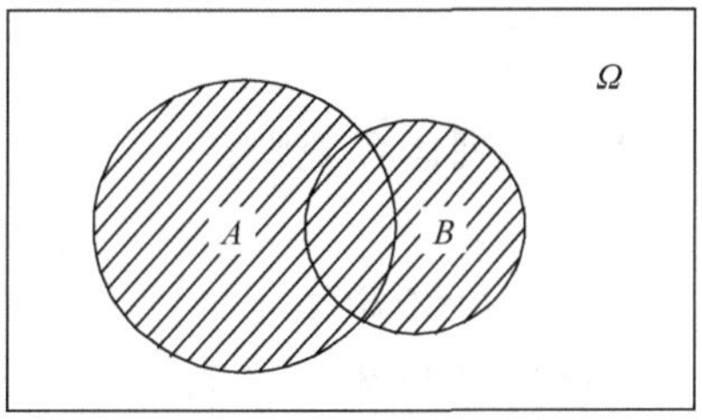

图 2-2　$A+B$（或 $A\cup B$）

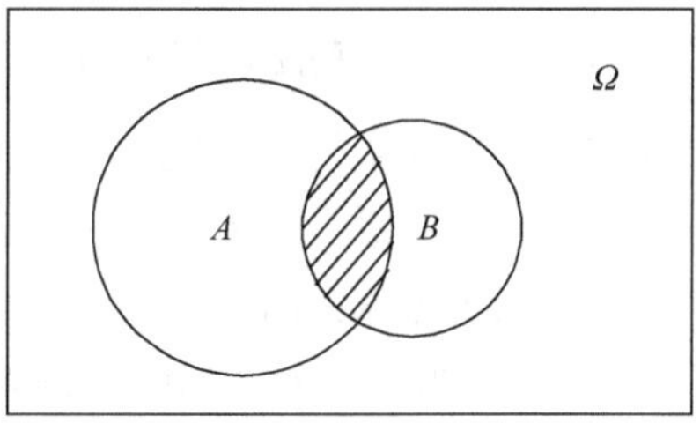

图 2-3　AB（或 $A\cap B$）

例如掷一枚骰子，事件 $A=\{$出现点数$\leqslant 3\}$，事件 $B=\{$出现偶数点$\}$，则

$$A+B=\{1, 2, 3, 4, 6\}，AB=\{2\}$$

事件的和与积可推广到多个事件情形：

$A_1+A_2+\cdots+A_n=\sum_{i=1}^{n} A_i$ 表示事件 $A_1, A_2, \cdots, A_n$ 中至少有一个发生；

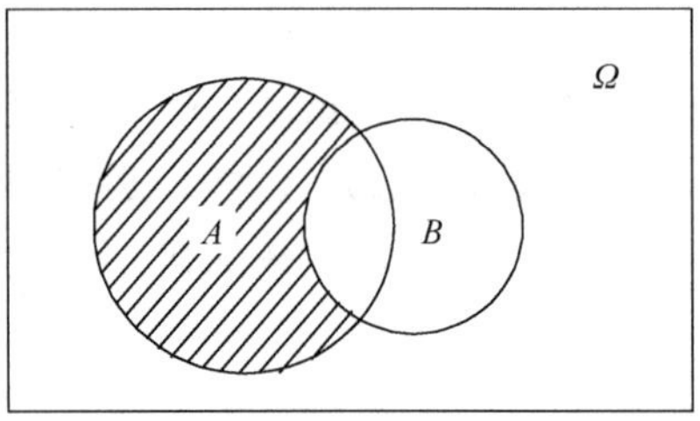

图 2-4　$A-B$

$A_1A_2\cdots A_n=\prod_{i=1}^{n}A_i$ 表示事件 $A_1, A_2, \cdots, A_n$ 同时发生。

（四）事件的差

称"事件 A 发生而 B 不发生"的事件为事件 A 与 B 的差，记为 $A-B$，它由属于事件 A 但不属于 B 中所有基本事件所构成的集合（如图 2-4）。

例如掷一枚骰子，事件 A={出现点数＞3}，事件 B={出现奇数点}，则

$$A-B=\{4, 6\}，B-A=\{1, 3\}$$

（五）事件的互不相容

如果事件 A 和 B 不能同时发生，称事件 A 与 B **互不相容**（mutually exclusive 或互斥）（如图 2-5）。此时事件 A 和 B 没有共同的基本事件，即 $AB=\varnothing$。

例如掷一枚骰子，事件 A={出现点数＞3}，事件 B={1, 2}，则事件 A 与 B 互不相容。

（六）对立事件

称"事件 A 不发生"的事件为 A 的**对立事件**（complementary event 或**逆事件**），记为 $\overline{A}$，它由样本空间中所有不属于 A 的基本事件所构成（如图 2-6）。此时有：

$$A\overline{A}=\varnothing，A+\overline{A}=\Omega$$

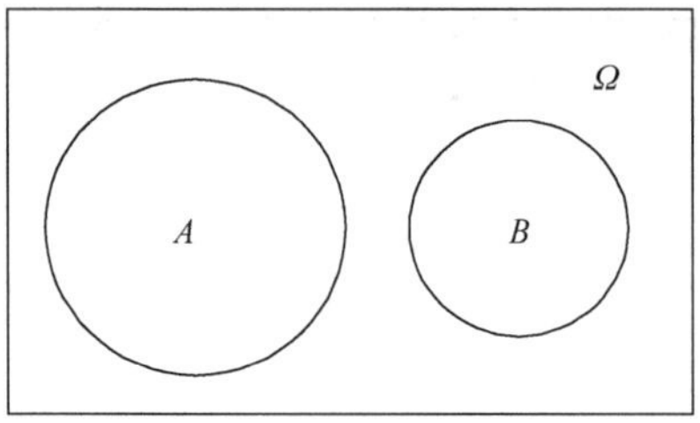

图 2-5　A 与 B 互不相容

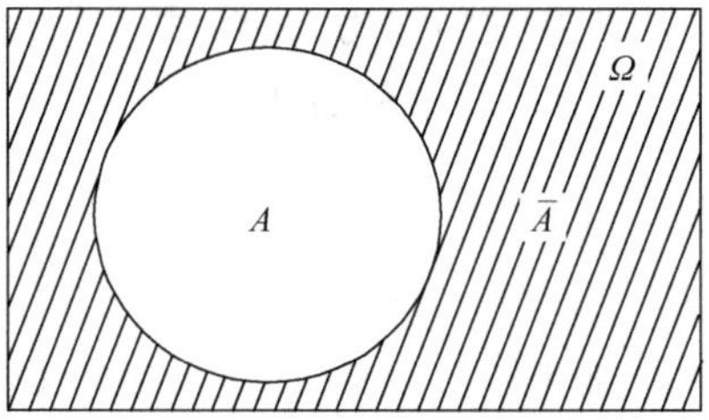

图 2-6　A 的对立事件 $\overline{A}$

例如掷一枚骰子，事件 A={出现点数＞3}，事件 B={1, 2, 3}，则事件 A 与 B 互为对立事件，即 $A=\overline{B}$，$B=\overline{A}$。

（七）事件的运算规则

事件的运算与集合的运算一样，满足下列运算规则：

（1）**交换律**：$A+B=B+A$；$AB=BA$。

（2）**结合律**：$(A+B)+C=A+(B+C)$；$(AB)C=A(BC)$。

（3）**分配律**：$(A+B)C=AC+BC$；$A+(BC)=(A+B)(A+C)$。

（4）**差积转换律**：$A-B=A\overline{B}=A-AB$。

（5）**德摩根**（De Morgan）**对偶律**：$\overline{A+B}=\overline{A}\overline{B}$；$\overline{AB}=\overline{A}+\overline{B}$。

对更一般的情形，有

$$\overline{A_1+A_2+\cdots+A_n}=\overline{A_1}\,\overline{A_2}\cdots\overline{A_n}$$

$$\overline{A_1A_2\cdots A_n}=\overline{A_1}+\overline{A_2}+\cdots+\overline{A_n}$$

对于上述运算规则，我们可以利用 Venn 图和事件间的关系来验证其正确性。后面我们将会利用

这些规则来进行有关概率问题的求解。

在事件表示中，我们称以运算符号联结起来的事件表示式为**事件式**（event expression）。在事件式中，事件的运算还应遵循下列运算顺序：先求“对立”，再求“积”，最后求“和”“差”，遇有括号，先算括号内的。

掌握了事件的关系和运算规律，我们就可以用简单事件的表达式来表示各种复杂事件。

例 2-1　某种新药依次用于三名患者的疾病治疗，A、B、C 分别表示第一人、第二人、第三人服用该药治疗有效，试用 A、B、C 三个事件表示下列事件：

（1）“只有第一人有效” $=A\overline{B}\overline{C}$；

（2）“只有一人有效” $=A\overline{B}\overline{C}+\overline{A}B\overline{C}+\overline{A}\overline{B}C$；

（3）“至少有一人有效”

$=A\overline{B}\overline{C}+\overline{A}B\overline{C}+\overline{A}\overline{B}C+AB\overline{C}+\overline{A}BC+A\overline{B}C+ABC=A+B+C$；

（4）“三人都有效” $=ABC$；

（5）“三人都无效” $=\overline{A}\overline{B}\overline{C}=\overline{A+B+C}$。

三、概率的定义

由于随机事件在一次试验中可能发生，也可能不发生，我们自然希望知道事件在试验中发生的可能性有多大，而这种可能性的大小就由概率来刻画。

定义 2-1　事件 A 发生的**概率**（probability）是事件 A 在试验中出现的可能性大小的数值度量，用 $P(A)$ 表示。

基于对概率的不同情形的应用和不同解释，概率的定义有所不同，主要有古典概率、统计概率、主观概率和概率的公理化定义等。

（一）古典概率

我们首先考虑一类最简单的随机现象，诸如掷一枚硬币观察其是否正面向上；从一批共 100 件产品中任意抽检 3 件，考察其中的合格品件数等，这些问题具有下列两个特点：

（1）试验的结果即基本事件的总数是有限的；

（2）每个基本事件发生的可能性是相同的。

这类随机试验的数学模型称为**古典概型**（classical probability model）或**有限等可能概型**，这是因为它是概率论发展初期研究的主要对象。

对于古典概型问题，我们有下列古典概率定义。

定义 2-2　设随机试验是古典概型，即其样本空间的基本事件总数为 n，每个基本事件的出现的可能性相等，若 A 事件由其中 m 个基本事件所组成，则事件 A 的**古典概率**（classical probability）是

$$P(A)=\frac{m}{n}=\frac{A\text{所含的基本事件数}}{\text{基本事件总数}}$$

显然，由定义 2-2 易知：

$$0\leqslant P(A)\leqslant 1$$

且对于对立事件 A 和 $\overline{A}$，有

$$P(A)=1-P(\overline{A}),\quad P(\overline{A})=1-P(A)$$

实际求解古典概率问题时，往往需要用排列组合知识及概率性质。

例 2-2　从 4 名男生 3 名女生中随机选取 3 名作代表，试求下列事件的概率：

（1）代表中恰有一名女生（事件 A）；（2）代表中至少有一名女生（事件 B）。

解一：现将从 4 名男生 3 名女生这 7 名学生中选取 3 名的每种选法作为每个基本事件。又因为选

取是随机的，则每种选法的可能性相同，且共有 C_7^3 种选法，故属于古典概型问题。而其基本事件总数 $n=C_7^3$。

（1）对事件 A，因为对应于事件 A 的取法共有 $C_3^1C_4^2$ 种，故 A 所含的基本事件数 $m=C_3^1C_4^2$，则

$$P(A)=\frac{m}{n}=\frac{C_3^1C_4^2}{C_7^3}=\frac{18}{35}\approx 0.514$$

（2）由于事件 B 所含的情形有：代表中有 1 女 2 男、2 女 1 男、3 女这三种，故对应于事件 B 的选法也即事件 B 所含的基本事件数为

$$m=C_3^1C_4^2+C_3^2C_4^1+C_3^3$$

则

$$P(B)=\frac{m}{n}=\frac{C_3^1C_4^2+C_3^2C_4^1+C_3^3}{C_7^3}=\frac{31}{35}\approx 0.886$$

解二：题（2）还可以用对立事件公式来解。考虑事件 B 的对立事件

$$\bar{B}=\{\text{代表中没有女生}\}$$

则 $\bar{B}$ 所含的基本事件数也即代表中全是男生的取法数为 $\bar{m}=C_4^3$，故

$$P(B)=1-P(\bar{B})=1-\frac{\bar{m}}{n}=1-\frac{C_4^3}{C_7^3}=\frac{31}{35}\approx 0.886$$

显然，这比前面直接用定义 2-2 求解来得简便。

（二）统计概率

定义 2-3 在相同的条件下重复进行 n 次试验，事件 A 出现 m_A 次，则称

$$f_n(A)=\frac{m_A}{n}$$

为 A 事件在 n 次试验中的**频率**（relative frequency）。

注意：随机事件频率 $f_n(A)$是随着试验总次数 n 的变化而变动的值，不可与古典概率 $P(A)$混淆。

虽然事件的频率随着试验总次数的变化而变化，但在大量重复的试验中，事件的频率具有一定的稳定性。例如拉普拉斯在 18 世纪末对欧洲几个国家这段时期人口资料进行研究，发现这些国家的男婴出生率都稳定地接近 22/43≈0.512。

历史上还有许多人做过掷硬币试验，以观察其正面向上频率，结果如表 2-1 所示：

表 2-1 掷硬币试验正面向上的频率

试验者	投掷硬币次数 n	正面向上次数 m_A	正面向上频率 m_A/n
De Morgan	2048	1061	0.5181
Buffon	4040	2048	0.5069
K.Pearson	12000	6019	0.5016
K.Pearson	24000	12012	0.5005

这表明，虽然事件 A 的频率随 n 而变动，但当试验次数足够多时，频率将逐渐稳定地趋于某个固定的常数（如表 2-1 中掷硬币试验中的 0.5），这称为**频率的稳定性**（stability of relative frequency）。

利用频率的稳定性，我们就可得到下列统计概率的定义

定义 2-4 在相同的条件下重复进行 n 次试验，当 n 很大时，事件 A 出现的频率

$$f_n(A)=\frac{m_A}{n}$$

将稳定地在某一常数值 p 附近波动，且一般当 n 越大时，波动幅度越小，逐渐趋于稳定。则称该频率

的稳定值 p 为事件 A 发生的**统计概率**（statistical probability），即 $P(A)=p$。

在实际应用时，利用上述统计概率的定义 2-4，即可将试验次数充分大时事件 A 出现的频率值作为事件的概率近似值，即

$$P(A)\approx \frac{m_A}{n}$$

这在概率不易求出时很有效。

例如，国家规定，新药临床试验一般不得少于 300 例，并设对照组。如果某种新药在 350 例临床试验中有 278 例是有效的，其有效率为

$$f_n(A)=\frac{278}{350}\approx 0.794$$

则该新药有效的概率就可认为约是 0.794。

下面我们来考察例 2-3 问题的解。

例 2-3　为估计某鱼池中鱼的数量，我们可采用下列方法：首先从该鱼池中取 100 条鱼，做上记号后再放入该鱼池中。再从该池中任意捉来 50 条鱼，结果发现其中有两条有记号。

问题：如何由此来估算鱼池内大约有多少条鱼？

解：设池内大约有 n 条鱼。

根据统计概率的定义 2-4，从池中捉到有记号鱼的概率$\left(=\frac{100}{n}\right)$，应该近似于捉到有记号鱼的频率$\frac{2}{50}$，即

$$\frac{100}{n}\approx\frac{2}{50}$$

由此就可解得：$n\approx 2500$。

故池内大约有 2500 条鱼。

（三）主观概率

现实生活中，许多现象并不能进行统计概率所需要的大量重复试验，也不满足古典概型的特点。例如估计明天下雨的可能性有多大，某种新药上市后能够畅销的概率有多大等。这些事件显然不能用古典概率或统计概率的定义来解释，而需要根据人们的经验和所掌握的资料，以个人信念为基础去估计概率，即需要应用主观概率对不确定的现象作出判断。

定义 2-5　人们根据自己的经验和所掌握的多方面信息，对事件发生的可能性大小加以主观估计，由此确定的概率称为**主观概率**（subjective probability）。

例如一位外科医生认为下一个外科手术成功的概率是 0.9，这是他根据多年的手术经验和该手术的难易程度加以综合估计的结果，是主观概率。

主观概率比前两种概率方法更具灵活性，实用中，决策者应依据个人的判断和更新更完全的信息对概率进行调整。这里我们只给出主观概率的概念，显然它不是本书讨论的重点。

四、概率的性质与运算法则

（一）概率的公理化定义

上述三种概率的定义，是在不同情形下确定概率的不同方法。由上述概率的定义，可得出概率的三条公理，它概括了概率各种定义的共性，是概率的最基本性质，也是概率公理化定义的基础。

公理 1（非负性）对任一事件 A，有 $0\leqslant P(A)\leqslant 1$；

公理 2（规范性）必然事件 Ω 的概率为 1，不可能事件 $\varnothing$ 的概率为 0，即

$$P(\Omega)=1,\ P(\varnothing)=0$$

公理 3（可列可加性）对于两两互不相容事件 $A_1, A_2, \cdots, A_n, \cdots, (A_iA_j=\varnothing, i\neq j)$，有

$$P(A_1+A_2+\cdots+A_n+\cdots) = P(A_1)+P(A_2)+\cdots+P(A_n)+\cdots$$

定义 2-6 设Ω是随机试验的样本空间，如果对Ω 中任意事件 A，都对应一个实数 $P(A)$，而且 $P(A)$ 满足上述公理 1、公理 2 和公理 3，则称 $P(A)$为随机事件 A 的**概率**（probability）。

该定义称为概率的公理化定义或一般定义，对所有的随机试验都适用。古典概率、统计概率等概率定义都是此定义的特殊情形。

（二）概率的重要公式

由上述概率的三条公理，结合 Venn 图，我们就可以推得下列概率的重要公式，也即概率的运算法则。

定理 2-1（一般加法公式） 对于任意两个事件 A、B，有

$$P(A+B)=P(A)+P(B)-P(AB)$$

推论 2-1（互不相容事件加法公式）

（1）如果事件 A 与 B 互不相容，即 $AB=\varnothing$，则有

$$P(A+B)=P(A)+P(B)$$

（2）如果 $A_1, A_2, \cdots, A_n$ 是两两互不相容的事件，则有

$$P(A_1+A_2+\cdots+A_n)= P(A_1)+P(A_2)+\cdots+P(A_n)。$$

推论 2-2（对立事件公式） 对任一事件 A 及其对立事件 $\overline{A}$，有

$$P(A)=1-P(\overline{A}),\ P(\overline{A})=1-P(A)$$

推论 2-3（事件之差公式） 对任意两个事件 A、B，有

$$P(A-B)= P(A)-P(AB)$$

特别地，当 $B\subset A$ 时，有

$$P(A-B)= P(A)-P(B)$$

（证明略）

例 2-4 已知 $P(A)=0.3$, $P(A+B)=0.6$, 试分别就:（1）A 与 B 互不相容;（2）$A\subset B$;（3）已知 $P(AB)=0.1$ 时，求 P（B）的值。

解： 由题已知 $P(A)=0.3$，$P(A+B)=0.6$，

（1）因 A 与 B 互不相容，则有 $P(A+B)=P(A)+P(B)$，故

$$P(B)=P(A+B)-P(A)=0.6-0.3=0.3$$

（2）因 $A\subset B$，则 $B=A+B$，故

$$P(B)= P(A+B)=0.6$$

（3）已知 $P(AB)=0.1$，则由一般加法公式：

$$P(A+B)=P(A)+P(B)-P(AB)$$

得

$$P(B)=P(A+B)-P(A)+P(AB)=0.6-0.3+0.1=0.4$$

利用加法公式等原理，我们就可解决后面提出的例 2-5。

例 2-5 某大学学生中近视眼学生占 12%，色盲学生占 2%，其中既是近视眼又是色盲的学生占 1%。现从该校学生中随机抽查一人。

问题：（1）被抽查的学生是近视眼或色盲的概率（即可能性）有多大？

（2）被抽查的学生既非近视眼又非色盲的概率有多大？

解： 令 A={被抽查者是近视眼}，B={被抽查者是色盲}；

由题意知，$P(A)=0.12$，$P(B)=0.02$，$P(AB)=0.01$，则

（1）利用一般加法公式，所求概率为

$$P(A+B)=P(A)+P(B)-P(AB)=0.12+0.02-0.01=0.13$$

（2）利用对立事件公式和（1）的结果，所求概率为

$$P(\overline{A}\overline{B})=P(\overline{A+B})=1-P(A+B)=1-0.13=0.87$$

五、条件概率与事件的独立性

（一）条件概率

在实际应用中，有时我们还需要考虑事件 A 在“某一事件 B 已发生”这一条件下的概率，此时事件 A 发生的概率是否受到“B 事件已发生”这一特定条件的影响呢？我们先来看个例子。

例 2-6　现有甲、乙两厂生产的一批药品共 200 件，其中甲厂生产的药品 120 件，有次品 4 件；乙厂生产的药品 80 件，有次品 8 件。现从该批药品中任取一件药品，试求

（1）该件药品是次品的概率；

（2）已知所取的药品是乙厂生产的，求该件药品是次品的概率。

解： 设 A={该件药品是次品}，B={药品是由乙厂生产}，则

（1）所求概率为

$$P(A)=\frac{4+8}{200}=0.06$$

（2）记“已知所取药品是乙厂生产的，该件药品是次品的概率”为 $P(A|B)$，则

$$P(A|B)=\frac{8}{80}=0.10$$

显然，$P(A|B)=0.10\neq P(A)$，因为概率 $P(A|B)$ 是事件 A 在“该件药品是乙厂生产的”这一特定条件限制下的概率，这正是我们将要讨论的条件概率。

定义 2-7　设 A、B 是两个事件，且 $P(B)>0$，称

$$P(A|B)=\frac{P(AB)}{P(B)}$$

为在事件 B 发生的条件下，事件 A 发生的**条件概率**（conditional probability）。

对此定义公式，我们可结合下列 Venn 图（图 2-7）加以说明。

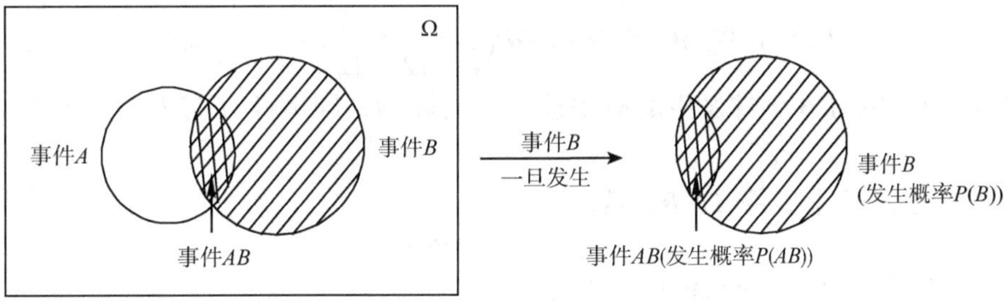

图 2-7　条件概率定义示意图

例如在例 2-6 中，易知

$$P(A)=0.06,\ P(B)=\frac{80}{120+80}=0.4,\ P(AB)=\frac{8}{120+80}=0.04$$

已知所取药品是乙厂生产的，该件药品是次品的概率是

$$P(A|B)=\frac{P(AB)}{P(B)}=\frac{0.04}{0.4}=0.1$$

这与前面例 2-6 中所求的 $P(A|B)$ 是一样的。

（二）乘法公式

利用条件概率公式，我们可立刻得到下列概率的乘法公式：

定理 2-2（**乘法公式**）对于任意两个事件 A、B，

（1）若 $P(A)>0$，则

$$P(AB)=P(A)P(B|A)$$

（2）若 $P(B)>0$，则

$$P(AB)=P(B)P(A|B)$$

此公式还可以推广到 n 个事件 $A_1, A_2, \cdots, A_n$ 的情形：

$$P(A_1A_2\cdots A_n)=P(A_1)P(A_2|A_1)P(A_3|A_1A_2)\cdots P(A_n|A_1A_2\cdots A_{n-1})$$

（证明略）

例 2-7 设有 12 件药品，其中 4 件是次品，现进行两次无放回抽样，即每次抽 1 件不放回去，试求两次都抽到正品的概率。

解一：令 A={第一次抽到正品}，B={第二次抽到正品}；由题意可求得

$$P(A)=8/12,\ P(B|A)=7/11$$

则利用乘法公式，所求概率为

$$P(AB)=P(A)P(B|A)=\frac{8}{12}\times\frac{7}{11}=\frac{14}{33}\approx 0.424$$

解二：本题还可以用古典概率来解，因对于 n 次无放回抽样，每次取 1 件的概率计算问题总可视为一次抽取 n 件的问题来处理。故所求概率为

$$P(AB)=\frac{\mathrm{C}_8^2}{\mathrm{C}_{12}^2}=\frac{8\times 7/2}{12\times 11/2}=\frac{14}{33}\approx 0.424$$

（三）事件的独立性

在例 2-7 中，如果抽样改为放回抽样，则由题意，我们易求得

$$P(A)=8/12，P(B|A)=8/12，P(B)=8/12$$

即

$$P(B)=P(B|A)$$

故所求“两次都抽到正品的概率”为

$$P(AB)=P(A)P(B|A)=P(A)P(B)=\frac{8}{12}\times\frac{8}{12}=\frac{4}{9}\approx 0.444$$

此时，A 事件的发生对 B 事件发生的概率没有任何影响，即事件 A 与 B 是相互独立的。一般地，我们有如下定义。

定义 2-8 对于任意两个事件 A、B，若满足

$$P(AB)=P(A)P(B)$$

则称事件 A 与 B 是**相互独立**（independent）的。

具体应用时，通常先由实际意义判断事件 A 与 B 的相互独立性，再利用上述对于独立事件的乘法公式的特殊形式：

$$P(AB)=P(A)P(B)$$

来计算事件 A、B 同时发生的概率。

上述公式可以推广到多个事件的情形。即对于相互独立的事件 $A_1, A_2, \cdots, A_n$，有

$$P(A_1A_2\cdots A_n)=P(A_1)P(A_2)\cdots P(A_n)$$

对于事件的独立性，我们还有下列结论。

定理 2-3 （1）如果若 $P(A)>0$（或 $P(B)>0$），则事件 A 与 B 相互独立的等价条件是

$$P(B)=P(B|A) \quad 或\ P(A)=P(A|B)$$

（2）如果事件 A 与 B 相互独立，则 A 与 $\overline{B}$，$\overline{A}$ 与 B，$\overline{A}$ 与 $\overline{B}$ 都相互独立。

（证明略）

例 2-8　有甲乙两批种子，发芽率分别为 0.8 和 0.7，在两批种子中各任意抽取一粒，求下列事件的概率：

（1）两粒种子都能发芽；

（2）至少有一粒种子能发芽；

（3）恰好有一粒种子能发芽。

解：令 A={甲种子能发芽}，B={乙种子能发芽}。

则由题意知，A、B 相互独立，且 $P(A)=0.8$，$P(B)=0.7$。

（1）$P(AB)=P(A)P(B)=0.8\times0.7=0.56$

（2）$P(A+B)=1-P(\overline{A+B})=1-P(\overline{A}\overline{B})=1-P(\overline{A})P(\overline{B})=1-0.2\times0.3=0.94$

（3）$P(A\overline{B}+\overline{A}B)=P(A)P(\overline{B})+P(\overline{A})P(B)=0.8\times0.3+0.2\times0.7=0.38$

现在利用事件的独立性来考察例 2-9 的问题求解。

例 2-9　某种彩票每周开奖一次，每次中大奖的可能性是十万分之一（10^{-5}），若你每周买一张彩票，尽管你坚持了十年（每年 52 周），但是从未中过大奖。

问题：买彩票十年从未中过大奖，该现象是否正常？

解：该现象是否正常，可通过计算十年来从未中过大奖的概率来解决。

每周买一张彩票而买了十年，每年 52 周，则共买了 520 张，现设

$$A_i=\{\text{第 } i \text{ 次买彩票中大奖}\},\ i=1,2,\cdots,520$$

由题意有

$$P(A_i)=10^{-5},\ P(\overline{A}_i)=1-10^{-5},\ i=1,2,\cdots,520$$

由于每周开奖是相互独立的，故你十年从未中过大奖的概率为

$$P(\overline{A}_1\overline{A}_2\cdots\overline{A}_{520})=P(\overline{A}_1)P(\overline{A}_2)\cdots P(\overline{A}_{520})=(1-10^{-5})^{520}\approx0.9948$$

该概率依然很大，说明你十年从未中过大奖可能性很大，该现象的出现是很正常的。

链接　科尔莫戈罗夫与概率的公理体系

科尔莫戈罗夫（A.N.Kolmogorov，1903—1987）是公认的 20 世纪最有影响的杰出数学家和概率统计学家之一。1931 年任莫斯科大学教授，1939 年任苏联科学院院士。

1929 年科尔莫戈罗夫发表的文章《概率论与测度论的一般理论》，首次给出了测度论基础的概率论公理结构。1931 年他出版了《概率论的基本概念》一书，在世界上首次以测度论和积分论为基础建立了概率论的公理化定义，从而使概率论建立在完全严格的数学基础之上，奠定了现代概率论的理论基础。《概率论的基本概念》是一部具有划时代意义的巨著。

科尔莫戈罗夫研究范围广泛，在基础数学、数理逻辑、函数论、泛函分析、数理统计、测度论、湍流力学、拓扑学等很多领域，特别是概率论和信息论领域做出了杰出的贡献。

第 2 节　随机变量及其分布

上节我们研究了事件及事件的概率，为了更好地研究随机事件及概率，本节将引入随机变量的概念，并讨论其分布情况。实际应用中，只要了解对应的分布模型，就可以求出相应的概率。

一、随 机 变 量

通过上一节对随机事件及其概率的研究，我们发现许多随机现象的试验结果即随机事件可以直接用数量来描述，如掷骰子出现的点数，对一批药品随机抽检时出现的次品数，等等。当然也有一些随机现象的试验结果不是数值形式，而表现为某种属性，但我们可以将其数量化。例如，掷一枚硬币的可能结果是“正面向上”和“反面向上”，我们可以用“0”“1”分别表示“正面向上”“反面向上”。一般来说，我们总可以建立起随机事件与数量之间的对应关系，由于试验结果的出现是随机的，所以对应的数量也是随机的。

定义2-9 对于随机试验，若其试验结果可用一个取值带有随机性的变量来表示，且变量取这些值的概率是确定的，则称这种变量为**随机变量**（random variable），常用 X、Y 等表示。

引进随机变量后，随机事件就可用随机变量的取值来表示。例如在掷骰子试验中，取随机变量 X={掷骰子出现的点数}，则“掷出的点数不超过 3 点”的随机事件就可以用 $\{X\leqslant 3\}$ 来表示。这样通过随机变量的研究，就可以非常方便地研究随机现象的各种可能结果及其出现的概率。

定义 2-10 随机变量 X 的可能取值范围和它取这些值的概率称为 X 的**概率分布**（probability distribution）。

若随机变量的所有可能取值可以一一列举，即所有可能取值为有限个或无限可列个，则称为**离散型随机变量**（discrete random variable），一般的分类变量为离散型随机变量。例如，抛掷一枚硬币试验中表示掷出反面数的随机变量 X，$\{X=0\}$ 表示“出现正面”，$\{X=1\}$ 表示“出现反面”，其全部取值为 0，1；在药品随机抽检试验中表示抽得的次品数的随机变量 X，其所有可能取值也是有限个值，这些随机变量均为离散型随机变量。

若随机变量 X 的所有可能取值充满某一区间或整个实数域，则称 X 为**连续型随机变量**（continuous random variable），一般的定量变量都是连续型随机变量，如某药厂生产的葡萄糖重量，某药品中主要成分的含量等都是连续型随机变量。

定义 2-11 设 X 是任意随机变量，对任意实数 x，称函数

$$F(x)=P(X\leqslant x),\ -\infty<x<+\infty$$

为随机变量 X 的**分布函数**（distribution function），记为 $X\sim F(x)$。

显然，分布函数 $F(x)$ 在 x 处的取值即为随机变量 X 落在 $(-\infty,\ x]$ 区间内的概率，故 $F(x)$ 是定义在整个实数轴上且在[0，1]区间上取值的普通函数。

下面我们将主要就常用的离散型和连续型随机变量这两大类来讨论考察随机变量的概率分布、常用的数字特征等。

二、离散型随机变量及其概率分布

定义 2-12 设离散型随机变量 X 的全部取值为 $x_1, x_2, \cdots, x_k, \cdots$，其相应取值的概率为 $p_1, p_2, \cdots, p_k, \cdots$，则将

$$P(X=x_k)=p_k,\ k=1, 2, \cdots$$

称为离散型随机变量 X 的**概率分布律**或**分布律**（distribution law）。

该分布律还可表示为表 2-2 中分布列的形式：

表 2-2 离散型随机变量 X 的概率分布列

X	x_1	x_2	$\cdots$	x_k	$\cdots$
P	p_1	p_2	$\cdots$	p_k	$\cdots$

易知，离散型随机变量 X 的概率分布律具有下列基本性质：

（1）$p_k \geqslant 0$，k=1, 2, ⋯；

（2）$\sum_{k=1}^{\infty} p_k = 1$。

例 2-10　投掷一枚骰子，设 X 表示出现的点数，则 X 是一个离散型随机变量，试求其概率分布律。

解：易知，X 的取值为 1, 2, ⋯, 6，相应概率均为 1/6，则 X 的概率分布律为

$$P(X=k)=1/6,\ k=1, 2, \cdots, 6$$

或表示为表 2-3 所示的分布列

表 2-3　例 2-10 中 X 的概率分布列

X	1	2	3	4	5	6
P	1/6	1/6	1/6	1/6	1/6	1/6

例 2-11　设有 10 件药品，其中 3 件是次品，现从中任取 4 件，试求（1）抽样药品中次品数 X 的概率分布律；（2）$P(X\leqslant 1)$；（3）$P(0<X\leqslant 2)$。

解：（1）易知，X 的取值为 0，1，2，3，相应概率为

$$P(X=k)=\frac{C_3^k C_7^{4-k}}{C_{10}^4}$$

故所求次品数 X 的概率分布律为

$$P(X=k)=\frac{C_3^k C_7^{4-k}}{C_{10}^4},\ k=0, 1, 2, 3$$

或用列表法：

$$P(X=0)=\frac{C_7^4}{C_{10}^4}=\frac{7\times 6\times 5\times 4/4!}{10\times 9\times 8\times 7/4!}=\frac{1}{6}$$

$$P(X=1)=\frac{C_3^1 C_7^3}{C_{10}^4}=\frac{3\times 7\times 6\times 5/3!}{10\times 9\times 8\times 7/4!}=\frac{1}{2}$$

$$P(X=2)=\frac{C_3^2 C_7^2}{C_{10}^4}=\frac{3\times 7\times 6/2!}{10\times 9\times 8\times 7/4!}=\frac{3}{10}$$

$$P(X=3)=\frac{C_3^3 C_7^1}{C_{10}^4}=\frac{1\times 7}{10\times 9\times 8\times 7/4!}=\frac{1}{30}$$

即所求次品数 X 的概率分布列见表 2-4

表 2-4　例 2-11 中 X 的概率分布列

X	0	1	2	3
P	$\frac{1}{6}$	$\frac{1}{2}$	$\frac{3}{10}$	$\frac{1}{30}$

注意，利用

$$\frac{1}{6}+\frac{1}{2}+\frac{3}{10}+\frac{1}{30}=1$$

的验算可以验证离散型分布律的概率计算的正确性。

（2）$P(X\leqslant 1)=P(X=0)+P(X=1)=\frac{1}{6}+\frac{1}{2}=\frac{2}{3}$。

（3）$P(0<X\leqslant 2= P(X=1)+P(X=2)=\dfrac{1}{2}+\dfrac{3}{10}=\dfrac{4}{5}$。

三、连续型随机变量及其概率分布

定义 2-13 对于随机变量 X，如果存在一个非负可积函数 $f(x)$，使得对任意实数 a、b $(a<b)$ 都有

$$P(a<X\leqslant b)=\int_a^b f(x)\mathrm{d}x$$

则称 X 为连续型随机变量，$f(x)$称为 X 的**概率密度函数**（probability density function），简称**密度**（density）。

相应地，连续型随机变量 X 的分布函数为

$$F(x)=P(X\leqslant x)=\int_{-\infty}^{x} f(t)\mathrm{d}t \text{。}$$

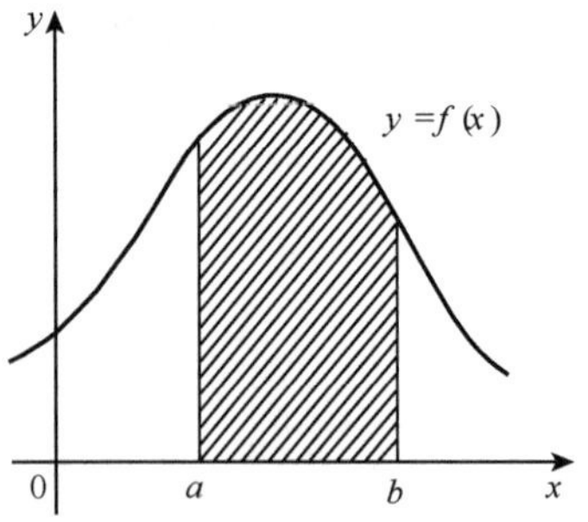

图 2-8 连续型随机变量定义的几何图示

根据定积分的几何意义，概率 $P(a<X\leqslant b)$就是概率密度 $f(x)$在（a, b）上的曲边梯形面积（图 2-8）。

由定义 2-13 知，连续型随机变量的密度有下列基本性质：

（1）对任意实数 x，$f(x)\geqslant 0$；

（2）$\int_{-\infty}^{+\infty} f(x)\mathrm{d}x=1$。

反之，可以证明满足上述两条性质的可积函数 $f(x)$必为某个随机变量的密度。

由定积分几何意义知，这两条性质表明密度曲线 $y=f(x)$位于 x 轴上方，且与 x 轴之间所夹面积为 1。

连续型随机变量 X 的分布函数和密度还具有下列性质（其中 $F(x)$、$f(x)$分别为 X 的分布函数和密度）：

（1）分布函数 $F(x)$为连续函数，且 $0\leqslant F(x)\leqslant 1$；

（2）$P(a<X\leqslant b)= F(b)-F(a)=\int_a^b f(x)\mathrm{d}x$；

（3）X 的密度是其分布函数的导数，即 $f(x)= F'(x)$；

（4）对任意确定的实数点 a，$P(X=a)=0$。

上述性质（4）表明连续型随机变量取个别值的概率等于零。于是对于连续型随机变量，下列等式成立：

$$P(a<X<b)=P(a\leqslant X\leqslant b)=P(a\leqslant X<b)=P(a<X\leqslant b)=\int_a^b f(x)\mathrm{d}x$$

注意：概率密度函数 $f(x)$不是 $X=x$ 时的概率，对于连续型随机变量，只能求落在区间上的概率。

例 2-12 设某种电器的使用寿命 X（单位：年）的密度函数为

$$f(x)=\begin{cases} A\mathrm{e}^{-\frac{x}{10}}, & x\geqslant 0 \\ 0, & x<0 \end{cases}$$

（1）试确定常数 A；（2）求 $P(0<X\leqslant 1)$。

解：（1）因为

$$\int_{-\infty}^{+\infty} f(x)\mathrm{d}x=1$$

故

$$\int_0^{+\infty} A\mathrm{e}^{-\frac{x}{10}}\mathrm{d}x=1$$

解之得

$$A=\frac{1}{10}$$

（2）
$$P(0<X\leqslant 1)=\frac{1}{10}\int_0^1 e^{-\frac{x}{10}}dx=1-e^{-\frac{1}{10}}\approx 0.095$$

上述使用寿命 X 服从分布称为参数 $\lambda=1/10$ 的指数分布。指数分布常用来作为“寿命”的分布，如动物寿命，电子元件的寿命等的概率分布模型。

四、数 字 特 征

概率分布完整描述了随机变量的统计规律性，但在实际应用中，确定随机变量的分布往往不容易，而且有时我们并不需要对随机变量作全面描述，而只需了解随机变量的某些重要特征，如随机变量取值的平均大小和集中程度等。这些特征通常是要用数值来刻画，这种刻画随机变量某些方面概率特征的数值称为随机变量的**数字特征**（numerical character）。常用的随机变量数字特征有数学期望（均值）和方差、标准差等。

（一）数学期望（均值）

数学期望（mathematical expectation），又称**均值**（mean），是随机变量所有可能取值的平均水平，记为 $E(X)$ 或 μ。它是随机变量最重要的数字特征，测定了随机变量的平均程度和集中趋势。

对于取值为有限或可列个数值的离散型随机变量，当给定其概率分布律后，如何去求其平均取值即数学期望呢？我们先考察一个有关彩票回报的实例。

例 2-13　考察发行量很大的彩票平均回报问题。现发行彩票 10 万张，每张 1 元。设置奖金共分五等，金额由 10000 元至 10 元不等，如下列表 2-5 所示。

表 2-5　例 2-13 的奖金等级设置与频率

获奖等级	头奖	二等奖	三等奖	四等奖	五等奖	无奖
奖金（元）	10000	5000	1000	100	10	0
个数	1	2	10	100	1000	98887
频率	$1/10^5$	$2/10^5$	$10/10^5$	$100/10^5$	$1000/10^5$	$98887/10^5$

问题：如何计算每张彩票的平均获奖金额？

解：所求每张彩票平均的获奖金额为

$$\frac{10000\times1+5000\times2+1000\times10+100\times100+10\times1000+0\times98887}{10^5}=\frac{50000}{10^5}=0.5$$

即每张彩票的平均获奖金额为 0.5 元，平均回报为一半。

上式还可表示为

$$10000\times\frac{1}{10^5}+5000\times\frac{2}{10^5}+1000\times\frac{10}{10^5}+100\times\frac{100}{10^5}+10\times\frac{1000}{10^5}+0\times\frac{98887}{10^5}=0.5$$

即为各等级获奖金额值与其频率的乘积之和。

类似地，对于给定概率分布律的离散型随机变量，求其平均取值时，只需用更稳定的概率取代上式中的频率，由此即可得到下列数学期望的定义。

定义 2-14　设离散型随机变量 X 的概率分布律为

$$P(X=x_k)=p_k,\quad k=1, 2, \cdots$$

若级数
$$\sum_{k=1}^{+\infty}x_k p_k$$

绝对收敛，则称

$$\sum_{k=1}^{+\infty} x_k p_k$$

为**离散型随机变量 X 的数学期望**，记为 $E(X)$。即

$$E(X)=\sum_{k=1}^{+\infty} x_k p_k$$

数学期望是随机变量取值关于其概率的加权平均值，它反映了随机变量 X 取值的真正“平均”，故也称为均值。

例 2-14 现有甲、乙两种药物对每 8 人一组的患者进行治疗，假定被治疗对象的病情等基本状况大致相同，以 X、Y 分别表示这两种药物治疗的有效例数，根据临床治疗资料所得 X、Y 概率分布表如表 2-6、表 2-7 所示。

表 2-6 例 2-14 的 X 概率分布表

X	0	1	2	3	4	5	6	7	8
P	0.01	0.02	0.04	0.07	0.11	0.18	0.25	0.21	0.11

表 2-7 例 2-14 的 Y 概率分布表

Y	0	1	2	3	4	5	6	7	8
P	0.05	0.08	0.09	0.14	0.23	0.19	0.12	0.07	0.03

问题：如何比较这两种药物的治疗效果？

解：该问题归结为甲、乙两种药物治疗的平均有效例数即数学期望值之比较，其值分别为

$$E(X)=0\times0.01+1\times0.02+\cdots+7\times0.21+8\times0.11=5.50$$

$$E(Y)=0\times0.05+1\times0.08+\cdots+7\times0.07+8\times0.03=4.00$$

因为 $E(X)>E(Y)$，即药物甲治疗的平均有效例数高于药物乙，说明药物甲的治疗效果较好。

定义 2-15 设连续型随机变量 X 的概率密度为 $f(x)$，且积分

$$\int_{-\infty}^{+\infty}|x|f(x)\mathrm{d}x$$

收敛，则称积分

$$\int_{-\infty}^{+\infty}xf(x)\mathrm{d}x$$

为**连续型随机变量 X 的数学期望或均值**，记为 $E(X)$，即

$$E(X)=\int_{-\infty}^{+\infty}xf(x)\mathrm{d}x$$

例 2-15 设随机变量 X 服从的概率密度为

$$f(x)=\begin{cases}\dfrac{1}{b-a}, & a\leqslant x\leqslant b\text{且}a\neq b\\ 0, & \text{其他}\end{cases}$$

则称 X 在区间$[a,b]$上服从**均匀分布**（uniform distribution），记为 $U(a,b)$。试求其数学期望 $E(X)$。

解： $E(X)=\int_{-\infty}^{+\infty}xf(x)\mathrm{d}x=\int_{-\infty}^{a}x\cdot0\mathrm{d}x+\int_{a}^{b}x\cdot\dfrac{1}{b-a}\mathrm{d}x+\int_{b}^{+\infty}x\cdot0\mathrm{d}x=\dfrac{1}{b-a}\int_{a}^{b}x\mathrm{d}x$

$$=\frac{1}{b-a}[\frac{x^2}{2}]_a^b=\frac{1}{2}\frac{b^2-a^2}{b-a}=\frac{1}{2}(b+a)$$

即 $E(X)$恰为区间$[a,b]$的中点。

可以证明，随机变量的数学期望具有以下重要性质：

（1）设 C 为常数，则 $E(C)=C$；

（2）设 X 是随机变量，C 为常数，则

$$E(CX)=C\cdot E(X)$$

（3）对任意随机变量 X、Y，

$$E(X+Y)=E(X)+E(Y)$$

一般地，对任意 n 个随机变量 $X_1, X_2, \cdots, X_n$，有

$$E(X_1+X_2+\cdots+X_n)=E(X_1)+E(X_2)+\cdots+E(X_n)$$

恰当应用这些性质可以简化有关数学期望的计算。

例 2-16　某地区流行某种传染病，患者约占 3%，为此该地区的某校决定对全校 5000 名师生进行抽血化验。现有两个方案：（1）逐个化验；（2）按 5 人一组分组，并将血液混在一起化验，若发现有问题再对 5 人逐个化验。

问题：试比较哪种方案更好？

解：第（1）种方案要化验 5000 次。

对第（2）种方案，用 X_i 表示第 i 组化验的次数（i=1, 2, ⋯, 1000），则 X_i 是一个随机变量，且 X_i（i=1, 2, ⋯, 1000）均服从相同的分布，其分布律见表 2-8

表 2-8　例 2-16 中 X 的概率分布列

X	1	6
P	$(1-0.03)^5$	$1-(1-0.03)^5$

各组化验次数 X_i 的数学期望（即平均化验次数）为

$$E(X_i)=1\times(1-0.03)^5+6\times[1-(1-0.03)^5]\approx 1\times 0.859+6\times 0.141=1.705$$

所以，对于方案（2），利用数学期望的性质（4），其化验总次数 X 的数学期望（平均化验次数）为

$$E(X)=E(X_1+X_2+\cdots+X_{1000})=E(X_1)+E(X_2)+\cdots+E(X_{1000})\approx 1000\times 1.705=1705$$

可见方案（2）显著优于方案（1），平均而言仅需化验 1705 次，与方案（1）5000 次化验相比，大致可以减少 2/3 的工作量。

（二）方差和标准差

定义 2-16　设 X 为随机变量，其数学期望 $E(X)$ 存在，如果 $E[(X-E(X))^2]$ 存在，则称

$$E[(X-E(X))^2]$$

为 X 的**方差**（variance），记为 $D(X)$，即

$$D(X)=E[(X-E(X))^2]$$

而称

$$\sigma(X)=\sqrt{D(X)}$$

为 X 的**标准差**（standard deviation）或**均方差**。

（1）若 X 是离散型随机变量，其分布律为 $P(X=x_k)=p_k$，k=1, 2, ⋯，则

$$D(X)=\sum_{k=1}^{+\infty}(x_k-E(X))^2 p_k$$

（2）若 X 是连续型随机变量，其密度为 $f(x)$，则

$$D(X)=\int_{-\infty}^{+\infty}[x-E(X)]^2 f(x)\mathrm{d}x$$

显然，方差是一个非负常数，其大小刻画了随机变量 X 的取值偏离其均值的分散程度。方差越大，X 的取值越分散；方差越小，则 X 的取值越集中。但方差的量纲与 X 的量纲不同，如果希望量纲一致，

则可用标准差来反映 X 取值的分散程度。

例 2-17 某药厂甲、乙两名工人在一天中生产的次品数分别是两个随机变量 X、Y，假定两人日产量相等，其次品数的概率分布表如表 2-9、表 2-10 所示

表 2-9 X 的概率分布

X	0	1	2	3
P	0.4	0.3	0.2	0.1

表 2-10 Y 的概率分布

Y	0	1	2
P	0.3	0.5	0.2

问题： 如何评价甲、乙两人技术的好坏？

解： 问题归结为比较他们两人生产的次品数的均值和方差。

由 $E(X)=\sum_{k=1}^{\infty}x_k p_k$，有

$$E(X)=0\times0.4+1\times0.3+2\times0.2+3\times0.1=1$$
$$E(Y)=0\times0.3+1\times0.5+2\times0.2=0.9$$

由
$$D(X)=\sum_{k=1}^{+\infty}\left(x_k-E(X)\right)^2 p_k$$

有
$$D(X)=(0-1)^2\times0.4+(1-1)^2\times0.3+(2-1)^2\times0.2+(3-1)^2\times0.1=1$$
$$D(Y)=(0-0.9)^2\times0.3+(1-0.9)^2\times0.5+(2-0.9)^2\times0.2=0.49$$

计算结果说明：甲平均每天的次品数高，且稳定性差；乙平均每天的次品数低，且稳定性好。显然，工人乙的技术较好。

定理 2-4 （**方差重要公式**）对于任意随机变量 X，有

$$D(X)=E(X^2)-[E(X)]^2$$

证明：利用数学期望的性质可得

$$D(X)=E\{[X-E(X)]^2\}=E\{X^2-2X\cdot E(X)+[E(X)]^2\}$$
$$=E(X^2)-2E(X)\cdot E(X)+[E(X)]^2=E(X^2)-[E(X)]^2$$

方差重要公式中，$E(X^2)$称为 X 的二阶矩，其计算公式如下。

（1）对离散型随机变量 X，其概率分布为

$$P(X=x_k)=p_k,\ k=1,2,\cdots$$

则
$$E(X^2)=\sum_{k=1}^{+\infty}x_k^2 p_k$$

（2）对连续型随机变量 X，其密度为 $f(x)$，则

$$E(X^2)=\int_{-\infty}^{+\infty}x^2 f(x)\mathrm{d}x$$

例 2-18 设随机变量 X 服从$[a,b]$上的均匀分布：

$$f(x)=\begin{cases}\dfrac{1}{b-a} & a\leqslant x\leqslant b\text{且}a\neq b\\ 0, & \text{其他}\end{cases}$$

试求 X 的方差 $D(X)$。

解： 由例 2-15 知，

$$E(X)=\frac{a+b}{2}$$

而
$$E(X^2)=\int_{-\infty}^{+\infty}x^2 f(x)\mathrm{d}x=\int_a^b x^2\frac{1}{b-a}\mathrm{d}x=\frac{1}{b-a}\left[\frac{x^3}{3}\right]_a^b=\frac{1}{b-a}\frac{b^3-a^3}{3}=\frac{1}{3}(b^2+ab+a^2)$$

再由方差的重要公式得

$$D(X)=E(X^2)-[E(X)]^2=\frac{1}{3}\left(b^2+ab+a^2\right)-\left(\frac{a+b}{2}\right)^2=\frac{1}{12}(b-a)^2$$

方差具有以下重要性质（设下列等式右边的方差均存在）。

（1）对任意常数 C，$D(C)=0$；

（2）设 X 是随机变量，C 为常数，则

$$D(CX)=C^2D(X)$$

（3）若随机变量 X 与 Y 相互独立，则

$$D(X\pm Y)=D(X)+D(Y)$$

随机变量数字特征除了最常用的数学期望（均值）和方差、标准差外，还有矩、变异系数、协方差、相关系数等多种，此处不予讨论，需要时可以查阅有关参考书籍。

SPSS软件应用 SPSS 函数是 SPSS 软件中事先编好的并能实现某些特定计算任务的一段计算机程序。执行这些程序段得到的计算结果称为函数值。使用时只需选用 SPSS 的具体函数形式：函数名（参数），SPSS 便会自动计算函数值。其中，函数名是 SPSS 已经规定好的。圆括号中的参数可以是常量（字符型常量应用引号引起来），也可以是变量或算术表达式。参数可有多个，各参数之间用逗号分隔。

SPSS 函数大致可以分成算术函数、统计函数、分布相关函数、查找函数、字符函数、缺失值函数、日期函数等类别。SPSS 的算术函数名主要有 Sqrt（平方根）、Sin（正弦）、Cos（余弦）、Exp（指数）、Ln（自然对数）等；统计函数名有 Mean（平均值）、Sd（标准差）、Variance（方差）、Sum（总和）、Cfvar（变异系数）、Max（最大值）、Min（最小值）等。

SPSS 的分布类函数是用来产生一个服从某种统计分布的随机数序列或计算特定的函数值，函数值为数值型，可以通过【转换】→【计算变量】找到各种函数。SPSS 的主要的分布类函数如下表 2-11 所示。

表 2-11 SPSS 的主要的分布类函数

函数名	表达式	功能
随机变量函数	Normal(*x*)	产生服从正态分布的随机数序列
	Uniform(*x*)	产生服从均匀分布的随机数序列
	RV.分布名(参数，…)	产生服从指定统计分布的随机数序列
概率密度函数	PDF.分布名(*x*，参数，…)	计算 *x* 取特定值的指定分布的概率或密度
累积概率分布函数	CDF.分布名(*x*，参数，…)	计算 *x* 对应的指定分布的累积概率
分位数（临界值）函数	PROBIT(*p*)	计算标准正态分布中累积概率为 *p* 的分位数
	IDF.分布名(*p*，参数，…)	计算指定统计分布中累积概率为 *p* 的分位数

链接 伯努利——数学统计学家的显赫家族

伯努利（Bernoulli）家族是 17～18 世纪瑞士巴塞尔的盛产数学家和自然科学家的大家族。祖孙三代，在欧洲历史上曾留下 11 位数学家，雅各布和丹尼尔是其中最为杰出的代表。

雅各布·伯努利（Jacob Bernoulli，1654—1705），创立了最早的大数定律——伯努利大数定律，建立了描述独立重复试验序列的“伯努利概型”，并撰写了最早的概率论专著——《猜想的艺术》，从而将概率理论系统化，并加以发展。雅各布在数学上的重要贡献涉及微积分、解析几何、概率论以及变分法等多个领域。

丹尼尔·伯努利（Daniel Bernoulli，1700—1782），雅各布的侄子，巴塞尔大学医学博士。他在代数学、概率论和微分方程等方面都有重要成果，在概率论中引入正态分布误差理论，发表了第一个正态分布表。

由于在数学和物理学方面的杰出成就，1725～1749 年间，他曾十次获得法兰西科学院的嘉奖。

伯努利家族在欧洲享有盛誉，传说年轻的丹尼尔·伯努利在一次穿越欧洲的旅行中与一个陌生人聊天，他自我介绍道："我是丹尼尔·伯努利"。那个人当时就怒了，讽刺说："我还是艾萨克·牛顿呢！"丹尼尔认为这是他听过的最衷心的赞扬。

第 3 节　常用随机变量的分布

前面我们介绍了随机变量及其分布的一般性质和数字特征等，本节我们将介绍常用随机变量的分布，主要有二项分布、泊松分布、正态分布、指数分布等。

一、常用离散型随机变量分布

（一）二项分布

定义 2-17　若随机试验在相同条件下重复进行 n 次，而且各次试验结果互不影响，则称这 n 次试验是 n 重**独立试验**（independent experiment）。在 n 重独立试验中，如果仅关心随机事件 A 是否发生，即只考虑 A 和 $\overline{A}$ 两个试验结果，称这种试验为 n 重**伯努利试验**（Bernoulli experiment）。

n 重伯努利试验概型正是"在同样条件下进行重复试验和观察"的数学模型。

伯努利试验概型是历史上研究最早、应用最广泛的概率试验模型之一，只要我们在独立重复试验中仅对某事件是否发生感兴趣，就可用伯努利概型来处理。例如，多次重复掷同一枚硬币，观察是否正面向上；用某种药物对多个同类病人进行治疗，观察各个病人的治疗是否有效；在一批产品中进行有放回抽样，观察抽到的是否为次品等等，都属于伯努利试验的模型。

定义 2-18　在 n 重伯努利试验中，如果每次试验中 A 事件发生的概率为 p，则 $\overline{A}$ 的概率为 $1-p=q$。设 X 为 n 重伯努利试验中 A 事件发生的次数，则 X 为随机变量，其概率分布为

$$P(X=k)=\mathrm{C}_n^k p^k q^{n-k},\ k=0,\ 1,\ \cdots,\ n$$

称 X 所服从的分布为**二项分布**（binomial distribution），记为 $X \sim B(n, p)$。这里 n、p 为参数，$q=1-p$，C_n^k 是组合数。

二项分布 $B(n，p)$的数学期望 $E(X)$、方差 $D(X)$和标准差σ分别为

$$E(X)=np,\quad D(X)=npq,\quad \sigma=\sqrt{npq}$$

计算二项分布的概率时，有时可利用二项分布表（见书后附表 1）。

例 2-19　据统计，服用某药的人中 4%有胃肠道反应，为考察某批次该药的质量，现任选 25 人服用此药，试求：

（1）25 人中有胃肠道反应的人数 X 的概率分布；

（2）有人有胃肠道反应的概率；

（3）25 人中有胃肠道反应的平均人数。

解：（1）将每人服用此药后观察其是否有反应视为一次试验，由于试验的结果只有两个："有反应"与"无反应"，而且各人是否有反应是相互独立的，故这可归结为伯努利试验概型问题。

因为 X 表示 25 人中有胃肠道反应的人数，则 X 服从 $n=25$，$p=0.04$ 的二项分布 $B(25, 0.04)$。故所求 X 的概率分布为

$$P(X=k)=\mathrm{C}_{25}^k 0.04^k 0.96^{25-k},\ k=0,\ 1,\ \cdots,\ 25$$

（2）因为"有人有胃肠道反应"就是事件$(X \geqslant 1)$，故所求概率为

$$P(X\geqslant 1)=\sum_{k=1}^{25}C_{25}^{k}0.04^{k}0.96^{25-k}=1-P(X=0)\approx 1-0.96^{25}\approx 1-0.3604=0.6396$$

或对 $n=25$，$p=0.04$，直接查二项分布表（见书后附表 1）得

$$P(X\geqslant 1)\approx 0.6396$$

（3）“25 人中有胃肠道反应的平均人数”就是 X 的数学期望值 $E(X)$：

$$E(X)=np=25\times 0.04=1$$

例 2-20　据以往资料分析，某种动物感染某病的概率为 0.3，为评价一种血清的预防效果，现对 20 只健康的该种动物注射这种血清，经过传染期的观察，结果至多只有 1 只动物受感染。

问题：能否认为这种血清对该病有一定的预防效果？

解：假设这种血清毫无预防效果，则注射后的动物感染某病的概率仍为 0.3。20 只动物至多只有 1 只动物受感染的概率为

$$P(X\leqslant 1)=C_{20}^{1}\times 0.3\times 0.7^{19}+0.70^{20}\approx 0.0068+0.0008=0.0076$$

这个概率相当小，换句话说，在上述假设下出现这种情况的可能性非常小，而现在这种情况确实发生了，说明假设不合理，我们不能认为这种血清毫无预防作用，即认为这种血清有一定的预防效果。

实际上通常约定概率不超过 0.05 的事件为小概率事件，因为概率很小，认为这种小概率事件在一次试验中几乎不可能发生，这就是“小概率事件原理”。一旦小概率事件发生，被视为反常，就有理由认为原来的假设或导致它发生的原因不成立，这就是上述判断的依据。

药学上利用这种原理进行药物筛选，在预试或以往经验的基础上，用少量动物对多种药物进行实验，从多种药物中筛选出合格的药物。

SPSS 软件应用　在 SPSS 中，用 SPSS 概率函数 PDF. BINOM 可计算二项分布的概率值 $P(X=x)$；用 SPSS 累积分布函数 CDF.BINOM 可计算二项分布的累积概率值 $P(X\leqslant x)$；即

$$P(X=x)=\text{PDF.BINOM}(x, n, p);\quad P(X\leqslant x)=\text{CDF.BINOM}(x, n, p)$$

其中 n，p 分别为二项分布的参数。

在 SPSS 中选择菜单【转换】→【计算变量】即可进行概率值的计算。

用 SPSS 软件求解例 2-20 的概率值参见 SPSS 实训二的项目 2-1。

（二）泊松分布

当 n 很大，p 较小时，二项分布的概率计算颇为烦琐。对此，法国数学家泊松（Possion）提出了下列泊松近似公式。

定理 2-5（**Possion 近似公式**）当 n 很大，p 较小时（一般只要 $n\geqslant 30$，$p\leqslant 0.2$ 时），对任一确定的 k，有（其中 $\lambda=np$）

$$C_n^k p^k q^{n-k}\approx \frac{\lambda^k}{k!}e^{-\lambda}$$

（证明略）

定义 2-19　我们称概率分布

$$P(X=k)=\frac{\lambda^k}{k!}e^{-\lambda},\ k=0,\ 1,\ 2,\ \cdots$$

为参数是 λ 的**泊松分布**（Poisson distribution），记为 $P(\lambda)$，其中 $\lambda>0$ 是常数，e 是自然对数的底。

泊松分布是作为二项分布的近似提出来的，可作为稀疏现象（小概率事件）发生次数 $X(X=0,\ 1,\ 2,\ \cdots)$的概率分布模型。诸如生三胞胎数、某种少见病（如食管癌）的发病数以及一分钟内电话总机接到的呼叫数等现象都服从泊松分布。

泊松分布的数学期望和方差为：$E(X)=\lambda,\ D(X)=\lambda$。

计算泊松分布的概率问题时，一般利用泊松分布表（见附表 2）进行。

例 2-21 某地胃癌的发病率为 0.01%，现普查 5 万人，试求（1）没有胃癌患者的概率；（2）胃癌患者少于 5 人的概率。

解： 设 X 为胃癌患者人数，则 X 服从二项分布 $B(50000, 0.0001)$。因为 n=50000 很大，而 p=0.0001 非常小，$\lambda=np=50000\times0.0001=5$，故可利用泊松近似公式进行计算。

（1）所求概率为

$$P(X=0)=0.9999^{50000}\approx\frac{\lambda^0}{0!}\mathrm{e}^{-\lambda}=\mathrm{e}^{-5}\approx0.00674$$

（2）所求概率为

$$P(X<5)=1-P(X\geqslant5)=1-\sum_{k=5}^{50000}C_{50000}^{k}(0.0001)^k(0.9999)^{50000-k}$$

$$\approx1-\sum_{k=5}^{50000}\frac{5^k}{k!}\mathrm{e}^{-5}\approx1-0.5595=0.4405$$

二、常用连续型随机变量分布

（一）正态分布

正态分布是统计学中最重要的连续型随机变量概率分布，它的应用极为广泛。常见的工厂产品的质量指标，人的身高、体重、红细胞数和胆固醇含量，农作物的产量等许多随机变量，都服从或近似服从正态分布。这些随机变量的共同特点是其数值多数集中在均值附近的中间状态，偏离均值较远的数值出现较少，即“中间多，两头少”的分布形态。实际上，如果影响某一数量指标有许多随机因素，而每个随机因素都不起主要的作用（作用微小）时，则该数量指标服从正态分布（可由中心极限定理证明）。同时有许多重要分布可以用正态分布近似（如二项分布等）或导出（如 t 分布、χ^2 分布等）。

定义 2-20 若随机变量 X 的概率密度为

$$f(x)=\frac{1}{\sqrt{2\pi}\sigma}\mathrm{e}^{-\frac{(x-\mu)^2}{2\sigma^2}},\ -\infty<x<+\infty$$

称 X 服从参数为 μ，σ^2 的**正态分布**（normal distribution），记为 $X\sim N(\mu,\sigma^2)$。其中参数 μ，σ^2 分别为正态随机变量 X 的均值和方差。

正态分布的密度 $f(x)$ 对应的图形称为正态曲线（curve of normal density），如下列图 2-9、图 2-10 所示，其重要特征为：

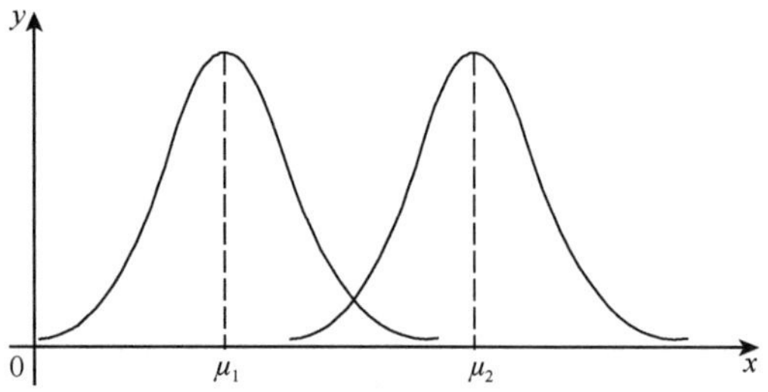

图 2-9 正态分布的不同 μ 的密度曲线图

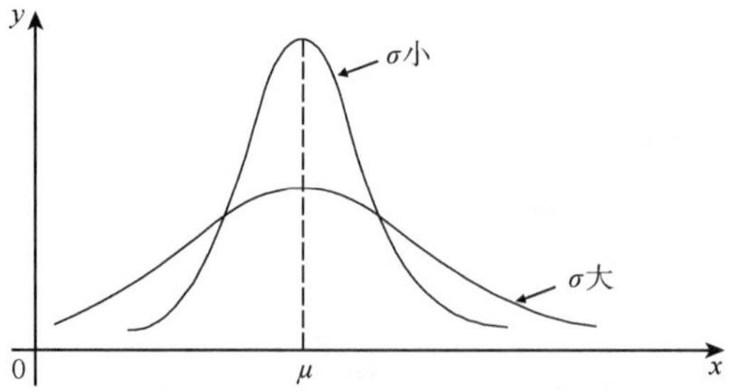

图 2-10 正态分布不同 σ 的密度曲线图

（1）正态曲线为 x 轴上方的“钟形”光滑曲线，关于 $x=\mu$ 对称，其中心位置由均值 μ 确定，并在 $x=\mu$ 达到最大值；

（2）当 x 趋于无穷时，曲线以 x 轴为其渐近线，且在 $x=\mu+\sigma$ 和 $x=\mu-\sigma$ 处有拐点；

（3）标准差 σ 值决定了曲线的陡缓程度，即 σ 越大，曲线越平坦；σ 越小，曲线越陡峭。

正态分布的分布函数为

$$F(x)=P(X\leqslant x)=\frac{1}{\sqrt{2\pi}\sigma}\int_{-\infty}^{x}e^{-\frac{(t-\mu)^2}{2\sigma^2}}dt$$

它是介于[0, 1]之间且单调递增的连续函数（图 2-11），并有 $F(\mu)=0.5$。

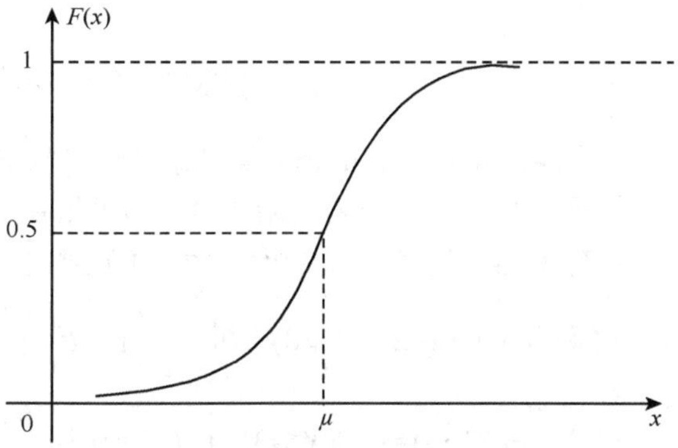

图 2-11　正态分布的分布函数图

正态分布的数学期望和方差为

$$E(X)=\mu,\ D(X)=\sigma^2$$

特别地，当 $\mu=0$、$\sigma=1$ 时，称 X 服从**标准正态分布**（standard normal distribution），记为 $X\sim N(0, 1)$。对标准正态分布，通常用 $\varphi(x)$ 表示其密度，用 $\Phi(x)$ 表示分布函数，即

$$\varphi(x)=\frac{1}{\sqrt{2\pi}}e^{-\frac{x^2}{2}},\ -\infty<x<+\infty$$

$$\Phi(x)=\int_{-\infty}^{x}\frac{1}{\sqrt{2\pi}}e^{-\frac{t^2}{2}}dt,\ -\infty<x<+\infty$$

标准正态分布的密度曲线是关于 y 轴对称、形态适中的对称“钟形”曲线，其密度曲线图参见图 2-12。

由于正态分布的广泛应用，为计算方便，人们编制了标准正态分布 $N(0, 1)$ 的分布函数值 $\Phi(x)$ 表（见附表 3）。

若随机变量 X 服从标准正态分布，即 $X\sim N(0, 1)$，需求

$$P(a<X\leqslant b)=\Phi(b)-\Phi(a)$$

则利用 $N(0, 1)$ 分布函数表（附表 3）直接查 $\Phi(b)$、$\Phi(a)$ 的值即可得到。

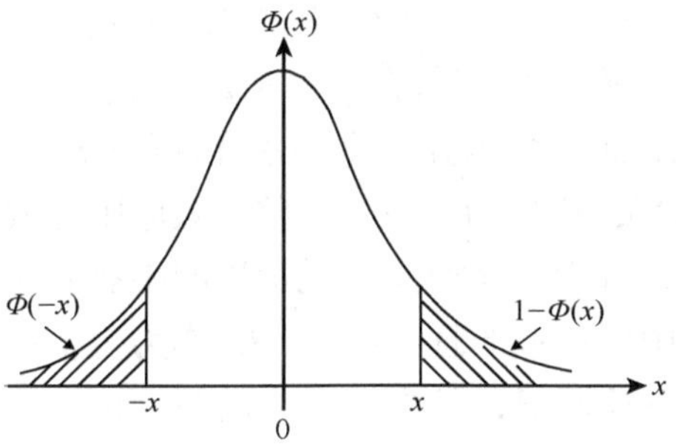

图 2-12　$\Phi(-x)=1-\Phi(x)$ 图示

对于负的 x 值，利用其密度 $\Phi(x)$ 的对称性及密度曲线与 x 轴所围面积是常数 1（参见图 2-12），可得

$$\Phi(-x)=1-\Phi(x)$$

由此即可转化为 x 的正值问题，查标准正态分布表（附表 3）即得。

例 2-22　设 $X\sim N(0, 1)$，求（1）$P(0.32<X<1.58)$；（2）$P(-1\leqslant X\leqslant 1)$。

解：（1）$P(0.32<X<1.58)=\Phi(1.58)-\Phi(0.32)=0.9430-0.6255=0.3175$

（2）$P(-1\leqslant X\leqslant 1)=\Phi(1)-\Phi(-1)=\Phi(1)-[1-\Phi(1)]=2\Phi(1)-1=2\times 0.84135-1=0.6827$

若随机变量 X 服从一般正态分布，即 $X\sim N(\mu, \sigma^2)$，对于给定的 μ 和 σ，只要将 X 转化为其标准化随机变量 Z，就有

$$Z=\frac{X-\mu}{\sigma}\sim N(0, 1)$$

就可化为服从标准正态分布 $N(0, 1)$ 的随机变量问题。对应地，我们有下列重要结果：

定理 2-6　若 $X\sim N(\mu, \sigma^2)$，$F(x)$ 为其分布函数，则有

$$F(x)=\Phi\left(\frac{x-\mu}{\sigma}\right)$$

其中 $\Phi(x)$ 为标准正态分布 $N(0, 1)$ 的分布函数。（证明略）

由该公式，对 $X\sim N(\mu,\sigma^2)$，我们有

$$P(X\leqslant x)=F(x)=\Phi\left(\frac{x-\mu}{\sigma}\right)$$

$$P(X>x)=1-F(x)=1-\Phi\left(\frac{x-\mu}{\sigma}\right)$$

$$P(a<X\leqslant b)=F(b)-F(a)=\Phi\left(\frac{b-\mu}{\sigma}\right)-\Phi\left(\frac{a-\mu}{\sigma}\right)$$

这样，有关一般正态分布 $N(\mu,\sigma^2)$的概率计算问题就可化为服从标准正态分布 $N(0,1)$的概率问题，查书后标准正态分布表（附表 3）即可解决。

例 2-23 设 $X\sim N(3,2^2)$，求（1）$P(-2<X<8)$；（2）$P(X>3)$；（3）$P(|X|>2)$。

解：（1）$P(-2<X<8)=\Phi\left(\frac{8-3}{2}\right)-\Phi\left(\frac{-2-3}{2}\right)=2\Phi(2.5)-1=0.9876$

（2）$P(X>3)=1-P(X\leqslant 3)=1-F(3)=1-\Phi\left(\frac{3-3}{2}\right)=1-\Phi(0)=0.5$

（3）$P(|X|>2)=P(X>2)+P(X<-2)=[1-P(X\leqslant 2)]+P(X<-2)$

$$=1-\Phi\left(\frac{2-3}{2}\right)+\Phi\left(\frac{-2-3}{2}\right)=1-\Phi(2.5)+\Phi(0.5)=0.6977$$

例 2-24 设 $X\sim N(\mu,\sigma^2)$求 $P(\mu-k\sigma\leqslant X\leqslant\mu+k\sigma)$，$k=1, 2, 3$。

解： $P(\mu-k\sigma\leqslant X\leqslant\mu+k\sigma)=\Phi\left(\frac{\mu+k\sigma-\mu}{\sigma}\right)-\Phi\left(\frac{\mu-k\sigma-\mu}{\sigma}\right)=\Phi(k)-\Phi(-k)$

$$=\Phi(k)-\Phi(-k)=\Phi(k)-[1-\Phi(k)]=2\Phi(k)-1$$

$k=1$ 时，$P(\mu-\sigma\leqslant X\leqslant\mu+\sigma)=2\Phi(1)-1=0.6827=68.27\%$；

$k=2$ 时，$P(\mu-2\sigma\leqslant X\leqslant\mu+2\sigma)=2\Phi(2)-1=0.9545=95.45\%$；

$k=3$ 时，$P(\mu-3\sigma\leqslant X\leqslant\mu+3\sigma)=2\Phi(3)-1=0.9973=99.73\%$。

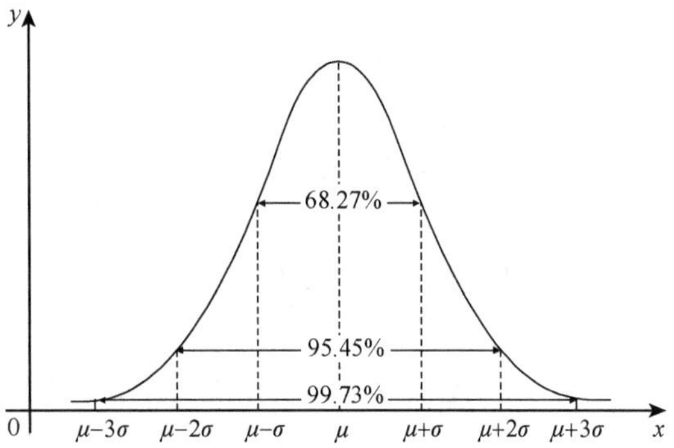

图 2-13 正态分布"3σ-原则"的示意图

这表明，当 $X\sim N(\mu,\sigma^2)$时，随机变量 X 基本上只在区间$[\mu-2\sigma,\mu+2\sigma]$内取值，而 X 的值落在$[\mu-3\sigma,\mu+3\sigma]$之外的概率很小，不到 0.3%，即 X 的值几乎全部落在区间$[\mu-3\sigma,\mu+3\sigma]$内（参见图 2-13），这称为"3σ-原则"。该原则在实际问题的统计推断中，特别是在产品的质量检测中有着重要作用。在质量检测中应用该原理，将 $\bar{x}\pm 2S$ 作为上下警戒值，$\bar{x}\pm 3S$ 作为上下控制值，其中 $\bar{x}$ 是 μ 的估计值——样本均值，S 是 σ 的估计值——样本标准差。

我们还可以计算出

$$P(\mu-1.96\sigma\leqslant X\leqslant\mu+1.96\sigma)=95\%$$

医学上把 95%对应的区间称为正常范围，从而对一些身体指标如血压、胆固醇等确定其正常值范围。

SPSS 软件应用 在 SPSS 中，用 SPSS 累积分布函数 CDF.NORMAL 可计算正态分布 $N(\mu,\sigma^2)$的累积概率值 $P(X\leqslant x)$；即 $P(X\leqslant x)$= CDF. NORMAL(x,μ,σ)，其中μ、σ为正态分布 $N(\mu,\sigma^2)$的参数。

（二）指数分布

定义 2-21 若连续型随机变量 X 的密度为

$$f(x)=\begin{cases}\lambda e^{-\lambda x}, & x\geqslant 0\\ 0, & x<0\end{cases}$$

其中$\lambda>0$ 为常数，则称 X 服从参数为λ的**指数分布**（exponential distribution）。

指数分布的分布函数为

$$F(x)=\begin{cases}1-e^{-\lambda x}, & x\geqslant 0\\ 0, & x<0\end{cases}$$

指数分布的密度曲线图和分布函数曲线图分别见下列图 2-14、图 2-15。

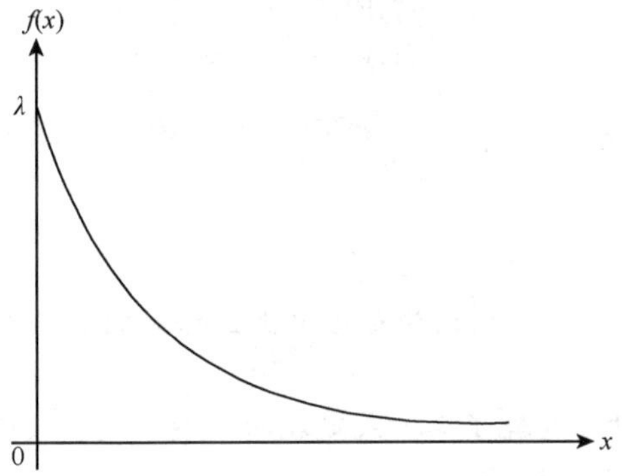

图 2-14　指数分布的密度曲线图

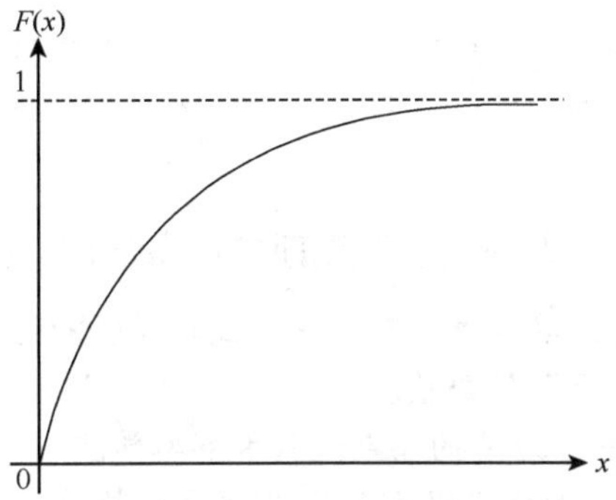

图 2-15　指数分布的分布函数图

指数分布的数学期望和方差：

$$E(X)=1/\lambda,\ D(X)=1/\lambda^2$$

指数分布常用来作为“寿命”的分布，如动物寿命，电子元件的寿命等的概率分布模型。

例 2-25　已知某批灯泡的使用寿命 X 服从参数是λ的指数分布，且其平均寿命为 1000 小时，现从中任意取一只灯泡，求它能正常使用 1000 小时以上的概率。

解：已知灯泡使用寿命 X 服从指数分布，且平均寿命是 1000 小时，即

$$E(X)=1/\lambda=1000$$

则$\lambda=1/1000$。

因此 X 服从的概率分布密度为

$$f(x)=\begin{cases}\dfrac{1}{1000}e^{-\frac{x}{1000}}, & x\geqslant 0\\ 0, & \text{其他}\end{cases}$$

故所求概率为

$$P(X>1000)=\int_{1000}^{+\infty}\frac{1}{1000}e^{-\frac{x}{1000}}dx=e^{-1}\approx 0.368$$

SPSS 软件应用　在 SPSS 中，用 SPSS 累积分布函数 CDF. EXP 可计算指数分布的累积概率值 $P(X\leqslant x)$：$P(X\leqslant x)$=CDF. EXP(x, λ)。

用 SPSS 软件求解例 2-25 的概率值参见 SPSS 实训二的项目 2-2。

最后我们将本章介绍的 SPSS 软件中常用统计类 SPSS 函数汇总如下，见表 2-12。

表 2-12　本章 SPSS 软件中统计类函数应用一览表

统计内容			SPSS 软件应用实现的菜单选项
统计分布的概率值、累积概率值或临界值（分位数）			【转换】→【计算变量】（SPSS 函数计算）
SPSS 函数计算	二项分布	概率值	$P(X=x)$=PDF.BINOM(x, n, p)
		累积概率值	$P(X\leqslant x)$=CDF.BINOM(x, n, p)
	泊松分布	概率值	$P(X=x)$=PDF. POISSON(x, λ)

续表

统计内容			SPSS 软件应用实现的菜单选项
SPSS 函数计算	泊松分布	累积概率值	$P(X\leqslant x)$=CDF. POISSON(x, λ)
	正态分布	累积概率值	$P(X\leqslant x)$=CDF. NORMAL(x, μ, σ)
		临界值（分位数）	x_α= IDF. NORMAL($1-\alpha$, μ, σ)
	指数分布	累积概率值	$P(X\leqslant x)$= CDF. EXP(x, λ)
		临界值（分位数）	x_α= IDF. EXP($1-\alpha$, λ)

链接 “数学王子”高斯与正态分布

德国著名数学家、天文学家高斯（C.F.Gauss，1777—1855）被认为是历史上最伟大的数学家之一，并有“数学王子”的美誉。

1792 年，15 岁的高斯进入卡罗琳学院，在那里，他独立发现了二项式定理的一般形式、数论上的“二次互反律”、素数定理及算术-几何平均数等，发展了数学分析理论。

1795 年 18 岁的高斯转入哥廷根大学，期间发现了质数分布定理和最小二乘法，发明了用圆规和直尺绘制正十七边形的规作图法。通过对足够多的测量数据误差处理后，他成功地得到高斯钟形曲线即正态分布曲线，该函数被命名为标准正态分布（或高斯分布），并在概率计算中大量使用。其后他在谷神星轨迹的测定、代数学基本定理的证明、非欧几里得几何的创立、微分几何及大地测量学等方面都有重大贡献。

SPSS 实训二

一、二项分布的概率求解问题

项目 2-1（**例 2-20**）用 SPSS 软件求例 2-20 中的概率值，即根据题意分析，已知 X 服从二项分布 $B(20, 0.3)$，试求 $P(X\leqslant 1)$的值（结果保留 6 位小数）。

（一）项目简要分析

本项目属于求二项分布的累积概率值 $P(X\leqslant 1)$问题。

统计应用方法：用二项分布 SPSS 函数求概率值。

应用 SPSS 函数：二项分布累积概率函数“Cdf.Binom”。

（二）SPSS 数据处理

本例需要在数据编辑器窗口显示所求概率值。打开数据编辑器窗口。

菜单途径：【文件】→【新建】→【数据】。

（三）SPSS 统计上机操作

在打开的空白数据集中，首列首行可输入 1，选择其右侧单元格。

菜单途径：【转换】→【计算变量】。在对话框【计算变量】中，如图 2-16 所示。

对话框操作：【目标变量】下输入 P1，选择【数字表达式】下的输入框：【函数组/ CDF 与非中心 CDF】→【函数和特殊变量/Cdf.Binom】→单击，在【数字表达式】下框中出现“CDF.BINOM(?, ?, ?)”，根据函数提示说明，依次在“CDF.BINOM(?, ?, ?)”中输入参数值：1, 20 和 0.3，即有【数字表达式/CDF.BINOM(1, 20, 0.3)】→【确定】。

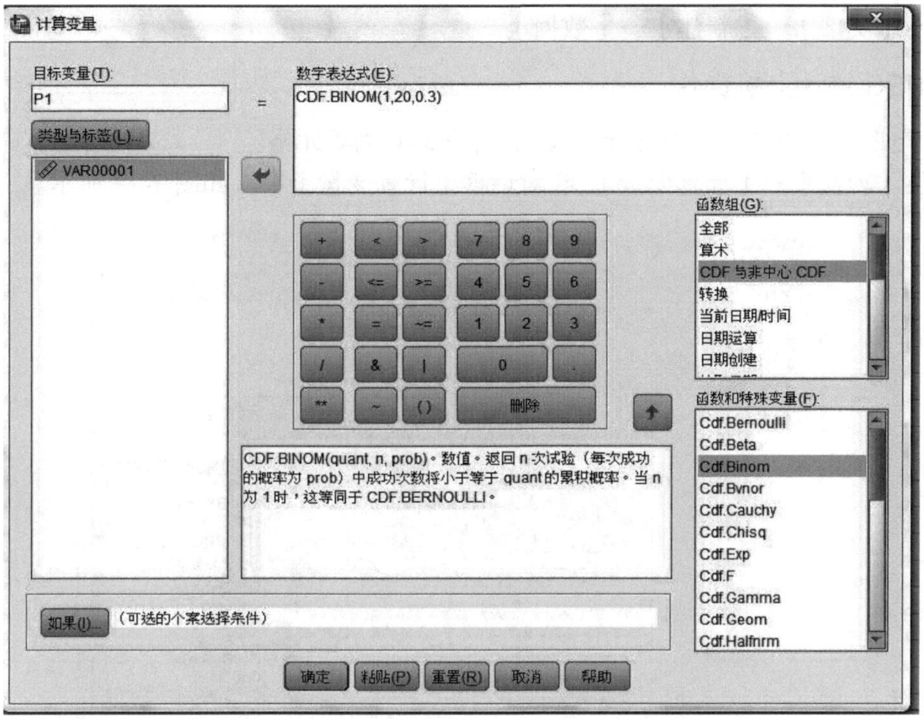

图 2-16　例 2-20 中数据对应的对话框【计算变量】

（四）SPSS 输出结果表

对显示的 P1 变量，调整其【变量视图】中的【小数位数】到 6（即取 6 位小数）。在数据集编辑器窗口显示所求的结果，如图 2-17 所示。

	VAR00001	P1	变量
1	1.00	.007637	
2			

图 2-17　例 2-20 中数据集编辑器窗口的结果

（五）SPSS 输出结果解读

SPSS 结果显示的 P1=0.007637 就是所求概率 $P(X\leqslant 1)$值。

（六）项目解题结果与结论

所求概率 $P(X\leqslant 1)=0.007637$。

二、指数分布的概率求解问题

项目 2-2（**例 2-25**）用 SPSS 软件求例 2-25 中的概率值。根据题意分析，已知 X 服从指数分布 $E(0.001)$，应求

$$P(X>1000)=1-P(X\leqslant 1000)=1-F(1000)$$

的值（结果保留 6 位小数）。

（一）项目简要分析

本项目属于求指数分布的累积概率值 $P(X\leqslant 1)$问题。

统计应用方法：用指数分布 SPSS 函数求概率值。

应用 SPSS 函数：指数分布累积概率函数“Cdf. Exp”。

（二）SPSS 数据处理

本例需要在数据编辑器窗口显示所求概率值。打开数据编辑器窗口。

菜单途径:【文件】→【新建】→【数据】。

(三)SPSS 统计上机操作

在打开的空白数据集中，首列首行输入 2，选择其右侧单元格。

菜单途径:【转换】→【计算变量】。在对话框【计算变量】中，如图 2-18 所示。

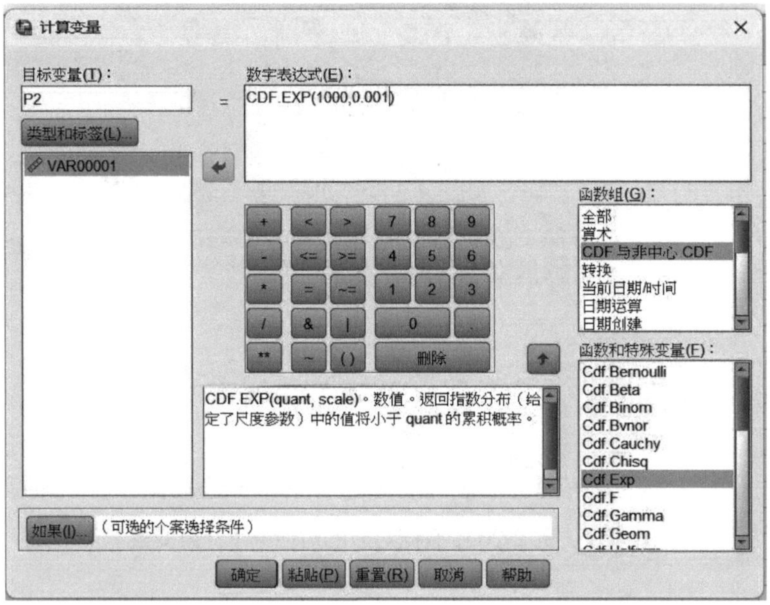

图 2-18 例 2-25 中数据对应的对话框【计算变量】

对话框操作：在【目标变量】下输入“P2”，选择【数字表达式】下的输入框:【函数组/CDF 与非中心 CDF】→【函数和特殊变量(F)/Cdf. Exp】→单击，在【数字表达式】下框出现“CDF. EXP(?, ?)”，根据函数提示说明，依次在“CDF. EXP(?, ?)”中输入参数值：1000 和 0.001，即有【数字表达式/CDF. EXP(1000, 0.001)】→【确定】。

(四)SPSS 输出结果表

对显示的“P2”变量，调整其【变量视图】中的【小数位数】到 6(即取 6 位小数)。在数据集编辑器窗口显示所求结果，如图 2-19 所示。

	VAR00001	P2	变量
1	2.00	.632121	
2			

图 2-19 例 2-25 中数据集编辑器窗口的结果

(五)SPSS 输出结果解读

结果显示的 P2=0.632121 是 $F(1000)$即概率 $P(X<1000)$的值。

(六)项目解题结果与结论

所求概率为

$$P(X\geqslant 1000)=1-P(X<1000)=1-0.632121=0.367879$$

本章小结

（一）随机事件及关系

名目	内容
概念	（随机）试验、样本空间Ω、基本事件（样本点）ω、 （随机）事件、事件的发生、必然事件 Ω、不可能事件$\varnothing$
事件间关系	包含 $B\supset A$、相等 $A=B$ 对立事件 $\overline{A}$：$A\overline{A}=\varnothing$，$A+\overline{A}=\Omega$ 互不相容：$AB=\varnothing$ 相互独立：$P(AB)=P(A)P(B)$
事件间运算	和（或并）：$A+B$（或 $A\cup B$） 积（或交）：AB（或 $A\cap B$） 差：$A-B$
运算规则	交换律：$A+B=B+A$；$AB=BA$ 结合律：$(A+B)+C=A+(B+C)$；$(AB)C=A(BC)$ 分配律：$(A+B)C=AB+BC$；$A+(BC)=(A+B)(A+C)$ 德摩根对偶律：$\overline{A+B}=\overline{A}\overline{B}$，$\overline{AB}=\overline{A}+\overline{B}$ 差积转换律：$A-B=A\overline{B}=A-AB$

（二）概率的定义

类型	定义公式
古典概率	$P(A)=\dfrac{m}{n}=\dfrac{A\text{所含的基本事件数}}{\text{基本事件总数}}$
统计概率	$P(A)=p(\approx f_n(A)=\dfrac{n_A}{n})$
公理化定义 （基本性质）	对样本空间中任意事件 A 对应的一个实数 $P(A)$，满足 公理 1（非负性）：$0\leqslant P(A)\leqslant 1$ 公理 2（规范性）：$P(\Omega)=1, P(\varnothing)=0$ 公理 3（可加性）：若 $A_1, A_2, \cdots, A_n, \cdots$，两两互不相容， $P(A_1+A_2+\cdots+A_n+\cdots)=P(A_1)+P(A_2)+\cdots+P(A_n)+\cdots$ 则称 $P(A)$为随机事件 A 的概率。

（三）概率的计算公式

名称	计算公式
加法公式	$P(A+B)=P(A)+P(B)-P(AB)$ 若 A、B 互不相容($AB=\varnothing$)：$P(A+B)=P(A)+P(B)$
对立事件公式	$P(A)=1-P(\overline{A})$；$P(\overline{A})=1-P(A)$
事件之差公式	$P(A-B)=P(A)-P(AB)$ 若 $B\subset A$：$P(A-B)=P(A)-P(B)$

续表

名称	计算公式
条件概率公式	$P(B\mid A)=\dfrac{P(AB)}{P(A)}$，$(P(A)>0)$
乘法公式	若 $P(A)>0$，$P(AB)=P(A)P(B\mid A)$ 若 $P(B)>0$，$P(AB)=P(B)P(A\mid B)$
独立事件公式	A、B 相互独立：$P(AB)=P(A)P(B)$ $A_1, A_2, \cdots, A_n$ 相互独立：$P(A_1A_2\cdots A_n)=P(A_1)P(A_2)\cdots P(A_n)$

（四）随机变量及分布

名称	定义	性质
分布函数	$F(x)=P(X\leqslant x)$，$-\infty<x<+\infty$	1. $0\leqslant F(x)\leqslant 1$; 2. $P(a<X\leqslant b)=F(b)-F(a)$
离散型： 分布律	$P(X=x_k)=p_k$，$k=1, 2, \cdots$ 或 X：$x_1\ x_2\ \cdots\ x_k\ \cdots$ P：$p_1\ p_2\ \cdots\ p_k\ \cdots$	1. $p_k\geqslant 0, k=1, 2, \cdots$ 2. $\sum_{k=1}^{\infty}p_k=1$
连续型： 密度函数 $f(x)$	对任意 $a<b$ 有 $P(a<X\leqslant b)=\int_a^b f(x)\mathrm{d}x$ 或：对 X 的分布函数 $F(x)=\int_{-\infty}^{x}f(t)\mathrm{d}t$，$-\infty<x<+\infty$	1. $f(x)\geqslant 0$ 2. $\int_{-\infty}^{+\infty}f(x)\mathrm{d}x=1$ 3. X 的分布函数 $F(x)$连续 4. X 的密度：$f(x)=F'(x)$ 5. 对常数 a, $P(X=a)=0$

（五）随机变量的数字特征

类型	定义	性质	备注
数学期望 $E(X)$	离散型 $E(X)=\sum_{k=1}^{+\infty}x_kp_k$ 连续型 $E(X)=\int_{-\infty}^{+\infty}xf(x)\mathrm{d}x$	1. $E(C)=C$（C 为常数） 2. $E(CX)=C\cdot E(X)$ 3. $E(X\pm Y)=E(X)\pm E(Y)$	描述随机变量所有可能取值的平均水平
方差 $D(X)$	$D(X)=E\{[X-E(X)]^2\}$	1. $D(C)=0$（C 为常数） 2. $D(CX)=C^2\cdot D(X)$ 3. 若 X、Y 相互独立，则 $D(X\pm Y)=D(X)+D(Y)$ 4. $D(X)=E(X^2)-[E(X)]^2$	描述随机变量取值相对于均值的平均离散程度
标准差 $\sigma(X)$	$\sigma(X)=\sqrt{D(X)}$ $=\sqrt{E\{[X-E(X)]^2\}}$		

（六）常用分布及其数字特征

分布名称	概率分布（或密度函数）	数学期望	方差
二项分布 $B(n, p)$	$P(X=k)=C_n^kp^kq^{n-k}$，$k=0, 1, \cdots, n$	np	npq

续表

分布名称	概率分布（或密度函数）	数学期望	方差
泊松分布 $P(\lambda)$	$P(X=k)=\frac{\lambda^k}{k!}e^{-\lambda}, k=0, 1, 2, \cdots$	λ	λ
均匀分布 $U(a,b)$	$f(x)=\begin{cases}\frac{1}{b-a} & a\leqslant x\leqslant b \text{且} a\neq b\\ 0, & \text{其他}\end{cases}$	$\frac{a+b}{2}$	$\frac{(b-a)^2}{12}$
正态分布 $N(\mu, \sigma^2)$	$f(x)=\frac{1}{\sqrt{2\pi}\sigma}e^{-\frac{(x-\mu)^2}{2\sigma^2}}, -\infty<x<+\infty$	μ	σ^2
标准正态分布 $N(0, 1)$	$\varphi(x)=\frac{1}{\sqrt{2\pi}}e^{-\frac{x^2}{2}}, -\infty<x<+\infty$	0	1
指数分布 $E(\lambda)$	$f(x)=\begin{cases}\lambda e^{-\lambda x}, & x\geqslant 0\\ 0, & x<0\end{cases} (\lambda>0)$	$\frac{1}{\lambda}$	$\frac{1}{\lambda^2}$

自测题

一、名词解释

随机试验（试验），样本空间，随机事件（事件），古典概型，随机变量，概率分布，数学期望，方差。

二、填空题

1. 若 $P(A)=0.3$，$P(B)=0.6$，则

（1）若 A 和 B 独立，则 $P(A+B)=$________；$P(B-A)=$________；

（2）若 A 和 B 互不相容，则 $P(A+B)=$______________；$P(B-A)=$________；

（3）若 $A\subset B$，则 $P(A+B)=$________；$P(B-A)=$________。

2. 已知 X 服从二项分布 $B(n, p)$，且 $E(X)=6$，$D(X)=4.2$，则 $n=$________，$p=$________。

3. 设随机变量 X 的密度函数为 $f(x)$，则 $P(a\leqslant X\leqslant b)=$________，$\int_{-\infty}^{+\infty}f(x)\mathrm{d}x=$________。

4. 设 X、Y 相互独立，且 $D(X)=6$，$D(Y)=3$，$D(2X-Y)=$则________。

5. 设 $X\sim N(\mu, \sigma^2)$，对常数 a，b 有：$E(aX+b)=$________；$D(aX+b)=$________。

三、单选题

1. 正态分布有两个参数 μ 与 σ，（　　），相应的正态曲线的形状越扁平。

A. μ 越大　　B. μ 越小

C. σ 越大　　D. σ 越小

2.下列说法正确的是（　　）。

A. 任一事件的概率总在(0，1)之内

B. 不可能事件的概率不一定为 0

C. 必然事件的概率一定为 1

D. 以上均不对

3. 甲、乙两人独立地向目标射击，射中目标的概率分别为：0.7、0.8，两人中恰好有一人射中目标的概率为（　　）。

A. 0.56　　B. 0.44

C. 0.38　　D. 0.5

4. 某人打靶的命中率为 0.8，现独立地射击 5 次，则 5 次中有 2 次命中的概率为（　　）。

A. $0.8^2\times 0.2^3$　　B. 0.8^2

C. $\frac{2}{5}\times 0.8^2$　　D. $C_5^2\times 0.8^2\times 0.2^3$

5. 设 $X\sim N(0,1)$，$\Phi(x)$为 X 的分布函数，则 $P(|X|\leqslant 3)=$（　　）。

A. $\Phi(3)$　　B. $2\Phi(3)$

C. $\Phi(3)-\Phi(-3)$　　D. $2\Phi(3)-1$

四、应用分析题

1. 设 $\Omega=\{1, 2, 3, 4, 5, 6, 7\}$，$A=\{2, 3, 4\}$，$B=\{3, 4, 5\}$。试求下列事件：（1）$\overline{AB}$；（2）$\overline{A}+B$。

2. 在一标准英语词典中共有 55 个由两个不同字母组成的单词，现从 26 个英文字母中任取两个不相同的字母来排成一个字母对，求它恰是上述字典中的单词的概率。

3. 甲、乙、丙三人各自独立地去破译一密码，他们能译出该密码的概率分别是 1/5，2/3，1/4，求该密码被破译的概率。

4. 在某地供应的某种药品中，甲、乙两药厂的产品各占 65%、35%，且甲、乙两厂的该药品合格率分别为 90%、80%，现用 A_1、A_2 分别表示甲、乙两药厂的产品，B 表示合格品，试求：$P(A_1)$、$P(A_2)$、$P(B|A_1)$、$P(B|A_2)$ 和 $P(A_1B)$。

5. 已知离散型随机变量 X 的概率分布为：

X	0	1	2	3
P	0.4	C	$2C$	$3C$

试求：（1）C 值；（2）累积概率 $P(X\leqslant2)$；（3）X 的数学期望 $E(X)$。

6. 设连续型随机变量 X 的密度函数为

$$f(x)=\begin{cases}Cx, & 0\leqslant x\leqslant1\\0, & \text{其他}\end{cases}$$

试求：（1）常数 C；（2）$P(0.3<X<1.5)$；（3）数学期望 $E(X)$。

7. 某药治某病的治愈率为 80%，今用该药治病 20 例。试求：

（1）有人未治愈的概率；（2）恰有 2 例未治愈的概率；（3）20 人中治愈人数的概率分布；（4）20 人中已治愈的平均人数。

8. 已知 $X\sim N(1.5, 2^2)$，试求：

（1）$P(2<X\leqslant2.5)$；（2）$P(X<5)$；（3）$P(|X-1.5|>2)$；（4）$E(X)$；（5）$D(3X+6)$。

9. 某高校男生身高（cm）X 服从正态分布 $N(173, 5^2)$，现任选一名男生，试求

（1）该男生身高在 170～178cm 的概率；（2）该男生身高超过 182cm 的概率；

（3）该高校男生的平均身高值。

五、SPSS 上机项目实训任务

项目 1 某药治某病的治愈率为 80%，今用该药治该病 20 例。

试利用 SPSS 中的统计函数来求：

（1）有人未治愈的概率；（2）恰有 2 例未治愈的概率。

项目 2 某高校男生身高（cm）X 服从正态分布 $N(173, 5^2)$，现任选一名男生。试用 SPSS 中的统计函数来求解：

（1）该男生身高在 170～178cm 的概率；

（2）该男生身高超过 182cm 的概率。

第3章 抽样分布与参数估计

学习目标

1. 知识目标 掌握参数点估计的矩估计法，正态总体的均值的区间估计运算；χ^2分布、t分布、F分布的性质及其与常用统计量的抽样分布间的联系；熟悉统计量、点估计、区间估计的概念；了解估计量的判别标准；查表求χ^2分布、t分布、F分布的临界值（分位数）；总体率的区间估计运算。

2. 能力目标 掌握用 SPSS 求常用参数的点估计值，正态总体均值的置信区间；了解用 SPSS 计算χ^2分布、t分布的概率或者分位数。

3. 素质目标 提高学生对抽样理论和参数估计的准确认识，培养学生用抽样方法和参数估计来解决专业相关问题的能力和科学素养。

统计研究的目的在于探索说明总体的数量特征即统计规律性。如果我们掌握的统计数据是研究对象的全体即总体的全面调查资料，则可直接计算总体的特征指标（如总体的均值、方差、标准差、总体率等）等来描述总体的相应数量特征和规律。但现实情况比较复杂，有些现象的范围很广，不可能也没有必要对总体中的每个个体都进行一一测定。这就需要从总体中抽取部分个体进行调查，再利用从样本中所获得的信息来估计和推断总体的数量特征即统计规律性，这称为**统计推断**（statistical inference）。

案例 3-1

某公司研制了一种治疗冠心病的新药，现要考察该新药对冠心病人治疗的有效率是多少。显然不可能对所有的冠心病人用该药一一进行治疗，而只能抽取一部分冠心病人作为样本进行临床治疗，进而根据该药对该部分冠心病人治疗有效的比例来推断该药对全体冠心病人治疗的有效率。

该案例表明，当总体的个体数很多时，或者总体的范围难以确定时，或者对于破坏性试验，我们只能从中抽取一部分个体进行调查，以此来推断所研究的总体的状况和规律，即进行由样本的部分信息来推断总体的统计规律性的统计推断。

在医药生产与科研中，有时总体的分布类型已知，但总体分布中经常含有未知参数。为了获取总体的未知参数，我们往往需要通过样本观测值来统计推断总体中的未知参数，这类问题我们称为参数估计，如下列案例所示。

案例 3-2

（小鼠体重）在某动物中心随机挑选了 10 只 5 周龄的 ICR 种小鼠，体重分别为（单位：g）：

20　21　20　20　22　19　18　20　21　22

问题：能否根据该组样本观测值来推断该动物中心 5 周龄 ICR 种小鼠体重的均值μ和方差σ^2？

参数估计（parameter estimation）是统计推断的基本问题之一，它是当总体的分布形式已知，但其所含参数的真值未知时，根据样本提供的信息，构造样本的函数即统计量，来对总体未知参数所作的估计或推断。用来估计总体参数的样本统计量称为**估计量**（estimator）。

统计推断是统计研究的基本内容，包括抽样分布、参数估计和假设检验等内容。本章我们首先介绍统计量等一些数理统计的基本概念，再介绍有关抽样分布知识，并将参数估计分为点估计和区间估计两类，分别加以介绍讨论。

第 1 节　统计量与抽样分布

一、统　计　量

在第一章第 1 节中我们简单介绍了总体、样本、参数、统计量与误差等数理统计基本概念，我们在统计理论中，总体也是指某个随机变量 X 取值的全体。由于随机变量 X 是被其概率分布函数 $F(x)$ 或密度函数 $f(x)$所刻画，所以有时又把 $F(x)$或 $f(x)$叫作总体。从总体 X 中抽取 n 个个体即得到一个容量为 n 的样本 $X_1, X_2, \cdots, X_n$。样本 $X_1, X_2, \cdots, X_n$ 可看作 n 个随机变量。在一次具体的抽样后所得到的 n 个观察值，用 $x_1, x_2, \cdots, x_n$ 表示，

称为一组样本值。

为方便起见，在不引起混淆的情况下，我们赋予 $x_1, x_2, \cdots, x_n$ 双重意义：视不同场合，有时指一组样本值；有时泛指任意一次抽样结果，即理解为 n 个随机变量。

抽取样本的目的是通过样本对总体的统计特性作出估计和推断，因而对所抽取样本要求能够良好地反映总体的特征。为此样本应当具有：

（1）代表性：即随机变量 $X_i(i=1, 2, \cdots, n)$与总体 X 具有相同的分布；

（2）独立性：即要求各随机变量 $X_1, X_2, \cdots, X_n$ 相互独立。

满足这两条的样本称为简单随机样本。

在抽取样本之后，一般说来，并不直接利用样本进行推断，而是根据实际需要，把样本中所关心的信息集中起来，即针对不同的问题，构造出样本的某种函数。这种不包含任何未知参数的函数在数理统计中统称为统计量。

定义 3-1　我们将样本 $X_1, X_2, \cdots, X_n$ 的不含任何未知参数的函数 $\varphi(X_1, X_2, \cdots, X_n)$称为**统计量**（statistic）。

因为样本是随机变量，因而统计量也是随机变量。如果 $x_1, x_2, \cdots, x_n$ 是样本 $X_1, X_2, \cdots, X_n$ 的一组具体观察值，则 $\varphi(x_1, x_2, \cdots, x_n)$便是 $\varphi(X_1, X_2, \cdots, X_n)$的一个确定值。

根据定义 3-1，统计量完全依赖于样本，不应含有分布的任何未知参数。例如对总体 X 的一个样本 $X_1, X_2, \cdots, X_n$，若当总体均值 μ 未知，而总体方差 σ^2 已知时，$\frac{1}{\sigma^2}\sum_{i=1}^{n}X_i^2$ 是统计量，而 $\sum_{i=1}^{n}(X_i-\mu)^2$ 因为含有未知参数 μ 就不是统计量。

设 $X_1, X_2, \cdots, X_n$ 是总体 X 的一个样本，则常用的样本统计量如下。

样本均值（sample mean）　$\overline{X}=\frac{1}{n}\sum_{i=1}^{n}X_i$；

样本方差（sample variance）　$S^2=\frac{1}{n-1}\sum_{i=1}^{n}(X_i-\overline{X})^2=\frac{1}{n-1}(\sum_{i=1}^{n}X_i^2-n(\overline{X})^2)$；

样本标准差（sample standard deviation）　$S=\sqrt{S^2}=\sqrt{\frac{1}{n-1}\sum_{i=1}^{n}(X_i-\overline{X})^2}$；

样本变异系数（sample coefficient of variation）　$CV=\frac{S}{|\overline{X}|}\times 100\%$；

样本标准误（sample standard error）　$S_{\bar{x}}=\frac{S}{\sqrt{n}}$。

它们分别刻画了样本的位置（集中）特征和离散（变异）特征，并可分别用于估计总体的均值μ、方差σ^2、标准差σ、变异系数CV和标准误。

链接 盖洛普与民意测验统计

G. H. 盖洛普（G. H. Gallup，1901—1984），美国舆论统计学家和民意测验统计的创始人。1935年于新泽西州的普林斯顿创立美国舆论研究所，正式举办各种全国性民意调查。

1936年，当时非常流行的《文学文摘》杂志给美国选民邮寄了1000万份总统选举预测的调查表，其收回的240万份问卷结果表明，共和党总统候选人兰登（A. M. Landon）将获得57%的选票而获胜，而民主党总统候选人罗斯福（F.D. Roosevelt）只获得43%的选票。从1916年以来，《文学文摘》杂志在每次总统选举前都正确预测了总统选举的获胜者。而刚刚成立的盖洛普的研究所仅仅从美国选民随机抽取了2000名选民，根据年龄、性别、教育程度、职业、经济收入、宗教信仰等标准，在全国各地区按比例选择测验对象，派调查员亲自去调查访问，根据统计测验结果进行分析，其抽样预测结果表明罗斯福将获得54%的选票并获胜。真实的选举结果是罗斯福获得了压倒多数的62%的选票，而兰登仅获得38%的选票。虽然盖洛普的预测也有误差，但其总的趋势表明盖洛普民意测验的正确性。

1936年对总统候选人的正确预测，为盖洛普和他的研究所赢得了威望，并成为美国甚至世界上最负盛名的民意调查机构。自从1936年以来，盖洛普在进行每四年一届的总统选举预测中，总是用1000～2000人的样本代表近2亿的成年选民进行快速预测，除了在1948年错报外，其余各次的预测结果都是正确的，而且平均误差在2%之内。盖洛普也逐渐成了民意测验的代名词了。

二、样本均值的抽样分布

抽样分布（sampling distribution）是指统计量作为随机变量所服从的概率分布。抽样分布是统计推断的基础。这里我们主要讨论与常用统计量样本均值与样本方差相关的常用抽样分布。在大多数情形，统计量服从正态分布或以正态分布为渐近分布，所以正态分布是最常用的抽样分布。此外，本节将介绍的χ^2分布、t分布、F分布等抽样分布也起着重要作用。

设从总体X中随机抽取一个样本$X_1, X_2, \cdots, X_n$，则$X_1, X_2, \cdots, X_n$是n个相互独立且服从并与总体相同的分布。由于正态分布是最常见的分布之一，故我们先考虑在总体X服从正态分布$N(\mu, \sigma^2)$时，样本均值$\overline{X}$的抽样分布。

定理 3-1　设$X_1, X_2, \cdots, X_n$是来自正态总体$N(\mu, \sigma^2)$的样本，则对其样本均值$\overline{X}$有

$$\overline{X}=\frac{1}{n}\sum_{i=1}^{n}X_i \sim N(\mu,\frac{\sigma^2}{n})$$

即样本均值$\overline{X}$的抽样分布仍为正态分布，且

$$E(\overline{X})=\mu,\ D(\overline{X})=\frac{\sigma^2}{n}$$

（证明略）。

样本均值$\overline{X}$的标准差为$\frac{\sigma}{\sqrt{n}}$，称为**标准误**（standard error），记为

$$\sigma(\bar{X})=\frac{\sigma}{\sqrt{n}}$$

将样本均值$\overline{X}$标准化后，定理结果即化为

$$Z=\frac{\overline{X}-\mu}{\sigma(\overline{X})}=\frac{\overline{X}-\mu}{\sigma/\sqrt{n}}\sim N(0, 1)$$

当总体的分布不是正态分布和近似正态分布时，只要抽样个数 n 比较大时，由中心极限定理知，样本均值 $\overline{X}$ 的渐近分布仍为正态分布

$$N\left(\mu, \frac{\sigma^2}{n}\right)$$

定理 3-2（**中心极限定理**） 若总体 X 的均值 μ 和方差 σ^2 有限，则当样本容量 n 充分大时，不管总体服从什么分布，其样本均值 $\overline{X}$ 近似服从均值是 μ、方差为 $\frac{\sigma}{\sqrt{n}}$ 的正态分布，即

$$\overline{X}=\frac{1}{n}\sum_{i=1}^{n}X_i \sim N\left(\mu, \frac{\sigma^2}{n}\right)\text{（近似）}$$

（证明略）。

上述定理表明若用样本均值 $\overline{X}$ 去估计总体均值 μ 时，平均而言没有偏差（无偏性），而且当 n 越来越大时，$\overline{X}$ 的离散程度越来越小，即用 $\overline{X}$ 估计 μ 越来越准确。实际计算时，当总分布未知时，对大样本情形（$n\geqslant30$），就可以应用上述定理。

例 3-1 从均值 μ=18 和方差 σ^2=16 的总体中随机抽取一样本容量为 64 的样本，求其样本均值 $\overline{X}$ 落在 17 到 19 之间的概率。

解：因为样本容量 n=64(>30)为大样本情形，则由中心极限定理 3-2，不论总体是何分布，样本均值 $\overline{X}$ 近似服从均值是 μ=18、方差是

$$\frac{\sigma^2}{n}=\frac{16}{64}=\frac{1}{4}$$

的正态分布，即

$$\overline{X}\sim N(18, 1/4)\quad\text{(近似)}$$

故所求概率为

$$P(17\leqslant\overline{X}\leqslant19)=F(19)-F(17)=\Phi\left(\frac{19-18}{1/2}\right)-\Phi\left(\frac{17-18}{1/2}\right)=\Phi(2)-\Phi(-2)=2\Phi(2)-1=0.9545$$

定义 3-2 对于标准正态随机变量 X 和给定的 $\alpha(0<\alpha<1)$，我们称满足

$$P(X>Z_\alpha)=\int_{Z_\alpha}^{+\infty}\frac{1}{\sqrt{2\pi}}e^{-\frac{x^2}{2}}dx=\alpha$$

的点 Z_α 为标准正态分布的**上侧 α 分位数**（upside α quantile）或**临界值**（critical value）（图 3-1）。

对于给定的 α，由定义 3-2 的分位数公式得

$$P(X>Z_\alpha)=1-P(X\leqslant Z_\alpha)=1-\Phi(Z_\alpha)=\alpha$$

从而 $$\Phi(Z_\alpha)=1-\alpha$$

查附表 3 即可以得到分位数 Z_α 之值。

例如，给定 α=0.05，计算得

$$\Phi(Z_{0.05})=1-0.05=0.95$$

查书后附表 3 中概率为 0.95 的分位数，即得 $Z_{0.05}$=1.645。

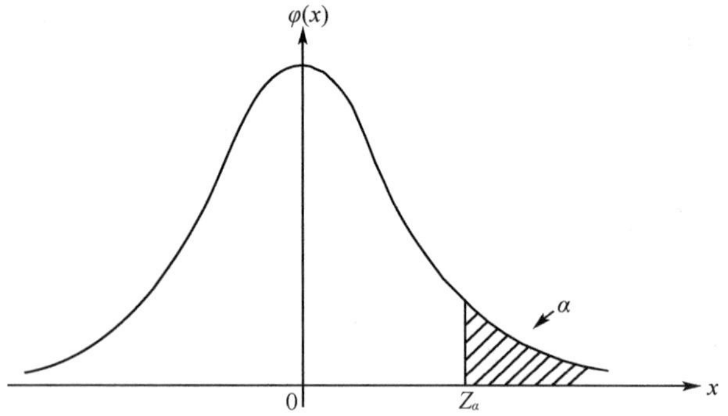

图 3-1 标准正态分布的上侧 α 分位数

三、χ^2 分 布

定义 3-3　设随机变量 $X_1, X_2, \cdots, X_n$ 相互独立，且都服从标准正态分布 $N(0, 1)$，则称

$$\chi^2 = X_1^2 + X_2^2 + \cdots + X_n^2$$

服从 $\chi^2(n)$ 分布或**卡方分布**（chi square　distribution），并记为 $\chi^2 \sim \chi^2(n)$。其中 n 称为**自由度**（degree of freedom，简写 df），表示相互独立的标准正态变量的个数。

$\chi^2(n)$ 分布密度函数较为复杂，此处从略。$\chi^2(n)$ 分布的图形如图 3-2 所示。

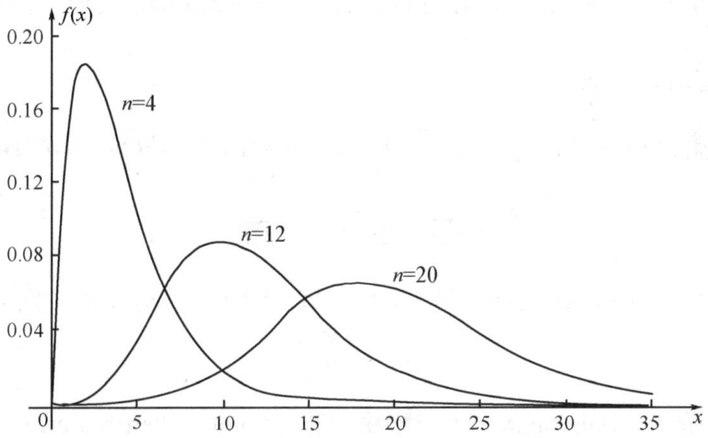

图 3-2　χ^2 分布的密度曲线图

从图 3-2 中可看到，$\chi^2(n)$ 分布是不对称偏态分布，而且只在第一象限取值，并随 n 的增大逐渐趋于对称。实际上当 $n\to\infty$ 时，χ^2 分布的极限分布为正态分布。

χ^2 分布具有下列性质：

（1）若 $\chi_1^2 \sim \chi^2(n_1)$，$\chi_2^2 \sim \chi^2(n_2)$，且 χ_1^2 与 χ_2^2 独立，则有

$$\chi_1^2 + \chi_2^2 \sim \chi^2(n_1 + n_2)$$

（2）若 $\chi^2 \sim \chi^2(n)$，则

$$E(\chi^2) = n,\ D(\chi^2) = 2n$$

对于样本方差

$$S^2 = \frac{1}{n-1}\sum_{i=1}^{n}(X_i - \bar{X})^2$$

的抽样分布，当总体服从正态分布 $N(\mu, \sigma^2)$ 时，有下列定理。

定理 3-3　设 $X_1, X_2, \cdots, X_n$ 是来自正态总体 $N(\mu, \sigma^2)$ 的样本，则对于其样本方差 S^2，有

$$\frac{(n-1)S^2}{\sigma^2} \sim \chi^2(n-1)$$

而且样本均值 $\overline{X}$ 与样本方差 S^2 相互独立。

（证明略）。

定义 3-4　对于给定的 $\alpha(0<\alpha<1)$，我们称满足

$$P[\chi^2 > \chi^2_\alpha(n)] = \alpha \text{ 或 } \int_{\chi^2_\alpha(n)}^{+\infty} f(x)\mathrm{d}x = \alpha$$

的点 $\chi^2_\alpha(n)$ 称为上侧 α 分位数或临界值（图 3-3）。

对于不同的自由度 n 和 α，书后附表 5 中编制的 χ^2 分布的上侧 α 分位数表列出了相应的 $\chi^2_\alpha(n)$ 的值，可用

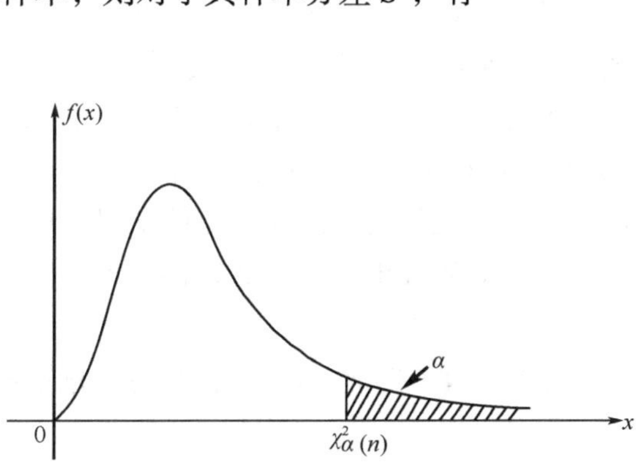

图 3-3　χ^2 分布的上侧 α 分位数

于有关χ^2分布的概率计算问题。

例如，α=0.05，n=10 时，查附表 5（χ^2分布表）得：$\chi^2_{0.05}(10)=18.307$。

对χ^2分布，当自由度 n 很大时，有

$$\sqrt{2\chi^2} \sim N(\sqrt{2n-1},\ 1)\text{，(近似)}$$

故附表 5 中编制的 $\chi^2_\alpha(n)$表仅列出 $n\leqslant 45$ 相应的值，对 $n>45$，有

$$\chi^2_\alpha(n)\approx \frac{1}{2}(Z_\alpha+\sqrt{2n-1})^2$$

式中 Z_α 是标准正态分布 $N(0, 1)$的上侧 α 分位数，满足 $P(Z>Z_\alpha)=\alpha$，其值可由标准正态分布分位数表（附表 4）查得。

例如，α=0.05，n=50 时，有

$$\chi^2_{0.05}(50)\approx \frac{1}{2}(Z_{0.05}+\sqrt{2\times 50-1})^2=\frac{1}{2}(1.64+\sqrt{99})^2\approx 67.163$$

四、t 分 布

定义 3-5 设随机变量 X 服从标准正态分布 $N(0, 1)$，Y 服从$\chi^2(n)$分布，且 X 与 Y 相互独立，则有

$$T=\frac{X}{\sqrt{Y/n}}$$

服从自由度为 n 的 ***t* 分布**（*t* distribution）或**学生分布**（Student distribution），记为 $T\sim t(n)$。

t 分布密度函数较为复杂，此处从略。其 *t* 分布密度曲线图形如图 3-4 所示。

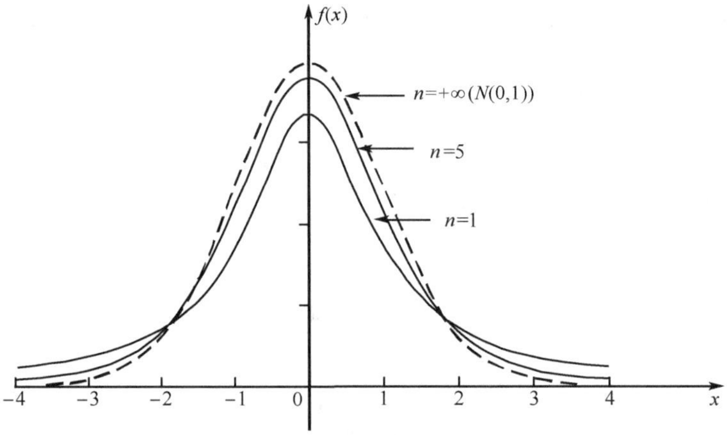

图 3-4 *t* 分布的密度曲线图

从图 3-4 中可看到，*t* 分布的密度曲线与标准正态曲线类似，是关于 Y 轴对称的“钟形”曲线，均值是 0，而且随着自由度 n 的逐渐增大，$t(n)$逐渐接近于标准正态分布 $N(0, 1)$的图形。

实际上可以证明，当 $n\to\infty$时，$t(n)$的极限分布为标准正态分布 $N(0, 1)$。因此，对大样本情形 $n\geqslant 30$，*t* 分布可用标准正态分布近似。

前面我们讨论了总体方差已知时，样本均值的抽样分布。但在实际应用中，总体的方差（及标准差）往往是未知的，此时需用样本方差 S^2 代替总体方差σ^2，或用样本标准差 S 代替总体标准差σ，对此，有：

定理 3-4 设 $X_1, X_2, \cdots, X_n$ 是来自正态总体 $N(\mu, \sigma^2)$的样本，$\overline{X}$ 与 S^2 分别是样本均值与样本方差，则

$$T=\frac{\overline{X}-\mu}{S/\sqrt{n}}\sim t(n-1)$$

（证明略）。

在研究两个正态总体均值的统计推断时，我们需要考察分别来自两个正态总体的样本均值之差的分布。对此，我们有

定理 3-5　设 $X_1,\cdots,X_{n_1}$ 与 $Y_1,\cdots,Y_{n_2}$ 分别是来自同方差的正态总体 $X\sim N(\mu_1,\sigma^2)$和 $Y\sim N(\mu_2,\sigma^2)$的两个相互独立样本，其样本均值和样本方差分别为 $\overline{X}$、$\overline{Y}$ 和 S_x^2、S_y^2，则

$$T=\frac{(\overline{X}-\overline{Y})-(\mu_1-\mu_2)}{S\sqrt{\dfrac{1}{n_1}+\dfrac{1}{n_2}}}\sim t(n_1+n_2-2)$$

其中

$$S^2=\frac{(n_1-1)S_x^2+(n_2-1)S_y^2}{n_1+n_2-2}，\quad S_x{}^2=\frac{1}{n_1-1}\sum_{i=1}^{n_1}(X_i-\overline{X})^2，\quad S_y{}^2=\frac{1}{n_2-1}\sum_{i=1}^{n_2}(Y_i-\overline{Y})^2$$

（证明略）。

定义 3-6　对于给定的$\alpha(0<\alpha<1)$，我们称满足

$$P[t(n)>t_\alpha(n)]=\alpha \text{ 或 } \int_{t_\alpha(n)}^{+\infty}f(x)\mathrm{d}x=\alpha$$

的点$t_\alpha(n)$为$t(n)$分布的上侧 α 分位数或临界值（图3-5）。

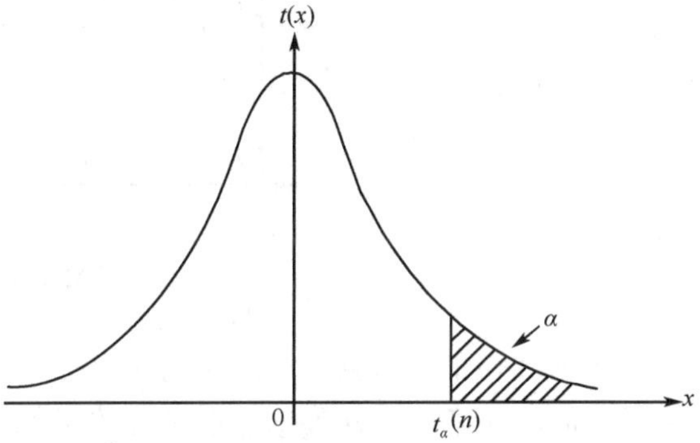

图 3-5　t分布的上侧 α 分位数

为方便有关 t 分布的计算，书后附表 6 中编制了上侧 α 分位数表，对于自由度 $n(n\leqslant45)$和较小的α值，列出了相应的 t 分布的上侧 α 分位数 $t_\alpha(n)$的值。对较大的 α 值，可由 t 分布的对称性得：

$$t_\alpha(n)=-t_{1-\alpha}(n)。$$

例如，对$\alpha=0.05$，$n=10$ 时，直接查 t 分布表（附表 6）得：$t_{0.05}(10)=1.8125$。

对$\alpha=0.95$，$n=10$时，$t_{0.95}(10)=t_{1-0.05}(10)=-t_{0.05}(10)=-1.8125$。

而当 $n>45$ 时，$t_\alpha(n)$可用标准正态分布 $N(0,1)$的分位数 Z_α来近似：$t_\alpha(n)\approx Z_\alpha$。

例如，对$\alpha=0.05$，$n=50$ 时，$t_{0.05}(50)\approx Z_{0.05}=1.64$。

SPSS 软件应用　在 SPSS 中，用 SPSS 函数 CDF.T 可计算 t 分布的累积概率值 $P(T\leqslant x)$；用 SPSS 函数 IDF.CHISQ 可计算 t 分布的 α 分位数 $t_\alpha(n)$，即

$$P[t(n)\leqslant x]=\text{CDF.T}(x,n)；\quad t_\alpha(n)=\text{IDF.T}(1-\alpha,n)$$

其中 n 为 t 分布的自由度。

用 SPSS 软件求分位数 $t_{0.025}(10)$的值参见 SPSS 实训三的项目 3-1。

链接　戈塞特与 t 分布

戈塞特（W. S. Gosset，1876—1937）是小样本统计理论和方法的开创者，推断统计学的先驱。在牛津大学攻读化学和数学毕业后在酿酒厂担任酿造化学技师，从事统计和实验工作。

1904 年，戈塞特利用酒厂里大量的小样本数据发表了第一篇论文《误差定律在酿酒厂工作中的应用》。经过多年的潜心研究，戈塞特终于在 1908 年以“Student”的笔名在《生物计量学》杂志发表了著名论文《平均数的概率误差》，提出了一种统计量的抽样分布——t 分布，引入了小样本估计。该论文开创了小样本统计理论的先河，为研究样本分布理论奠定了重要基础，被统计学家誉为统计推断理论发展史上的里程碑。而 t 分布又被称为“Student（学生）分布”。

戈塞特在 1907～1937 年间发表了 22 篇统计学论文，引入了均值、方差、方差分析、样本等概率统计的一些基本概念和术语，研究与建立了相关系数的抽样分布、泊松分布应用中的样本误差问题等。

五、F 分 布

定义 3-7 设随机变量 $X_1 \sim \chi^2(n_1)$，$X_2 \sim \chi^2(n_2)$，且 X_1 与 X_2 相互独立，则称

$$F = \frac{X_1 / n_1}{X_2 / n_2}$$

服从 **$F(n_1, n_2)$分布**（*F* distribution），并记为 $F \sim F(n_1, n_2)$。其中 n_1，n_2 分别称为 *F* 分布的第一（分子）自由度、第二（分母）自由度。

F 分布密度函数较为复杂，此处从略。*F* 分布的密度曲线图形如图 3-6 所示。

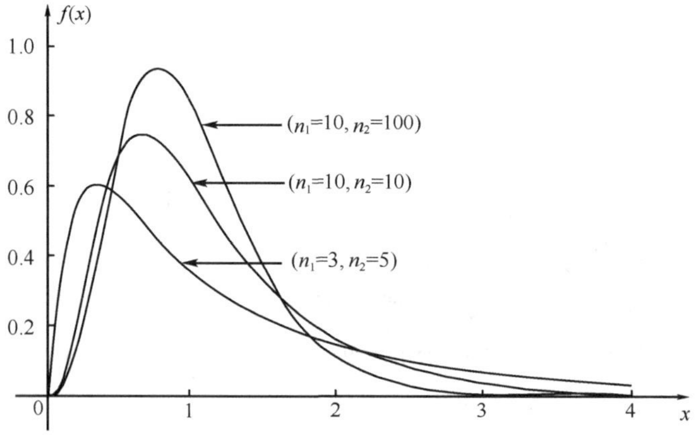

图 3-6 F 分布的密度曲线图

从图 3-6 中可看到，*F* 分布的密度曲线随自由度(n_1, n_2)的取值不同而对应相应曲线，且只在第一象限取值。注意，*F* 分布总是不对称的正偏态分布，而且不以正态分布为其极限分布。

在将要介绍的参数假设检验、方差分析等重要章节中，我们需要考虑分别来自正态总体的两个样本方差比的分布，对此，我们有

定理 3-6 设 $X_1,\cdots,X_{n_1}$ 与 $Y_1,\cdots,Y_{n_2}$ 是分别来自正态 $N(\mu_1, \sigma_1^2)$和 $N(\mu_2, \sigma_2^2)$的两个相互独立样本，$S_x{}^2$、$S_y{}^2$ 分别是它们的样本方差

$$S_x{}^2 = \frac{1}{n_1 - 1}\sum_{i=1}^{n_1}(X_i - \overline{X})^2 \text{，} \quad \overline{X} = \frac{1}{n_1}\sum_{i=1}^{n_1} X_i$$

$$S_y{}^2 = \frac{1}{n_2 - 1}\sum_{i=1}^{n_2}(Y_i - \overline{Y})^2 \text{，} \quad \overline{Y} = \frac{1}{n_2}\sum_{i=1}^{n_2} Y_i$$

则

$$F = \frac{S_x^2 / \sigma_1^2}{S_y^2 / \sigma_2^2} \sim F(n_1-1, n_2-1)$$

特别地，$\sigma_1{}^2=\sigma_2{}^2=\sigma^2$ 时，有

$$F = \frac{S_x^2}{S_y^2} \sim F(n_1-1, n_2-1)$$

（证明略）。

定义 3-8 对于给定的$\alpha(0<\alpha<1)$，我们称满足

$$P[F > F_\alpha(n_1, n_2)] = \alpha \text{ 或 } \int_{F_\alpha(n_1,n_2)}^{+\infty} f(x)\mathrm{d}x = \alpha$$

的点 $F_\alpha(n_1, n_2)$为 $F(n_1, n_2)$分布的上侧 α 分位数或临界值（图 3-7）。

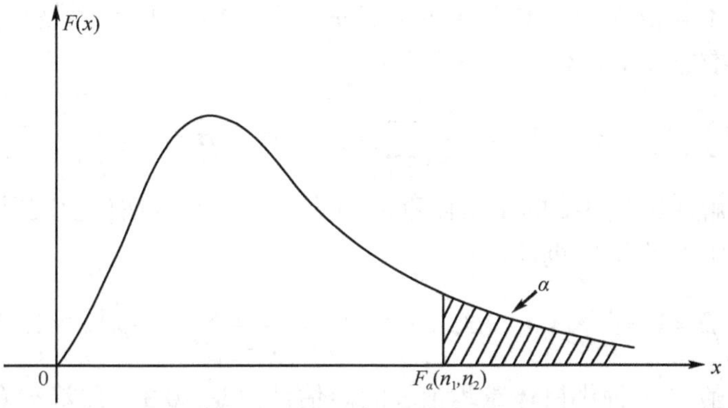

图 3-7　F 分布的上侧 α 分位数

利用书后 F 分布上侧 α 分位数附表 7 中 $F(n_1, n_2)$分布表，我们就可得到对于常用的$\alpha(\alpha=0.10, 0.05, \cdots)$和不同自由度$(n_1, n_2)$的相应 $F_\alpha(n_1, n_2)$值。例如，查表得

$$F_{0.05}(10, 5)=4.74，F_{0.05}(5, 10)=3.33$$

注意，F 分布中的两个自由度 n_1 与 n_2 不可倒置。实际上，由 F 分布的定义可知，若随机变量 X 服从 $F(n_1, n_2)$，则随机变量 $1/X$ 服从 $F(n_2, n_1)$；又 若随机变量 Y 服从 $F(1, n)$，随机变量 Z 服从 $t(n)$，则 Y 与 Z^2 有相同的分布。利用上述性质，我们还有

$$F_{1-\alpha}(n_1, n_2)=\frac{1}{F_\alpha(n_2, n_1)}$$

由此，我们就可以利用 F 分布表中对应于α=0.10, 0.05, 0.025, ⋯的 F 分布的上侧 α 分位数 $F_\alpha(n_1, n_2)$来得到相应于α=0.90, 0.95, 0.975, ⋯的 F 分布的上侧 α 分位数。

例如，利用查表得 $F_{0.05}(5, 10)=3.33$，可得

$$F_{0.95}(10, 5)=F_{1-0.05}(10, 5)=\frac{1}{F_{0.05}(5,10)}=\frac{1}{3.33}\approx 0.30$$

第 2 节　点　估　计

一、点　估　计

定义 3-9　参数的**点估计**（point estimation）就是直接用一个样本估计量

$$\hat{\theta}=\hat{\theta}(X_1, X_2, \cdots, X_n)$$

对总体未知参数 θ 所作的一个数值点的估计。

注意：估计量作为样本统计量是一个随机变量。而对应于样本的一组具体取值 $x_1, x_2, \cdots, x_n$，估计量 $\hat{\theta}$ 的相应取值 $\hat{\theta}(x_1, x_2, \cdots, x_n)$ 称为总体参数 θ 的一个**估计值**（estimate value）。同一个估计量，当样本取不同值时所得到的估计值往往是不相同的。以后在不致混淆的情况下，估计量 $\hat{\theta}=\hat{\theta}(X_1, X_2, \cdots, X_n)$ 与估计值 $\hat{\theta}(x_1, x_2, \cdots, x_n)$ 都称为 θ 的估计，并都简记为 $\hat{\theta}$。

用于求参数点估计的方法有矩估计法、最大似然估计法、顺序统计量估计法和最小二乘法等。这里我们只介绍最常用的矩估计法，最小二乘法将在相关与回归分析一章（第 8 章）中介绍。

矩估计法是由英国统计学家K.皮尔逊（K. Pearson）于1894年提出的。在统计学中，**矩**（moment）是以均值为基础而定义的数字特征，其中均值是一阶矩，方差是二阶中心矩。**矩估计法**（method of moment estimation）即用样本矩作为相应总体矩的估计，用样本矩的函数作为相应总体矩的函数的估计。

根据矩估计法，样本均值 $\overline{X}$ 是总体均值 μ 的点估计量，样本方差 S^2 是总体方差 σ^2 的点估计量，样本标准差 S 是总体标准差 σ 的点估计量，即有：

$$\hat{\mu}=\overline{X}=\frac{1}{n}\sum_{i=1}^{n}X_i\text{，}\quad \hat{\sigma}^2=S^2=\frac{1}{n-1}\sum_{i=1}^{n}(X_i-\overline{X})^2\text{，}\quad \hat{\sigma}=S=\sqrt{\frac{1}{n-1}\sum_{i=1}^{n}(X_i-\overline{X})^2}$$

利用上述公式就可解决案例3-2的小鼠体重的均值和方差的点估计值问题。

案例 3-2　解： 由10只小鼠体重计算得

$$\hat{\mu}=\overline{x}=\frac{1}{n}\sum_{i=1}^{n}x_i=20.3;\quad \hat{\sigma}^2=S^2=\frac{1}{n-1}\sum_{i=1}^{n}(x_i-\overline{x})^2\approx 1.57$$

故该动物中心5周龄ICR种小鼠体重均值 μ 的矩估计值是20.3，方差 σ^2 的矩估计值约是1.57。

SPSS 软件应用　利用SPSS软件可求得小鼠体重的均值、方差的矩估计值分别为其样本均值20.30，样本方差约为1.567。参见SPSS实训三的项目3-2。

例 3-2　已知某药品的质量指标 X 服从指数分布，其密度为

$$f(x)=\begin{cases}\lambda e^{-\lambda x}, & x\geqslant 0\\ 0, & x<0\end{cases}$$

试用矩估计法求未知参数 λ 的点估计量。

解： 先求 X 的总体均值

$$\mu=E(X)=\int_{-\infty}^{+\infty}xf(x,\lambda)\mathrm{d}x=\int_{0}^{+\infty}x\lambda e^{-\lambda x}\mathrm{d}x=\frac{1}{\lambda}$$

则

$$\lambda=\frac{1}{E(X)}=\frac{1}{\mu}$$

它是总体均值 μ 的函数，故用样本均值 $\overline{X}$ 替代总体均值 μ 即可得 λ 的矩估计量：

$$\hat{\lambda}=\frac{1}{\hat{\mu}}=\frac{1}{\overline{X}}$$

二、估计量的判别标准

为了估计同一总体参数，不同的估计法可以得到不同的估计量，由此产生了如何评判估计量是否优良的判别标准问题。

（一）无偏性

定义 3-10　设 $\hat{\theta}$ 是未知参数 θ 的估计量，如果 $E(\hat{\theta})=\theta$，则称 $\hat{\theta}$ 为 θ 的**无偏估计量**（unbiased estimator）。

同一个估计量对于不同的样本有不同的估计值，无偏性则表示无偏估计量的所有可能估计值的均值等于被估计参数的真值，即平均而言，估计是无偏的。

例 3-3　设 $X_1,X_2,\cdots,X_n$ 是来自总体 X 的一个样本，证明样本均值

$$\overline{X}=\frac{1}{n}\sum_{i=1}^{n}X_i$$

是总体均值 μ 的无偏估计量。

证：利用数学期望的性质，有

$$E(\overline{X})=E\left(\frac{1}{n}\sum_{i=1}^{n}X_i\right)=\frac{1}{n}E\left(\sum_{i=1}^{n}X_i\right)=\frac{1}{n}\sum_{i=1}^{n}E(X_i)=\frac{1}{n}\sum_{i=1}^{n}E(X)=E(X)=\mu$$

即 $\overline{X}$ 是总体均值 μ 的无偏估计量。

我们还可以证明：样本方差 S^2 是总体方差 σ^2 的无偏估计量。

（二）有效性

在实际应用中，我们不仅希望估计量是无偏的，更希望估计量 $\hat{\theta}$ 与被估计的总体参数 θ 间的偏差尽可能小，通常我们用**均方误差**（mean square error）

$$E[(\hat{\theta}-\theta)^2]$$

来表示估计量偏差的大小，当估计量 $\hat{\theta}$ 是总体参数 θ 的无偏估计，即 $E(\hat{\theta})=\theta$ 时，

$$E[(\hat{\theta}-\theta)^2]=E[(\hat{\theta}-E(\hat{\theta}))^2]=D(\hat{\theta})$$

此时方差 $D(\hat{\theta})$ 越小，估计量 $\hat{\theta}$ 的可能值就越可能集中在被估计的总体参数 θ 的附近，对总体参数的估计和推断也就越有效。

定义 3-11　设 $\hat{\theta}_1$、$\hat{\theta}_2$ 为总体的未知参数 θ 的两个无偏估计量，若

$$D(\hat{\theta}_1)<D(\hat{\theta}_2)$$

则称 $\hat{\theta}_1$ 比 $\hat{\theta}_2$ **有效**（effective）。

例 3-4　设 $X_1,X_2,\cdots X_n$ 是来自总体 X 的一个样本，证明样本均值

$$\overline{X}=\frac{1}{n}\sum_{i=1}^{n}X_i$$

比总体均值 μ 的另一无偏估计量 X_1 有效。

证：由于 X_1 与总体 X 服从同一分布，则

$$E(X_1)=\mu，\ D(X_1)=\sigma^2$$

即 X_1 是 μ 的无偏估计量；

再由前面例 3-3 知，$\overline{X}$ 也是 μ 的无偏估计量，而由第 2 章定理 2-4 知

$$D(\overline{X})=\frac{\sigma^2}{n}$$

故只要 $n>1$，就有

$$D(\overline{X})=\frac{\sigma^2}{n}<D(X_1)=\sigma^2$$

因此 $\overline{X}$ 比 X_1 有效。

第 3 节　区间估计

点估计是用一个估计量明确估计总体参数，在实际中使用较广，但是由于样本的随机性，由样本算得的点估计通常不恰好是所要估计的参数真值，而且无法知道它与真值的误差及估计的可靠性。

例 3-5　设某药厂生产的某种药片直径 X 是一随机变量，服从方差为 0.8^2 的正态分布。现从某日生产的药片中随机抽取 9 片，测得其直径分别为（单位：mm）

14.1　14.7　14.7　14.4　14.6　14.5　14.5　14.8　14.2

由样本观测值计算得 $\bar{x}=14.5$，则可求得 μ 的点估计是：

$$\hat{\mu}=\bar{x}=14.5$$

问题：用矩估计法可以很简单求得总体未知参数 θ 的估计值 $\hat{\theta}$，但 $\hat{\theta}$ 的精确性和可靠性无从得知。如何估计参数 θ 所在的范围以及这个范围包含参数 θ 的可靠程度呢？

为解决上述问题，本节将介绍另一种应用更广泛的参数估计法——参数的**区间估计**（interval estimation），就是用区间形式估计出未知参数 θ 所在范围，以及该区间包含参数 θ 真值的概率，同时解决了参数估计的精度和可靠度问题。

一、区间估计的概念

定义 3-12 设 θ 是总体 X 的一个待估计参数，现由样本观测值 $x_1,x_2,\cdots,x_n$ 确定两个统计量

$$\hat{\theta}_1(x_1,x_2,\cdots,x_n) \text{ 和 } \hat{\theta}_2(x_1,x_2,\cdots,x_n)$$

如果对于给定的 α $(0<\alpha<1)$，有

$$P(\hat{\theta}_1<\theta<\hat{\theta}_2)=1-\alpha$$

则称$(\hat{\theta}_1,\hat{\theta}_2)$为 θ 的置信度为（$1-\alpha$）（或 $100(1-\alpha)\%$）的**置信区间**（confidence interval），区间端点 $\hat{\theta}_1$、$\hat{\theta}_2$ 分别称为**置信下限**（confidence lower limit）、**置信上限**（confidence upper limit），α 称为**显著性水平**（significance level），（$1-\alpha$）则称为**置信度**或**置信水平**（confidence level）。

置信度$(1-\alpha)$表示区间估计的可靠程度，即置信区间$(\hat{\theta}_1,\hat{\theta}_2)$包含参数 θ 的真值的可能性（概率）。置信度是$(1-\alpha)$的置信区间$(\hat{\theta}_1,\hat{\theta}_2)$表示以概率$(1-\alpha)$包含未知参数 θ 真值的随机区间，其直观意义是：当反复抽样多次时（样本容量都相同），将得到多个具体的置信区间，其中有的区间包含参数 θ 的真值，有的则不包含。平均而言，包含 θ 真值的区间约占 $100(1-\alpha)\%$。

例如通常 α 取 0.05，此时置信度为$(1-\alpha)$即 0.95，由此作的区间中，100 次同样抽样中大约有 95 个区间包含 θ 真值，约有 5 个区间不包含 θ 真值。

二、正态总体均值的区间估计

正态总体均值的置信区间有两种情形：一是正态总体的方差 σ^2 已知，另一是 σ^2 未知。

（一）方差已知时总体均值的区间估计

设总体 X 服从正态分布 $N(\mu,\sigma^2)$，$X_1,X_2,\cdots,X_n$ 是来自正态总体 X 的一个样本。考察总体均值 μ 的无偏估计——样本均值 $\bar{X}$，由第 3 章定理 3-1 知，

$$\bar{X}\sim N\left(\mu,\frac{\sigma^2}{n}\right)$$

当总体方差 σ^2 已知时，建立置信区间的统计量为 Z 统计量：

$$Z=\frac{\bar{X}-\mu}{\sigma/\sqrt{n}}\sim N(0,1)$$

对于给定的置信度 $1-\alpha$，查标准正态分布分位数表（见附表 4），得到分位数 $Z_{\alpha/2}$，使得

$$P\left(\left|\frac{\bar{X}-\mu}{\sigma/\sqrt{n}}\right|<Z_{\alpha/2}\right)=1-\alpha \qquad \text{（图 3-8）}$$

即

$$P\left(-Z_{\alpha/2}<\frac{\bar{X}-\mu}{\sigma/\sqrt{n}}<Z_{\alpha/2}\right)=P\left(\bar{X}-Z_{\alpha/2}\frac{\sigma}{\sqrt{n}}<\mu<\bar{X}+Z_{\alpha/2}\frac{\sigma}{\sqrt{n}}\right)=1-\alpha$$

故总体均值 μ 的 $100(1-\alpha)\%$置信区间为

$$\left(\bar{X}-Z_{\alpha/2}\frac{\sigma}{\sqrt{n}},\ \bar{X}+Z_{\alpha/2}\frac{\sigma}{\sqrt{n}}\right)$$

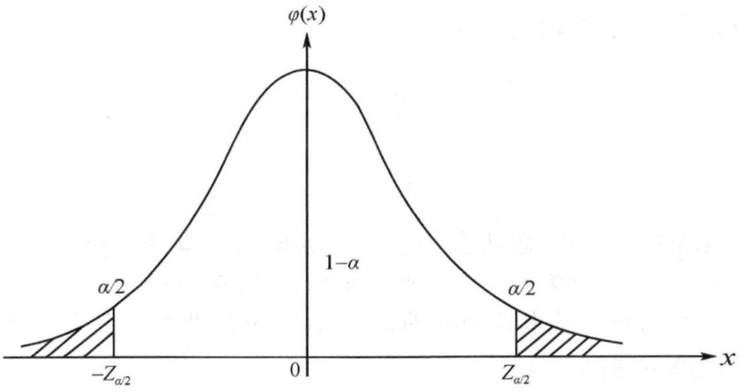

图 3-8　正态分布的双侧分位数

也可简记为 $\bar{X} \pm Z_{\alpha/2}\dfrac{\sigma}{\sqrt{n}}$。

例 3-5（续一）　考察例 3-5，对其随机抽取的 9 片药片的直径数据，试求该药片直径的均值 μ 的 95%置信区间。

解：对药片直径 X，已知 X 服从 $N(\mu, 0.8^2)$。由样本观测值计算得 $\bar{x}=14.5$。

对于 $1-\alpha=0.95$，则 $\alpha=0.05$，查标准正态分布表（附表 4）得分位数：$Z_{\alpha/2}=Z_{0.025}=1.96$。

又已知 $\sigma=0.8$，$n=9$，故

$$\bar{x} \pm Z_{\alpha/2}\frac{\sigma}{\sqrt{n}} = 14.5 \pm 1.96\frac{0.8}{\sqrt{9}} \approx 14.5 \pm 0.52$$

故该药片直径的均值 μ 的 95%置信区间为(13.98, 15.02)。

对非正态总体，当样本容量 n 足够大时，由中心极限定理（第 3 章 定理 3-2）知，样本均值 $\bar{X}$ 近似服从正态分布 $N\left(\mu, \dfrac{\sigma^2}{n}\right)$，此时非正态总体均值的 $100(1-\alpha)\%$置信区间仍为

$$(\bar{X} - Z_{\alpha/2}\frac{\sigma}{\sqrt{n}},\ \bar{X} + Z_{\alpha/2}\frac{\sigma}{\sqrt{n}})$$

实际应用时，$n \geqslant 30$ 时即可认为样本容量足够大。

（二）方差未知时总体均值的区间估计

由于总体方差 σ^2 未知，用 σ^2 的无偏估计量——样本方差 S^2 代替 σ^2，得到 T 统计量

$$T = \frac{\bar{X} - \mu}{S/\sqrt{n}}$$

由第 3 章定理 3-4 知，

$$T = \frac{\bar{X} - \mu}{S/\sqrt{n}} \sim t(n-1)$$

对于给定的置信度（$1-\alpha$）及自由度 $(n-1)$，查 t 分布表（见附表 6），得到分位数 $t_{\alpha/2}(n-1)$，使得

$$P(|T| < t_{\alpha/2}(n-1)) = 1-\alpha \text{（图 3-9）}$$

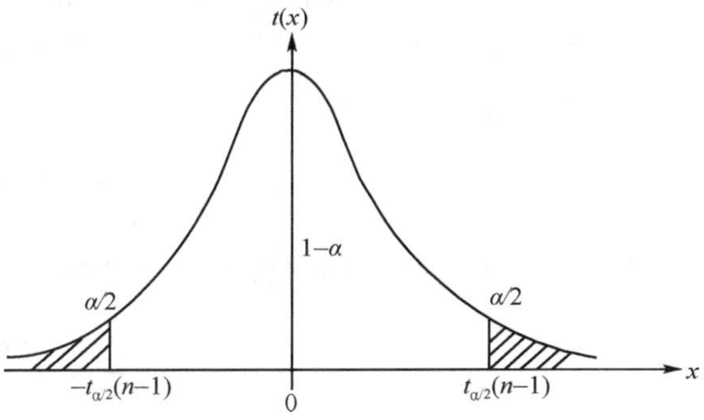

图 3-9　t 分布的双侧分位数

即
$$P\left(\left|\frac{\bar{X} - \mu}{S/\sqrt{n}}\right| < t_{\alpha/2}(n-1)\right) = 1-\alpha$$

所以
$$P(-t_{\alpha/2} < T < t_{\alpha/2}) = P(-t_{\alpha/2} < \frac{\bar{X} - \mu}{S/\sqrt{n}} < t_{\alpha/2}) = P(\bar{X} - t_{\alpha/2}\frac{S}{\sqrt{n}} < \mu < \bar{X} + t_{\alpha/2}\frac{S}{\sqrt{n}}) = 1-\alpha$$

故总体均值μ的 $100(1-\alpha)\%$置信区间为

$$(\bar{X}-t_{\alpha/2}\frac{S}{\sqrt{n}},\ \bar{X}+t_{\alpha/2}\frac{S}{\sqrt{n}})$$

也可简记为$\bar{X}\pm t_{\alpha/2}\frac{S}{\sqrt{n}}$。

例 3-6 设有 12 例儿童的 100 ml 血所含钙的实测数据为（单位：μg）：

54.8 72.3 53.6 64.7 43.6 58.3 63.0 49.6 66.2 52.5 61.2 69.9

已知该含钙量服从正态分布，试求该组儿童的每 100 ml 血平均含钙量的 90%置信区间。

解： 由实测数据的计算可得到：

$$\bar{x}\approx 59.14,\ S^2\approx 74.15,\ S=\sqrt{S^2}\approx 8.61$$

又对于 $1-\alpha=0.90$，$\alpha=0.1$，而自由度 $n-1=11$，查 t 分布表得临界值

$$t_{\alpha/2}(n-1)=t_{0.05}(11)=1.796$$

则

$$\bar{x}\pm t_{\alpha/2}(n-1)\frac{S}{\sqrt{n}}\approx 59.14\pm 1.796\times\frac{8.61}{\sqrt{12}}\approx 59.14\pm 4.46$$

故所求平均含钙量的 90%置信区间为（54.68，63.6）。

SPSS 软件应用 本例 SPSS 题解见 SPSS 实训三的项目 3-3。

当 n 足够大时即大样本情形（$n\geqslant 30$），由于 t 分布接近于标准正态分布，故总体均值的 $100(1-\alpha)\%$置信区间也可以由下列公式近似得到

$$(\bar{X}-Z_{\alpha/2}\frac{S}{\sqrt{n}},\ \bar{X}+Z_{\alpha/2}\frac{S}{\sqrt{n}})$$

对非正态总体而方差σ^2未知时，可以证明，只要样本容量 n 充分大（$n\geqslant 30$），近似有

$$Z=\frac{\bar{X}-\mu}{S/\sqrt{n}}\sim N(0,1)$$

由此即可得到非正态总体均值的 $100(1-\alpha)\%$置信区间

$$(\bar{X}-Z_{\alpha/2}\frac{S}{\sqrt{n}},\ \bar{X}+Z_{\alpha/2}\frac{S}{\sqrt{n}})$$

也可简记为$\bar{X}\pm Z_{\alpha/2}\frac{S}{\sqrt{n}}$。

例 3-7 对某地 144 名健康男子血清胆固醇进行测定，所得数据样本均值为 $\bar{X}=181.46$，样本标准差 $S=32.82$。试求该地区健康男子血清胆固醇的 95%置信区间。

解： 已知 $\bar{X}=181.46$，$S=32.82$，又 $n=144$ 是大样本情形。

对于$1-\alpha=0.95$，$\alpha=0.05$，查 $N(0,1)$ 分位数表（见附表 4）得分位数：$Z_{\alpha/2}=Z_{0.025}=1.96$。

则所求置信区间是

$$\bar{X}\pm Z_{\alpha/2}\frac{S}{\sqrt{n}}=181.46\pm 1.96\times\frac{32.82}{\sqrt{144}}\approx 181.46\pm 5.36$$

所以该地区健康男子血清胆固醇的 95%置信区间是（176.10，186.82）。

三、总体率的区间估计

总体率（population rate）P 是指总体中具有某种特征的个体占总体全部个体的比例。如果总体容量为 N，具有某种特征的个体数为 M，则 $P=\frac{M}{N}$。例如全部药品中合格品的比例、某地区人群中某种病的发病率等。

样本率（sample rate）p 是指在随机抽样得到的样本中具有该特征的个体占样本全部个体的比例。如果样本容量为 n，其中具有某种特征的个体数为 m 个，则 $p=\frac{m}{n}$。

在实际应用中，总体率通常是未知的。由于样本率 p 是总体率 P 的无偏估计量，所以一般需利用随机抽样得到的样本率 p，来估计总体率 P。

（一）大样本情形总体率的区间估计（正态近似法）

根据中心极限定理，对于大样本情形（$n \geqslant 30$ 且 $np>5$ 和 $n(1-p)>5$ 都成立时），对样本率 p 近似有

$$p \sim N\left(P, \frac{P(1-P)}{n}\right)$$

当 n 充分大时，由于总体率 P 是未知的，我们用样本率 p 代替 P 来计算 p 的总体标准差

$$\sigma(p)=\sqrt{\frac{P(1-P)}{n}} \approx \sqrt{\frac{p(1-p)}{n}}$$

则
$$Z=\frac{p-P}{\sqrt{\frac{p(1-p)}{n}}} \sim N(0,1)\text{（近似）}$$

对于给定的置信度 $1-\alpha$，查标准正态分布分位数表（见附表 4），得到分位数 $Z_{\alpha/2}$，使得

$$P(-Z_{\alpha/2}<\frac{p-P}{\sqrt{\frac{p(1-p)}{n}}}<Z_{\alpha/2})=1-\alpha$$

即
$$P(p-Z_{\alpha/2}\sqrt{\frac{p(1-p)}{n}}<P<p+Z_{\alpha/2}\sqrt{\frac{p(1-p)}{n}})=1-\alpha$$

故大样本情形总体率 P 的 $100(1-\alpha)\%$置信区间是

$$(p-Z_{\alpha/2}\sqrt{\frac{p(1-p)}{n}},\ p+Z_{\alpha/2}\sqrt{\frac{p(1-p)}{n}})$$

也可简记为 $p \pm Z_{\alpha/2}\sqrt{\frac{p(1-p)}{n}}$。

例 3-8 从一批药品中随机抽取 300 个，其中测得一级品 81 个。试求这批药品的一级品率的 95%置信区间。

解：显然，该题属于大样本情形时总体率即一级品率的置信区间问题。

由题意，样本一级品率

$$p=\frac{81}{300}=0.27$$

对置信度 $1-\alpha=0.95$，$\alpha=0.05$，查 $N(0,1)$ 分位数表（见附表 4），得到分位数

$$Z_{\alpha/2}=Z_{0.025}=1.96$$

则
$$p \pm Z_{\alpha/2}\sqrt{\frac{p(1-p)}{n}}=0.27 \pm 1.96\sqrt{\frac{0.27\times(1-0.27)}{300}} \approx 0.27 \pm 0.05$$

即这批药品的一级品率的 95%置信区间为（0.22，0.32）。

（二）小样本情形总体率的区间估计（查表法）

当样本容量 n 不够大时，不宜用上述正态近似法，而应用查表法。

当具有某种特性的个体的总体率为 P 时，在总体中随机抽取 n 个个体，其中具有该特性的个体数 m 作为随机变量服从二项分布，为求总体率 P 的置信区间，可根据二项分布的分布函数进行精确计算。

实际应用时，人们已将计算结果制成二项分布 P 的置信区间（见附表 8），只要给定 $1-\alpha$，n，m 就可从表中查得总体率 P 的$(1-\alpha)100\%$置信区间。

例 3-9 给 10 只同品系的动物分别注射某种药物，结果有 4 只死亡。试求总体死亡率的 95%置信区间。

解： 因为 $n=10$，$m=4$，$1-\alpha=0.95$，查附表 8 得 $1-\alpha=0.95$ 的置信区间上、下限分别为：0.738 和 0.122，故所求总体死亡率 P 的 95%的置信区间为（0.122，0.738）。

最后我们将本章介绍的 SPSS 软件中常用统计类 SPSS 函数汇总如下，见表 3-1。由此，用类似于 t 分布中“SPSS 软件应用”操作应用方法，即可得到用 SPSS 软件计算 χ^2 分布、F 分布的概率分布值和上侧 α 分位数的操作应用。

表 3-1 本章 SPSS 软件中统计类函数应用一览表

统计内容			SPSS 软件应用实现的菜单选项
统计分布的概率值和临界值（分位数）计算			【转换】→【计算变量】（SPSS 函数计算）
SPSS 函数计算	χ^2 分布	概率分布值	$P[\chi^2(n)\leqslant x]$=CDF.CHISQ(x, n)
		临界值（分位数）	$\chi^2_\alpha(n)$= IDF.CHISQ($1-\alpha$, n)
	t 分布	概率分布值	$P[t(n)\leqslant x]$=CDF.T(x, n)
		临界值（分位数）	$t_\alpha(n)$= IDF.T($1-\alpha$, n)
	F 分布	概率分布值	$P[F(n_1, n_2)\leqslant x]$=CDF.F($x$, n_1, n_2)
		临界值（分位数）	$F_\alpha(n_1, n_2)$= IDF.F($1-\alpha$, n_1, n_2)

链接 格朗特与统计学的兴起

英国统计学家、人口统计学的创立者、政治算术学派的创始人之一 J. 格兰特（J. Graunt，1620—1672）出生于英国伦敦，先后做过服饰店主、伦敦政府职员、伦敦市参议员和大学音乐教授等。他从小未受过任何正规教育，但他善于积累知识，自学成才，在生命统计、保险统计和经济统计等方面作出了重大贡献。

格兰特通过对人口出生、死亡率、年龄构成、性比例等的研究，发现了某些现象的统计规律性，第一个提出了人口统计中的性比例，并试图确立人口的期望寿命，编制了第一个死亡率统计表，奠定了人口统计学的基础。他还发现了生命运动中的大数法则——大数守恒定律，运用了推算和预测等多种统计方法。1662 年他出版的《关于死亡公报的自然的和政治的观察》是关于描述统计的开山之作，在统计发展史上具有划时代的意义。而因此书的出版，国王查理二世立即亲自推荐他为刚成立的英国皇家学会会员。

SPSS 实训三

一、t 分布的分位数求解

项目 3-1 用 SPSS 软件求自由度为 10 的 t 分布的分位数 $t_{0.025}(10)$的值。此时该分位数点对应的累积概率为 1−0.025=0.975。（结果保留 6 位小数）

（一）项目简要分析

本项目属于求 t 分布的分位数问题。

统计应用方法：用 t 分布 SPSS 函数求分位数。

应用 SPSS 函数：t 分布分位数函数“IDF.T”。

（二）SPSS 数据处理

本例需要在数据编辑器窗口显示所求概率值。打开数据编辑器窗口。

菜单途径：【文件】→【新建】→【数据】。

（三）SPSS 统计上机操作

在打开的空白数据集中，首列首行输入 3，选择其右侧单元格。

菜单途径：【转换】→【计算变量】。在对话框【计算变量】中，如图 3-10 所示。

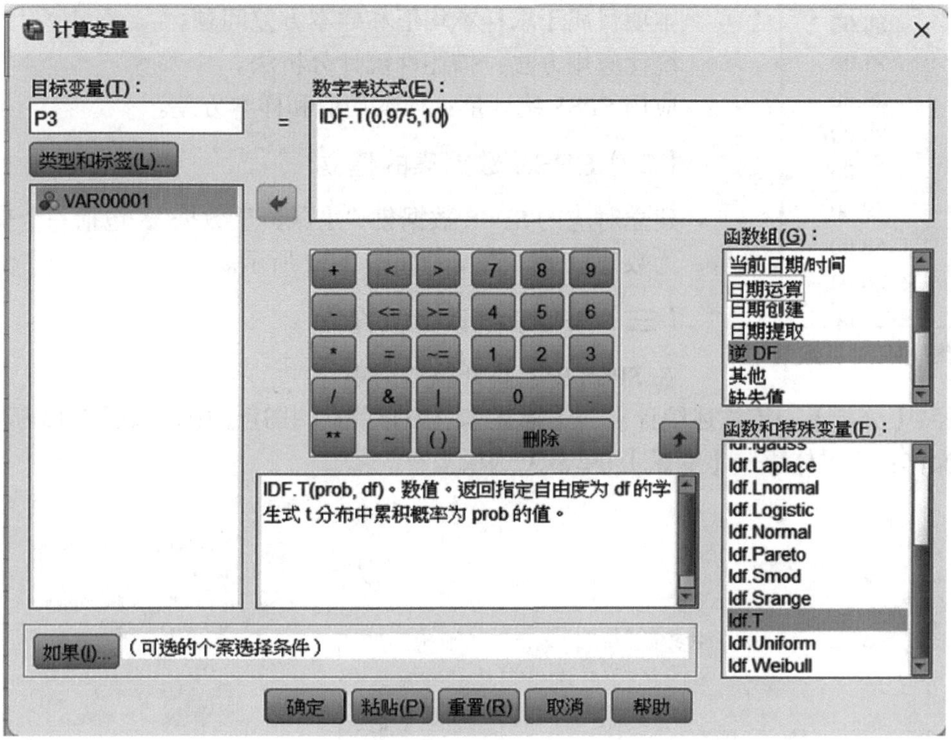

图 3-10　对话框【计算变量】

对话框操作：在【目标变量】下框中输入“P3”。选择【数字表达式】下的输入框。选择【函数组/逆 DF】→【函数和特殊变量/Idf.T】→单击↑，在【数字表达式】下框中出现“IDF.T(?, ?)”，根据函数提示说明，在“IDF.T(?, ?)”中依次输入参数值：0.975 和 10，即有【数学表达式/IDF.T(0.975, 10)】→【确定】。

（四）SPSS 输出结果表

对数据集编辑器窗口显示的变量“P3”，调整其【变量视图】中的【小数位数】到 6，在数据集编辑器窗口即可得显示结果，如图 3-11 所示。

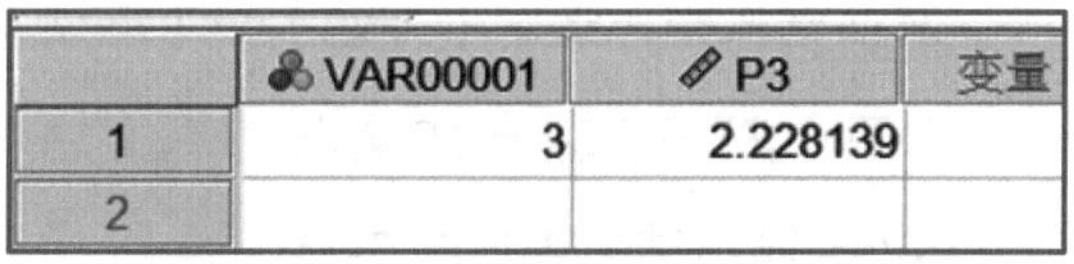

	VAR00001	P3	变量
1	3	2.228139	
2			

图 3-11　数据集编辑器窗口的结果

（五）SPSS 输出结果解读

结果显示的 P3=2.228139 就是所求分位数的值。

（六）项目解题结果与结论

所求分位数 $t_{0.025}(10)=2.228139$。

二、数值数据的样本均值和样本方差求解

项目 3-2（案例 3-2） 在某动物中心随机挑选了 10 只 5 周龄的 ICR 种小鼠，体重分别为（单位：g）：

20，21，20，20，22，19，18，20，21，22

问题：试根据该组样本观测值，利用 SPSS 软件来求该动物中心 5 周龄 ICR 种小鼠体重的均值 μ 和方差 σ^2 的估计值，即其样本均值和样本方差。

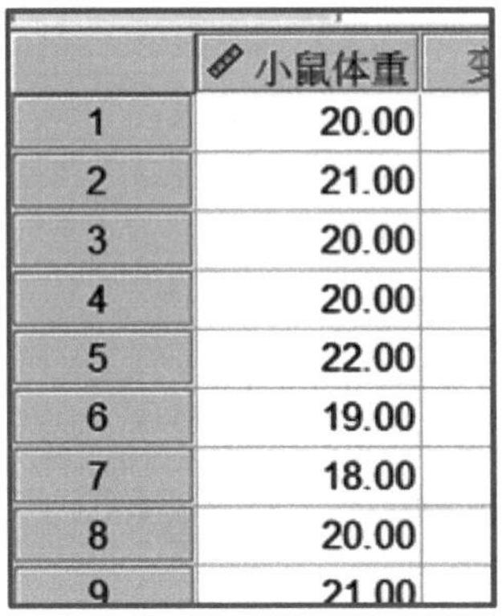

图 3-12 数据集“小鼠体重数据”

（一）项目简要分析

本项目属于求样本均值和样本方差问题。

统计应用方法：描述性统计分析法。

应用 SPSS 统计量：样本均值和样本方差。

（二）SPSS 数据集的建立

建立对应的 **SPSS** 数据集“小鼠体重数据”，包括一个变量：小鼠体重，为数值变量。数据集如图 3-12 所示。

（三）SPSS 统计上机操作

在 SPSS 中，打开该数据集。

菜单途径：【分析】→【描述统计】→【描述】。在对话框【描述】中，如图 3-13 所示。

对话框操作：小鼠体重→【变量】。单击【选项】。

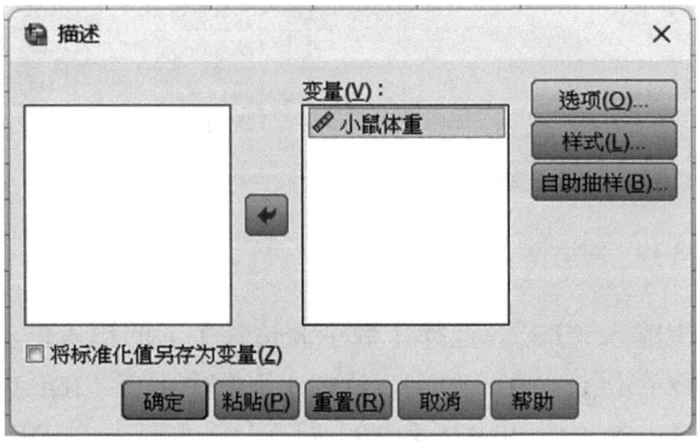

图 3-13 对话框【描述】

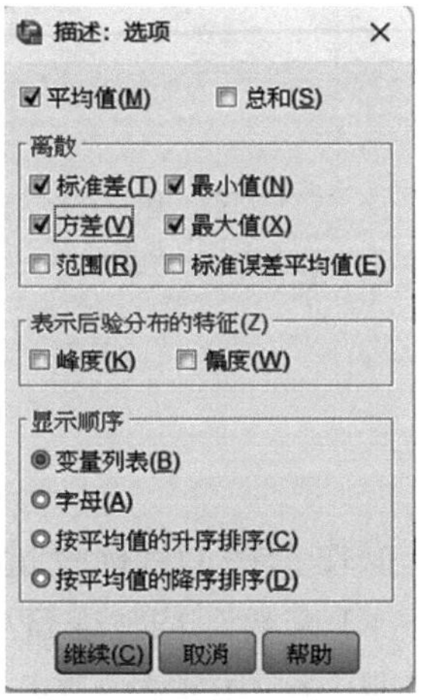

图 3-14 对话框【描述：选项】

在对话框【描述：选项】中，保留所有默认选项，如图 3-14 所示。

对话框操作：选定【方差】→【继续】。在返回的对话框【描述】中，单击【确定】。

（四）SPSS 输出结果表

SPSS 输出结果表见图 3-15。

描述统计

	N	最小值	最大值	均值	标准　偏差	方差
小鼠体重	10	18.00	22.00	20.3000	1.25167	1.567
有效个案数	10					

图 3-15 SPSS 输出结果“描述统计”表

（五）SPSS 输出结果解读

由输出结果“描述统计”表可知，样本均值为 20.3，样本方差为 1.567。

（六）项目解题结果与结论

故所求该小鼠体重均值的估计值为 20.3，方差的估计值为 1.567。

三、方差未知时正态总体均值的置信区间

项目 3-3（例 3-6）　设有 12 例儿童的 100 ml 血所含钙的实测数据为（单位：μg）：

54.8　72.3　53.6　64.7　43.6　58.3　63.0　49.6　66.2　52.5　61.2　69.9

已知该含钙量服从正态分布，试用 SPSS 软件求该组儿童的每 100 ml 血平均含钙量的 90%置信区间。

（一）项目简要分析

本项目属于方差未知时正态总体均值的置信区间问题。

统计应用方法：正态总体均值的置信区间。

置信区间公式：$(\bar{X}-t_{\alpha/2}\dfrac{S}{\sqrt{n}},\ \bar{X}+t_{\alpha/2}\dfrac{S}{\sqrt{n}})$。

（二）SPSS 数据集的建立

建立 SPSS 数据集“儿童血钙实测数据”，包括一个分析变量：血钙量，为数值变量。数据集如图 3-16 所示。

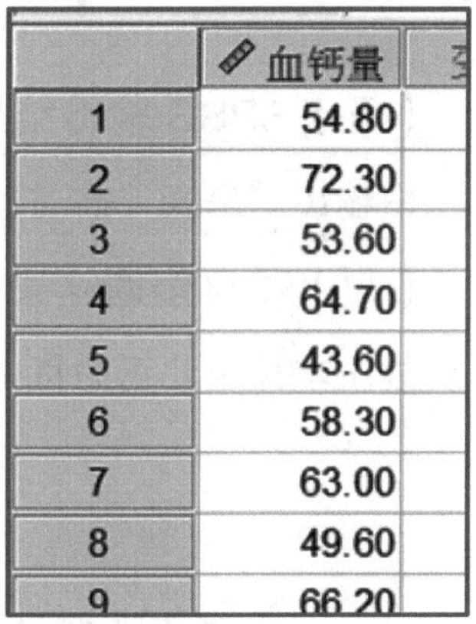

图 3-16　数据集“小鼠体重数据”

（三）SPSS 统计上机操作

在 SPSS 中，打开该数据集。

菜单途径：【分析】→【描述统计】→【探索】。在对话框【探索】中，如图 3-17 所示。

对话框操作：血钙量→【因变量列表】。单击【统计】。

在对话框【探索：统计】中，如图 3-18 所示。

对话框操作：【描述】→【平均值的置信区间：90%（输入）】→【继续】。

在返回的对话框【探索】中，单击【确定】。

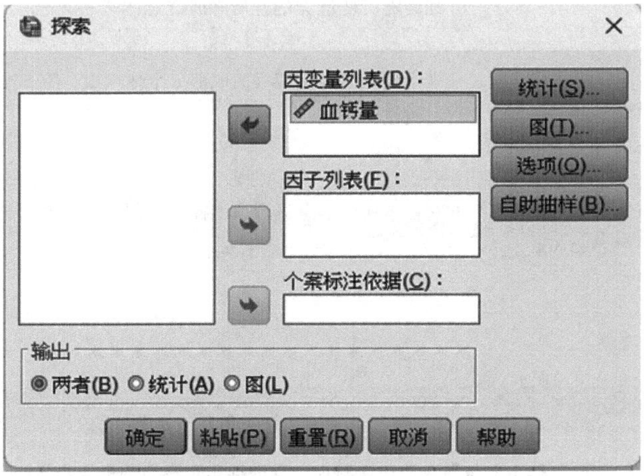

图 3-17　对话框【探索】

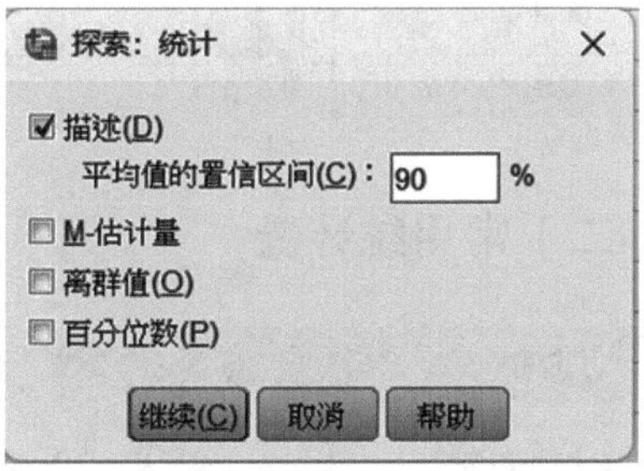

图 3-18　对话框【探索：统计】

（四）SPSS 输出结果表

SPSS 输出结果表见图 3-19。

描述

			统计	标准 错误
血钙量	平均值		59.1417	2.48585
	平均值的90%置信区间	下限	54.6774	
		上限	63.6060	
	5%剪除后平均值		59.2741	
	中位数		59.7500	
	方差		74.154	
	标准偏差		8.61125	
	最小值		43.60	
	最大值		72.30	
	全距		28.70	
	四分位距		13.05	
	偏度		−.180	.637
	峰度		−.683	1.232

图 3-19 SPSS 主要输出结果“描述”表

（五）SPSS 输出结果解读

由输出结果表“描述”可知，均值的 90% 置信区间下限为 54.6774，上限为 63.6060。

（六）项目解题结果与结论

故所求该组儿童的每 100 ml 血平均含钙量的 90%置信区间为(54.6774, 63.6060)。

本 章 小 结

（一）数理统计的基本概念

名称	定义	意义
总体 X	研究对象的全体 X	利用随机变量 X 的性质来研究总体
样本 $X_1,X_2,\cdots,X_n$	$X_1, X_2, \cdots, X_n$ 满足： 1.（独立性）相互独立； 2.（代表性）与总体 X 同分布。	样本是从总体中随机抽取部分个体组成，用于推断总体有关统计特征
统计量 $\varphi(X_1, X_2, \cdots, X_n)$	样本 $X_1, X_2, \cdots, X_n$ 的不含任何未知参数的函数	对样本所含信息进行加工提炼，用于估计推断总体参数

（二）常用统计量

名称	定义	意义
样本均值 $\overline{X}$	$\overline{X}=\frac{1}{n}\sum_{i=1}^{n}X_i$	刻画了样本的位置（集中）特征，反映样本观察值的平均水平

续表

名称	定义	意义
样本方差 S^2	$S^2=\frac{1}{n-1}\sum_{i=1}^{n}(X_i-\bar{X})^2$ $=\frac{1}{n-1}(\sum_{i=1}^{n}X_i^2-n(\bar{X})^2)$	刻画了样本的离散特征，反映样本观察值偏离样本均值的分散程度
样本标准差 S	$S=\sqrt{S^2}$	刻画样本观察值偏离样本均值的绝对偏差，且与取值数据的量纲一致
变异系数 CV	$CV=\frac{S}{\vert\bar{X}\vert}\times 100\%$	刻画样本观察值偏离样本均值的相对偏差，可用于比较不同均值样本相对变异程度
标准误 $S_{\bar{x}}$	$S_{\bar{x}}=\frac{S}{\sqrt{n}}$	用来衡量以样本均值来推断估计总体均值时的平均误差

（三）统计三大常用分布

名称	定义	性质
χ^2分布$\chi^2(n)$	设 $X_1, X_2, \cdots, X_n$ 相互独立，均服从 $N(0, 1)$，则 $\chi^2=\sum_{i=1}^{n}X_i^2\sim\chi^2(n)$ 其中 n 为χ^2分布的自由度	1. $X\sim\chi^2(n)$，则 $E(X)=n$，$D(X)=2n$ 2. $X\sim\chi^2(n_1)$，$Y\sim\chi^2(n_2)$且 X 与 Y 独立，则 $X+Y\sim\chi^2(n_1+n_2)$
t 分布 $t(n)$	设 $X\sim N(0, 1)$，$Y\sim\chi^2(n)$，且 X 与 Y 相互独立，则 $T=\frac{X}{\sqrt{Y/n}}\sim t(n)$ 其中 n 为χ^2分布的自由度	1. $t_{1-\alpha}(n)=-t_{\alpha}(n)$ 2. 当 $n\to\infty$时，$t(n)$的极限分布就是标准正态分布 $N(0, 1)$
F 分布 $F(n_1, n_2)$	设 $X_1\sim\chi^2(n_1)$，$X_2\sim\chi^2(n_2)$，且 X_1 与 X_2 独立，则 $F=\frac{X_1/n_1}{X_2/n_2}\sim F(n_1, n_2)$ 其中 n_1，n_2 为χ^2分布的自由度	1. 设 $T\sim t(n)$，则 $T^2\sim F(1, n)$ 2. 设 $F\sim F(n_1, n_2)$，则 $1/F\sim F(n_2, n_1)$ 3. $F_{1-\alpha}(n_1,n_2)=\frac{1}{F_{\alpha}(n_2,n_1)}$

（四）正态总体的抽样分布

总体	类型	抽样分布	说明
单个正态总体	样本均值 $\bar{X}$ 的抽样分布	$\bar{X}\sim N(\mu,\frac{\sigma^2}{n})$	$\bar{X}$ 作为正态变量的线性组合仍服从正态分布
单个正态总体	样本均值 $\bar{X}$ 的抽样分布	$Z=\frac{\bar{X}-\mu}{\sigma/\sqrt{n}}\sim N(0,1)$	$\bar{X}$ 的标准化变量服从标准正态分布
		$T=\frac{\bar{X}-\mu}{S/\sqrt{n}}\sim t(n-1)$	将 $\frac{\bar{X}-\mu}{\sigma/\sqrt{n}}$ 中的σ换成 S，相应分布由 $N(0, 1)$修正为 $t(n-1)$
	样本方差 S^2 相关抽样分布	$\chi^2=\frac{(n-1)S^2}{\sigma^2}\sim\chi^2(n-1)$	S^2 与 $\bar{X}$ 还是相互独立的
两个正态总体	样本方差之比的抽样分布	$F=\frac{S_x^2/\sigma_1^2}{S_y^2/\sigma_2^2}\sim F(n_1-1,n_2-1)$	用于两个总体方差的统计推断
	样本均值之差的抽样分布	当 $\sigma_1^2=\sigma_2^2$ 时 $T=\frac{(\bar{X}-\bar{Y})-(\mu_1-\mu_2)}{S\sqrt{\frac{1}{n_1}+\frac{1}{n_2}}}\sim t(\mathrm{df})$ $\mathrm{df}=n_1+n_2-2$	用于两个总体均值的统计推断， 其中 $S^2=\frac{(n_1-1)S_x^2+(n_2-1)S_y^2}{n_1+n_2-2}$

（五）点估计法

点估计法	基本思想	估计的优良性
矩估计法	用样本矩估计相应的总体矩，从而得到总体未知参数的估计值 $\hat{\mu}=\overline{X}$，$\hat{\sigma}^2=S^2$，$\hat{\sigma}=S$	1. 无偏性：$E(\hat{\theta})=\theta$ 2. 有效性：设 $\hat{\theta}_1,\hat{\theta}_2$ 均为 θ 的无偏估计量，若 $D(\hat{\theta}_1)<D(\hat{\theta}_2)$，则称 $\hat{\theta}_1$ 比 $\hat{\theta}_2$ 有效
应用	$\overline{X}$、S^2 分别是 μ、σ^2 的无偏估计量	

（六）区间估计

总体分布	参数	条件	$100\times(1-\alpha)\%$ 置信区间
正态分布	均值 μ	σ^2 已知	$\left(\overline{X}-Z_{\alpha/2}\dfrac{\sigma}{\sqrt{n}},\ \overline{X}+Z_{\alpha/2}\dfrac{\sigma}{\sqrt{n}}\right)$
		σ^2 未知	$\left(\overline{X}-t_{\alpha/2}(n-1)\dfrac{S}{\sqrt{n}},\ \overline{X}+t_{\alpha/2}(n-1)\dfrac{S}{\sqrt{n}}\right)$
二项分布	总体率 P	大样本($n\geqslant30$)	$(p-Z_{\alpha/2}\sqrt{\dfrac{p(1-p)}{n}},\ p+Z_{\alpha/2}\sqrt{\dfrac{p(1-p)}{n}})$
		小样本($n<30$)	查附表 8

自测题

一、名词解释

总体，样本，参数，统计量，统计推断，抽样，参数估计，估计量，点估计，区间估计。

二、填空题

1. 已知总体 $X\sim N(\mu,\sigma^2)$，其中 μ 未知，$\sigma^2=\sigma_0^2$ 为已知参数，$X_1, X_2, \cdots, X_n$ 是从总体抽取的一组样本，则下列各式中属于统计量的是________。

（1）$\sum_{i=1}^{n}(X_i-\sigma_0)^2$；　（2）$\sum_{i=1}^{n}(X_i-\mu)$；

（3）$\sum_{i=1}^{n}(X_i-\overline{X})^2$；　（4）$\dfrac{1}{n}(X_1^2+X_2^2+\cdots+X_n^2)$；

（5）$\mu^2+\dfrac{1}{3}(X_1+X_2+X_3)$；

（6）$\dfrac{1}{\sigma_0^2}\sum_{i=1}^{n}X_i^2$.

2. 设总体 $X\sim N(\mu,\sigma^2)$，其中 μ，σ^2 为已知数，$X_1, X_2, \cdots, X_n$ 是来自 X 的一个样本，$\overline{X}$，S^2 分别是样本均值和样本方差，且相互独立，则样本均值 $\overline{X}\sim$________分布，而统计量 $\dfrac{\overline{X}-\mu}{\sigma/\sqrt{n}}\sim$________分布，统计量 $\dfrac{\overline{X}-\mu}{S/\sqrt{n}}\sim$________分布，统计量 $\dfrac{(n-1)S^2}{\sigma^2}\sim$________分布。

3. 设 $X_1, X_2, \cdots, X_{20}$ 是来自 $N(10, 1)$的简单样本，$\overline{X}$ 是容量为 20 的样本均值，则 $\overline{X}$ 服从________分布，$E(\overline{X})$=________，$D(\overline{X})$=________；$P(\overline{X}>10)$=________。

4. 估计量的评判标准是________性和________性。

5. 总体的数学期望和方差的点估计值分别是________和________。

6. 用样本 $X_1,X_2,\cdots,X_n$ 估计总体参数，总体均值的一个无偏估计量是________，总体方差的无偏估计量是________。

7. 设总体 X 服从正态分布 $N(\mu,\sigma^2)$，μ 未知，$X_1,X_2,\cdots,X_n$ 是该总体 X 的一个样本，（1）如果 σ^2 未知，总体均值 μ 的 95%置信区间是________；（2）如果由经验已知 σ^2，总体均值 μ 的 95%置信区间是________。

三、单选题

1. 关于随机抽样，下列哪一项说法是正确的（　　）。

A. 抽样时应使得总体的每一个个体都有同等的机会被抽取

B. 研究者在抽样时应精心挑选个体，以使样本更能代表总体

C. 随机抽样即随意抽取个体

D. 为确保样本具有更好的代表性，样本量应比较大

2. 抽样的目的是（　　）。

A. 研究样本统计量

B. 由样本信息推断总体的统计规律

C. 研究典型案例研究误差

D. 研究总体统计量

3. 参数是指（　　）。

A. 参与个体数　　B. 总体的统计指标

C. 样本的统计指标　　D. 样本的总和

4. σ^2 已知时，区间 $(\bar{X}-1.96\frac{\sigma}{\sqrt{n}},\ \bar{X}+1.96\frac{\sigma}{\sqrt{n}})$ 的含义是（　　）。

A. 95%的总体均值在此范围内

B. 样本均值的 95%置信区间

C. 95%的样本均值在此范围内

D. 总体均值的 95%置信区间

5. 样本容量为 n，置信度为 $1-\alpha$ 的 t 分布分位数 λ_t 是（　　）。

A. $\lambda_t=t_{1-\alpha/2}(n)$　　B. $\lambda_t=t_{\alpha/2}(n-1)$

C. $\lambda_t=t_{\alpha/2}(n)$　　D. $\lambda_t=t_{1-\alpha/2}(n-1)$

四、应用分析题

1. 查表求下列各分位数：

（1）$\chi^2_{0.99}(10)$，$\chi^2_{0.05}(16)$；（2）$t_{0.90}(4)$，$t_{0.025}(60)$；

（3）$F_{0.01}(10, 9)$，$F_{0.90}(28, 2)$。

2. 根据下列数据求总体均值和方差的无偏估计：

5　–3　2　10　8　6

3. 从一批片剂中随机抽检 10 片，测定含量，均值为 103（mg），标准差为 2.22（mg），假定片剂含量服从正态分布，求这批片剂平均含量的 95%置信区间。

4. 已知来自正态总体的样本值为

7.0　8.0　7.8　9.2　6.4

试求（1）σ=1.2 时，总体均值 μ 的 90%置信区间；

（2）σ^2 未知时总体均值 μ 的 90%置信区间。

5. 设正态总体的方差已知，问抽取的样本容量 n 应多大，才能使总体均值 μ 的置信度为 0.95 的置信区间长不大于 L。

6. 在一指定地区的选民中，随机挑选 300 名选民进行民意测验，结果有 182 人对某个指定的候选人是满意的，求在所有选民中，对该候选人满意率的 95%置信区间。

7. 从某批灯泡中随机抽查 12 个，其中 4 个是次品，试求该批灯泡次品率的 95%置信区间。

五、SPSS 上机项目实训任务

项目 1　利用 SPSS 软件中的统计函数来计算分位数 $\chi^2_{0.99}(10)$和 $F_{0.01}(10, 9)$。

项目 2　已知来自正态总体的样本值为

7.0　8.0　7.8　9.2　6.4

试利用 SPSS 软件来计算 σ^2 未知时总体均值 μ 的 90%置信区间。

第4章
参数假设检验

学习目标

1. 知识目标 掌握单样本的正态总体均值的检验；两独立样本、两配对样本的正态总体均值比较的检验；熟悉假设检验的概念与基本原理；了解假设检验的基本步骤。

2. 能力目标 掌握用 SPSS 进行单样本正态总体均值的检验，两独立样本正态总体均值比较的检验的运算；熟悉两配对样本的正态总体均值比较的检验运算。

3. 素质目标 提高学生运用假设检验的基本思想解决实际问题的能力，解决实际问题时能做到有理有据，塑造实事求是、科学严谨的工作作风和科学素养。

假设检验是统计推断的另一基本内容。**假设检验**（hypothesis testing），顾名思义就是先假设后检验，就是事先对总体的参数或分布形式提出一个假设，再利用样本数据信息来判断原假设是否合理，从而决定应接受还是拒绝原假设。

假设检验可以分为两类：一类是总体参数的假设检验，简称**参数检验**（parametric test）；另一类是**非参数检验**（nonparametric test），主要包括总体分布形式的假设检验、随机变量独立性的假设检验等。这里我们讨论有关总体参数（均值、方差）等的参数检验问题，非参数检验问题将在第 6 章讨论。

第 1 节　假设检验的基本概念

一、假设检验问题

为考察假设检验问题，我们先来看两个假设检验的案例。

案例 4-1

某药厂用自动包装机包装的葡萄糖重量服从正态分布 $N(\mu, \sigma^2)$，按规定的标准重量为 500g，由以往标准知总体方差 $\sigma^2=6.5^2$，且保持不变，某日从生产线上随机抽取 6 袋，称得净重为（单位：g）：

498　516　507　492　502　512

问题：该日自动包装机包装的葡萄糖平均重量是否还是 500g?

在案例 4-1 中，利用其样本值的计算可得其平均重量 $\bar{x}=504.5$g，与标准重量 500g 相比差 4.5g，但该差异究竟是因为自动包装机工作不正常造成的实质性差异，还是纯粹由于随机因素引起的随机误差？显然，该日生产的每袋葡萄糖的平均重量就是总体参数μ，该案例的问题要回答：μ是否等于 500？即 $\mu=\mu_0$，像这样要回答总体参数是否等于某个数值的问题就是一个假设检验问题。

在假设检验中，通常将所要进行检验的假设称为**原假设**（或**零假设** null hypothesis），用 H_0 表示；而将原假设的对立面称为**备择假设**（或**对立假设** alternative hypothesis），用 H_1 表示。

例如对案例 4-1，有原假设 H_0：$\mu=500$；备择假设 H_1：$\mu\neq500$。

二、假设检验的基本思想

假设检验的基本思想就是所谓概率性质的反证法，即为了检验原假设是否正确，首先假定原假设 H_0 成立，在原假设 H_0 成立的条件下根据抽样理论和样本信息进行推断，如果得到矛盾的结论，就推翻原假设，否则，则接受原假设。这里我们在概率性质的反证法中运用了**小概率原理**（small probability principle），即小概率事件在一次试验中几乎不可能发生。如果小概率事件在一次试验中发生，即认为导出矛盾，则判断原假设不成立。

例如对案例 4-1，应检验原假设 H_0：$\mu=500(=\mu_0)$是否成立。为此，首先假定原假设 H_0 成立，则总体 X 服从 $N(\mu_0,6.5^2)$，再用样本去检验 H_0 的真伪。由于样本所包含的信息较分散，一般需要构造一个检验统计量去进行判断。案例 4-1 是正态总体均值 μ 的参数检验问题，在方差 σ^2 已知和原假设 H_0 成立下，考虑 μ 的无偏估计量 $\bar{X}$ 的抽样分布，有

$$\bar{X} \sim N(\mu_0, \frac{\sigma^2}{n})$$

故可以取

$$Z=\frac{\bar{X}-\mu_0}{\sigma/\sqrt{n}} \sim N(0,1)$$

作为检验统计量。

对于给定的一个小概率 $\alpha\ (0<\alpha<1)$，通常取 $\alpha=0.05$，根据一次抽样的样本值（实验观测值数据），计算统计量 Z 的观测值 z，并计算其对应概率 P 值

$$P=P(|Z|>z)$$

若 P 值 $<\alpha$，则表明小概率事件在一次抽样试验中居然发生了，即可认为导出矛盾而拒绝原假设 H_0。否则，可认为没有导出矛盾而接受原假设 H_0。

由于该 P 值计算量较大，通常需要用统计软件来得到。实际应用时，若手动计算，可查本教材后的正态分布临界值表（附表 4）得到临界值 $Z_{\alpha/2}$，使得

$$P(|Z|>Z_{\alpha/2})=\alpha \text{（对应地，有 } P(Z>Z_{\alpha/2})=\alpha/2\text{）（图 4-1）}$$

此时，事件

$$(|Z|>Z_{\alpha/2})=\left(\left|\frac{\bar{X}-\mu_0}{\sigma/\sqrt{n}}\right|>Z_{\alpha/2}\right)$$

是个概率为 α 的小概率事件。对于一次抽样的样本值，计算统计量 Z 的观测值 z，如果 $|z|>Z_{\alpha/2}$，表明抽样结果落在上述小概率事件的范围内，也即对应概率的 P 值 $<\alpha$，则表明小概率事件在一次抽样试验中居然发生了，即可认为导出矛盾而拒绝原假设 H_0。否则，可认为没有导出矛盾而接受原假设 H_0。

下面我们就可利用上述原理来解决案例 4-1 的问题。

案例 4-1 解：应检验

原假设 H_0：$\mu=500$；备择假设 H_1：$\mu \neq 500$

由题中条件得 $\bar{x}=504.5$，$\mu_0=500$，$\sigma^2=6.5^2$。

则检验统计量 Z 的观测值为

$$z=\frac{\bar{x}-\mu_0}{\sigma/\sqrt{n}}=\frac{504.5-500}{6.5/\sqrt{6}} \approx 1.696$$

再由标准正态分布临界值表（附表 4）查得临界值：$Z_{\alpha/2}=Z_{0.025}=1.96$。

由于 $|z| \approx 1.696 < Z_{\alpha/2}=1.96$，即小概率事件在一次抽样试验中没有发生，故没有导出矛盾，所以可

接受原假设 H_0：$\mu=500$，即认为该日自动包装机包装的葡萄糖的平均重量还是 500g。

在假设检验中，我们将事先给定的小概率 α 称为**显著性水平**（significance level）；将拒绝 H_0 还是接受 H_0 的界限值称为**临界值**（critical value）；将拒绝原假设 H_0 的区域称为**拒绝域**（rejection region），而将接受 H_0 的区域称为**接受域**（acceptance region）。

在假设检验中，小概率即显著性水平 α 应该是接近 0 的一个正数。著名统计学家 R.A.费希尔把 1/20 即 0.05 作为其标准，从此 0.05 或小于 0.05 的概率被认为是小概率。

例如在案例 4-1 中，检验的显著性水平 $\alpha=0.05$，临界值 $Z_{\alpha/2}=1.96$，拒绝域为（$|Z|>1.96$）。

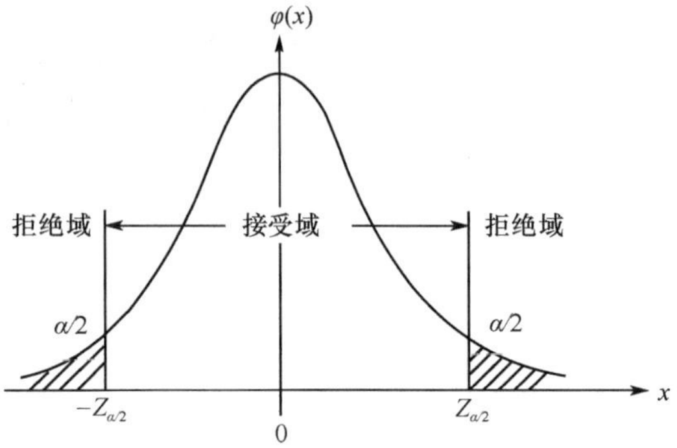

图 4-1　假设检验的拒绝域和接受域

如图 4-1 所示，如果由样本值所得到的检验统计量的值落在拒绝域中，则认为原假设 H_0 不成立，则拒绝原假设 H_0；否则，则接受原假设 H_0。

上述通过比较统计量的值与临界值的大小来作出统计判断结论的假设检验方法称为**临界值法**（critical value method），而在统计论文或专著中还常采用更直接的 *P* **值法**。

P 值是指在 H_0 成立时从总体中抽样，抽到现有的样本以及更加极端情况出现的概率值（例如，在案例 4-1 中，P 值$=P(|Z|>z)=P(|Z|>1.696)=0.0898$）。*P* **值法**（*P* value method）就是根据计算出来的 *P* 值与显著性水平 α 的比较进行统计判断的假设检验法，即当 $P<\alpha$ 时拒绝 H_0，当 $P>\alpha$ 时接受 H_0。*P* 值的大小由检验统计量的值决定，与显著性水平 α 无关，无需查统计表，但计算要求较高。一般统计软件如 SAS、SPSS 等都能计算 *P* 值，故可用 *P* 值法。而通常手工计算时则采用查统计教材后面附加的统计表的临界值法。

三、假设检验的两类错误

如表 4-1 所示，由于假设检验是根据小概率原理由样本信息推断总体特征，而抽样的随机性使得假设检验有可能发生以下两类错误。

第一类错误（typy I error）：当原假设 H_0 为真时，拒绝 H_0，此类错误又称拒真错误。发生第一类错误的概率就是显著性水平 α。

第二类错误（typy II error）：当原假设 H_0 为假时，接受 H_0，此类错误又称取伪错误。发生第二类错误的概率一般记为 β。

表 4-1　统计判断所犯两类错误

检验结论	实际情况	
	H_0 为真	H_0 为假
接受 H_0	正确	第二类错误（取伪）
拒绝 H_0	第一类错误（拒真）	正确

我们总希望犯两类错误的概率 α、β 都很小，但在样本容量 n 确定时，同时使 α、β 都很小是不可能的。故在实际应用中，通常先限制犯第一类错误的概率 α，再适当增加样本容量来减少犯第二类错误的概率 β。一般选取 $\alpha=0.05$ 或 0.01、0.1。

四、假设检验的一般步骤

综上所述，我们可得到进行假设检验的一般步骤：

（1）建立原假设 H_0 和备择假设 H_1；

（2）确定检验统计量及其分布，并由给定样本值计算检验统计量的值，若用统计软件还可计算对应的概率 P 值；

（3）根据显著性水平 α，确定其临界值，从而得到拒绝域；

（4）作出统计判断，若统计量的值落在拒绝域内，或者 P 值＜α，则拒绝原假设 H_0，接受备择假设 H_1；否则，就接受原假设 H_0。

（5）对原问题给出相应结论。

链接　奈曼与假设检验理论

J.奈曼（J. Neyman，1894—1981）是美国统计学家、现代统计学的奠基人之一。原籍波兰，1938 年起为美国加州大学伯克利分校教授、统计研究中心主任。

1925～1927 年，他在伦敦大学师从 K. 皮尔逊，并与英国统计学家、K. 皮尔逊之子 E. S. 皮尔逊展开了深入的合作研究。奈曼和 E. S. 皮尔逊利用数学概念和逻辑推理发展了假设检验理论，并发表了多篇重要的相关文献，内容包括两类错误、备择假设、似然比检验、一致最优检验、功效函数、最佳临界域等概念和方法，奠定了假设检验的理论基础。他还发表了有关置信区间估计的理论成果。奈曼和 E. S. 皮尔逊因区间估计和假设检验的 Neyman-Pearson 理论而一起名垂数理统计发展史。

第 2 节　单样本的正态总体均值检验

正态总体 $N(\mu,\sigma^2)$中有两个参数：均值 μ 和方差 σ^2，其中有关总体均值 μ 的假设检验问题在实际应用中最为常见，下面分不同情形加以讨论。

一、方差已知时单样本的均值 Z 检验

设单个样本 $X_1,\cdots,X_n$ 来自正态总体 $N(\mu,\sigma^2)$，方差 σ^2 已知，需对单样本的总体均值 μ 进行检验。

（一）方差已知时单样本正态总体均值的双侧检验

应检验 H_0：$\mu=\mu_0$；H_1：$\mu\neq\mu_0$（双侧检验）。

检验步骤为：

（1）建立原假设 H_0：$\mu=\mu_0$；备择假设 H_1：$\mu\neq\mu_0$。

（2）在 H_0：$\mu=\mu_0$ 成立时，构造检验统计量

$$Z=\frac{\overline{X}-\mu_0}{\sigma/\sqrt{n}}\sim N(0,1)$$

并计算 Z 检验统计量的观测值 z，用统计软件还可求得其对应概率 P 值；

（3）对于给定的显著性水平 α，查 $N(0,1)$临界值表（附表 4），得到临界值 $Z_{\alpha/2}$，使得

$P(|Z|>Z_{\alpha/2})=\alpha$，（对应地，有 $P(Z>Z_{\alpha/2})=\alpha/2$）（图 4-2）

（4）统计判断：当 $|z|>Z_{\alpha/2}$ 时，或者 P 值＜α，拒绝 H_0，接受 H_1，即认为 μ 与 μ_0 有显著差异；当 $|z|\leqslant Z_{\alpha/2}$ 时，或者 P 值≥α，接受 H_0，认为 μ 与 μ_0 无显著差异。

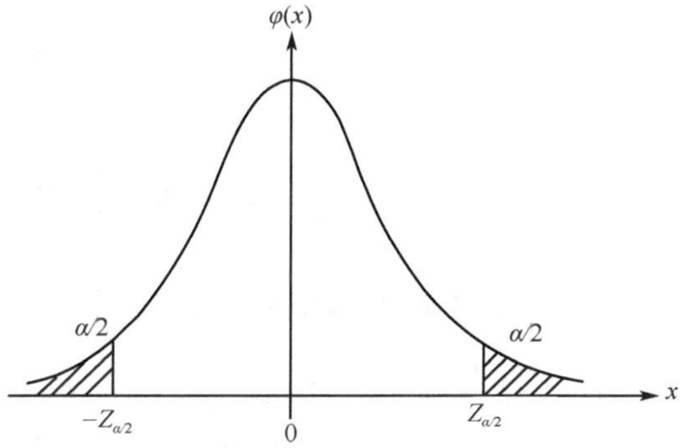

图 4-2　标准正态分布的双侧临界值

该检验运用服从标准正态分布 $N(0, 1)$的检验统计量 Z，故称为 **Z检验**（Z test）或 **U检验**（U test）。

在上述检验中，原假设是 H_0：$\mu=\mu_0$，而备择假设 H_1：$\mu\neq\mu_0$ 则等价于$\mu<\mu_0$或$\mu>\mu_0$，即不论$\mu<\mu_0$还是$\mu>\mu_0$均拒绝原假设$\mu=\mu_0$，相应的两个拒绝域为$\{z<-Z_{\alpha/2}\}$和$\{z>Z_{\alpha/2}\}$，这对应于图 4-2 中的两个拒绝域，分别在分布曲线区域两侧的尾部，每侧占$\alpha/2$，我们将这种检验称为**双侧检验**（two-sided test）。

例 4-1 已知某药厂正常情况下的生产的某药膏含甘草酸量 X 服从 $N(4.5, 0.108^2)$。现随机抽查了 5 支药膏，其甘草酸的含量分别为

4.40 4.25 4.21 4.33 4.46

若已知总体方差保持不变。此时药膏的平均甘草酸含量是否有显著变化？（α=0.05）

解：应检验 H_0：$\mu=4.5$；H_1：$\mu\neq4.5$。

由题中条件和计算得：$\sigma^2=0.108^2$，$n=5$，$\mu_0=4.5$，$\bar{x}=4.33$。

则检验统计量 Z 的值为

$$z=\frac{\bar{x}-\mu_0}{\sigma/\sqrt{n}}=\frac{4.33-4.5}{0.108/\sqrt{5}}\approx-3.52$$

对于给定的显著性水平α=0.05，查 $N(0, 1)$临界值表（附表 4），得到临界值：

$$Z_{\alpha/2}=Z_{0.025}=1.96,$$

因为$|z|\approx3.52>1.96$，所以拒绝 H_0，而接受 H_1，即在 0.05 的显著水平下，认为平均甘草酸含量有显著变化。

（二）方差已知时单样本正态总体均值的单侧检验

应检验 H_0：$\mu=\mu_0$；H_1：$\mu>\mu_0$（或 H_1：$\mu<\mu_0$）（单侧检验）。

检验步骤为：

（1）建立原假设 H_0：$\mu\neq\mu_0$；备择假设 H_1：$\mu>\mu_0$（或 H_1：$\mu<\mu_0$）

（2）在 H_0：$\mu\neq\mu_0$成立时，构造检验统计量

$$Z=\frac{\bar{X}-\mu_0}{\sigma/\sqrt{n}}\sim N(0,1)$$

并由样本值计算 Z 检验统计量的值 z；

（3）对于给定的显著性水平α，查 $N(0, 1)$临界值表（附表 4），得到临界值 Z_α，使得

$$P(Z>Z_\alpha)=\alpha\text{，见图 4-3}\quad（或 P(Z<-Z_\alpha)=\alpha\text{，见图 4-4}）$$

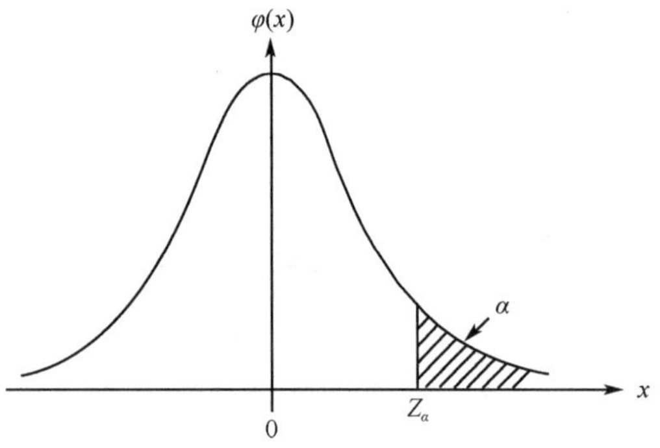

图 4-3 标准正态分布的右侧临界值

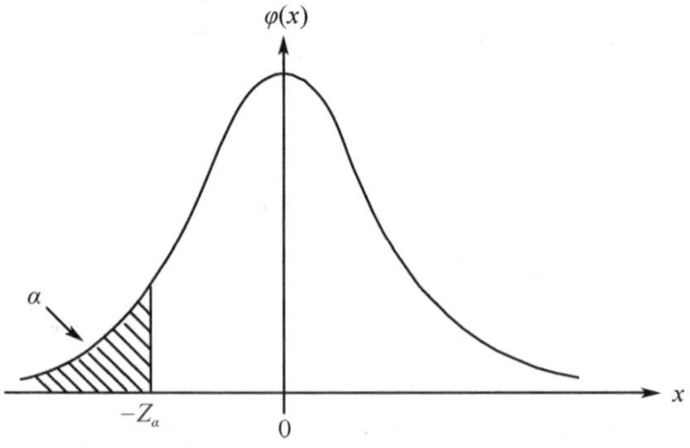

图 4-4 标准正态分布的左侧临界值

（4）统计判断：当 $z>Z_\alpha$ 时，或 P 值$<\alpha$时，拒绝 H_0，接受 H_1，即认为μ显著大于μ_0；

当 $z\leqslant Z_\alpha$ 时，或 P 值$\geqslant\alpha$时，接受 H_0，认为μ不显著大于μ_0。

（或当 $z<-Z_\alpha$ 时，或 P 值 $<\alpha$ 时，拒绝 H_0，接受 H_1，即认为 μ 显著小于 μ_0；
当 $z\geqslant -Z_\alpha$ 时，或 P 值 $\geqslant\alpha$ 时，接受 H_0，认为 μ 不显著小于 μ_0。）

由于上述检验的拒绝域为 $\{z>Z_\alpha\}$（或 $\{z<-Z_\alpha\}$），这对应于图 4-3（或图 4-4）中分布曲线区域单侧的尾部，我们将这类假设检验称为**单侧检验**（one-tailed test）。

显然，单侧检验与双侧检验的主要步骤类似，只是在备择假设、临界值和拒绝域上有差异，我们用下列表 4-2 加以比较。

表 4-2 单个正态总体均值的 Z 检验（方差已知）

条件	检验假设		统计量	临界值	拒绝域
σ^2 已知	H_0：$\mu=\mu_0$	H_1：$\mu\neq\mu_0$	$Z=\dfrac{\bar{X}-\mu_0}{\sigma/\sqrt{n}}$	$Z_{\alpha/2}$	$\lvert z\rvert>Z_{\alpha/2}$
		H_1：$\mu>\mu_0$（或 H_1：$\mu<\mu_0$）		Z_α	$z>Z_\alpha$（或 $z<-Z_\alpha$）

为便于应用，这里列出常用显著性水平 $\alpha=0.05$ 和 0.01 对应的 $N(0, 1)$ 临界值，供查阅：

$$\alpha=0.05 \text{ 时}，Z_{\alpha/2}=Z_{0.025}=1.96，Z_\alpha=Z_{0.05}=1.64$$

$$\alpha=0.01 \text{ 时}，Z_{\alpha/2}=Z_{0.005}=2.58，Z_\alpha=Z_{0.01}=2.33$$

例 4-2 一药厂生产的药品的某项指标服从正态分布 $N(80, 4^2)$。经工艺革新后，其方差保持不变，现随机抽取容量为 30 的一组样本，算得其样本均值为 84。能否认为工艺革新提高了药品该项指标的均值？($\alpha=0.01$)

显然，本例需进行单侧检验。在单侧检验问题中，我们通常将题目中提问所倾向的情形作为备择假设 H_1。

解：应检验 H_0：$\mu=80$；H_1：$\mu>80$。（单侧检验）

由题中条件知：$\mu_0=80$，$\sigma^2=4^2$，$n=30$，$\bar{x}=84$。

则检验统计量 Z 的值为

$$z=\frac{\bar{x}-\mu_0}{\sigma/\sqrt{n}}=\frac{84-80}{4/\sqrt{30}}\approx 5.48$$

对于给定的显著性水平 $\alpha=0.01$，查 $N(0, 1)$ 临界值表（附表 4），得到临界值 $Z_\alpha=Z_{0.01}=2.33$，

因为 $z\approx5.48>2.33$，所以拒绝 H_0，接受 H_1，即在 0.01 的显著水平下，认为工艺革新显著提高了药品该项指标的均值。

二、方差未知时单样本的均值 T 检验

实际应用时，对于单样本的总体均值检验问题，其总体方差 σ^2 通常是未知的。设单个样本 $X_1, \cdots, X_n$ 来自正态总体 $N(\mu,\sigma^2)$，其中 σ^2 未知。要检验原假设 H_0：$\mu=\mu_0$ 是否成立。

此时 $Z=\dfrac{\bar{X}-\mu_0}{\sigma/\sqrt{n}}$ 因为含有未知参数 σ，不能作为 μ 的检验统计量。由于样本方差

$$S^2=\frac{1}{n-1}\sum_{i=1}^{n}(X_i-\bar{X})^2$$

是总体方差 σ^2 的无偏估计，所以可用 S 代替 σ，在原假设 H_0：$\mu=\mu_0$ 成立时得到统计量 T，并由抽样分布理论（第 3 章定理 3-4）知

$$T=\frac{\bar{X}-\mu_0}{S/\sqrt{n}}\sim t(n-1)$$

故用 T 代替 Z 作为检验统计量即可进行检验。

方差未知时单样本的总体均值 T 检验步骤为：

（1）建立原假设 H_0：$\mu=\mu_0$；备择假设 H_1：$\mu\neq\mu_0$。

（2）在 H_0：$\mu=\mu_0$ 成立时，构造检验统计量

$$T=\frac{\overline{X}-\mu_0}{S/\sqrt{n}}\sim t(n-1)$$

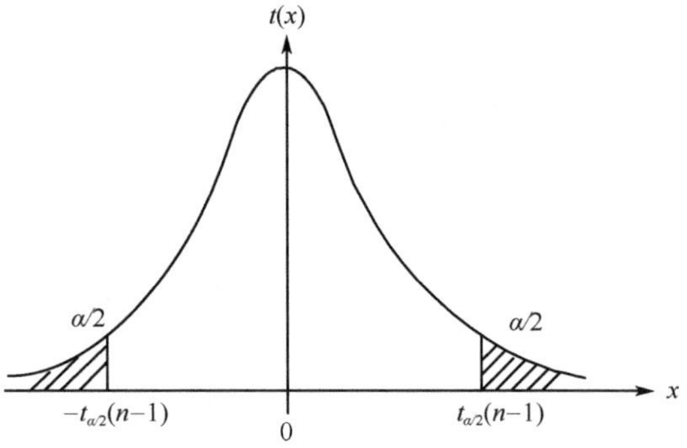

图 4-5　t 分布的双侧临界值

并由样本值计算 T 检验统计量的观测值 t，用统计软件还可求得其对应概率 P 值；

（3）对于给定的显著性水平 α，由 t 分布表（见附表 6）查得临界值 $t_{\alpha/2}(n-1)$，使得

$$P(|T|>t_{\alpha/2})=\alpha\text{，（见图 4-5）}$$

（4）当 $|t|>t_{\alpha/2}$，或 P 值 $<\alpha$ 时，拒绝 H_0，接受 H_1，即认为 μ 与 μ_0 有显著差异；

当 $|t|\leqslant t_{\alpha/2}$，或 P 值 $\geqslant\alpha$ 时，接受 H_0，认为 μ 与 μ_0 无显著差异。

上述检验运用服从 t 分布的统计量 T，所以称为 **T 检验**（*T* test）。

上述过程为双侧检验步骤，单侧检验步骤与其相比异同之处见表 4-3。

表 4-3　单样本正态总体均值的 T 检验（方差未知）

检验假设			统计量	临界值	拒绝域
双侧	H_0：$\mu=\mu_0$	H_1：$\mu\neq\mu_0$	$T=\dfrac{\overline{X}-\mu}{S/\sqrt{n}}$	$t_{\alpha/2}$	$\lvert t\rvert>t_{\alpha/2}$
单侧		H_1：$\mu>\mu_0$（或 H_1：$\mu<\mu_0$）		t_α	$t>t_\alpha$（或 $t<-t_\alpha$）

在实际应用中，正态总体的方差通常是未知的，故我们常用 T 检验法来进行其总体均值的检验。

例 4-1（续一）　在前面例 4-1 中，如果总体方差未知，其他不变。此时药膏的平均甘草酸含量是否仍为 4.5？（$\alpha=0.05$）

解：由于总体方差未知，故用 T 检验法来检验总体的均值。

应检验 H_0：$\mu=4.5$；H_1：$\mu\neq4.5$。

由题中已知：$n=5$，$\mu_0=4.5$，再由题中样本值计算得

$$\overline{x}=4.33\text{，}\quad S^2=\frac{1}{n-1}\sum_{i=1}^{n}(x_i-\overline{x})^2=0.01065\text{，}\quad S=\sqrt{S^2}=\sqrt{0.01065}\approx0.103$$

则检验统计量 T 的值为

$$t=\frac{\overline{x}-\mu_0}{S/\sqrt{n}}\approx\frac{4.33-4.5}{0.103/\sqrt{5}}\approx-3.69$$

对于给定的 $\alpha=0.05$ 和自由度 $n-1=4$，查 t 分布表（附表 6），得到临界值

$$t_{\alpha/2}(n-1)=t_{0.025}(4)=2.776$$

因为 $|t|\approx3.69>t_{\alpha/2}(4)=2.776$，所以拒绝 H_0，接受 H_1，即认为药膏的平均甘草酸含量与 4.5 有显著差异。

SPSS 软件应用　本例 SPSS 题解见 SPSS 实训四的项目 4-1。

T 检验法适用于总体方差未知时正态总体均值的检验。当样本容量 n 增大时，t 分布趋近于标准正

态分布 $N(0, 1)$，故大样本情形（$n\geqslant30$）时，近似地有

$$Z=\frac{\overline{X}-\mu_0}{S/\sqrt{n}}\sim N(0,1) \quad （渐近）$$

此时总体方差未知时正态总体均值的检验也可用近似 Z 检验法即可。

另外利用中心极限定理原理，大样本情形（$n\geqslant30$）时，其样本均值将近似服从正态分布，故非正态总体的均值检验也可用 T 检验或者近似 Z 检验法进行。

链接 K. 皮尔逊——现代统计学的创立者

K.皮尔逊（K. Pearson，1857—1936），英国著名统计学家和生物学家，现代统计学的奠基人。

K.皮尔逊首先探求处理数据方法，首创了频数分布表与图；提出了多种概率分布曲线及其表达式，推进了次数分布曲线理论的发展和应用。1900 年他独立地重新发现了卡方（χ^2）分布，提出了有名的卡方（χ^2）检验法；他还提出和研究了复相关、偏相关、相关比等概念和方法，不仅发展了高尔顿的相关和回归理论，并为之建立了数学基础；同时他还提出了似然函数、矩估计方法，推导出概差并编制了各种概差计算表。统计学上的一些术语，如“总体”“众数” “标准差” “变差系数”等都出自 K.皮尔逊。同时他还不断运用统计方法对生物学、遗传学、优生学做出新的贡献，并把生物统计方法提炼成为一般处理统计资料的通用方法，发展了统计方法论，被誉为“现代统计学之父”。

第 3 节 两配对样本的均值比较检验

在医药试验中，为提高检验效率，避免非处理因素干扰分析结果，在试验设计时，常采用**配对设计**（paired design），即把研究对象按某些特征或条件配成对子，每对研究对象分别施加两种不同的处理方法，然后比较两种处理结果的差异。配对试验设计一般可分为两种情况，一是同一受试对象分别接受两种不同处理，二是两个同质受试对象即条件相同的受试对象配成对子分别接受两种不同的处理。

在配对试验设计下所得的两组数据（两个样本）不是相互独立的，不能看作两个独立总体的样本进行统计处理。作配对比较时，将先求出配对对子数据的差值 d，并将这些差值 d 看成是一个新的总体的随机样本，而差值的变化可以理解为大量、微小、独立的随机因素综合作用的结果。如果此差值 d 服从正态分布 $N(\mu_d,\sigma_d^2)$，其中 μ_d 是差值 d 的总体均值，σ_d^2 是差值 d 的总体方差，那么在配对设计下，检验两种结果的差异是否有显著性，就相当于检验差值 d 的总体均值 μ_d 是否为零，即原假设为

$$H_0:\ \mu_d=0$$

从而把配对比较归结为当 σ_d^2 未知时各对数值的差值 d 的单样本的正态总体均值检验问题，这可用前面介绍的 T 检验来解决，其检验统计量为

$$T=\frac{\overline{d}-\mu_d}{S_d/\sqrt{n}}=\frac{\overline{d}}{S_d/\sqrt{n}}$$

式中，$\overline{d}$ 为差值 d 的样本均值；S_d 是差值 d 的样本标准差；n 为配对对子数。

两配对样本的均值比较检验步骤为：

（1）建立原假设 H_0：$\mu_d=0$；备择假设 H_1：$\mu_d\neq0$。

（2）在 H_0：$\mu=\mu_0$ 成立时，构造检验统计量

$$T=\frac{\overline{d}}{S_d/\sqrt{n}}\sim t(n-1)$$

并由样本值计算其配对数据之差值 $\{d_i\}$，再计算 T 检验统计量的值 t，用统计软件还可求得其对应概率

P 值。

（3）对于给定的显著性水平 α，由 t 分布表（见附表 6）查得临界值 $t_{\alpha/2}(n-1)$。

（4）当 $|t|>t_{\alpha/2}$，或 P 值 $<\alpha$ 时，拒绝 H_0，接受 H_1，认为两配对比较的总体均值间有显著差异；当 $|t|\leqslant t_{\alpha/2}$，或 P 值 $\geqslant\alpha$ 时，接受 H_0，认为两配对比较的总体均值间无显著差异。

上述过程为双侧检验步骤，单侧检验步骤与其相比异同之处见表 4-4。

表 4-4　两配对样本的均值比较检验

条件	检验假设		统计量	临界值	拒绝域
配对样本	H_0：$\mu_d=0$	H_1：$\mu_d\neq 0$	$T=\dfrac{\bar{d}}{S_d/\sqrt{n}}$	$t_{\alpha/2}$	$\|t\|>t_{\alpha/2}$
		H_1：$\mu_d>0$（或 H_1：$\mu_d<0$）		t_α	$t>t_\alpha$（或 $t<-t_\alpha$）

例 4-3　为比较两种方法对乳酸饮料中脂肪含量测定结果是否不同，随机抽取了 10 份乳酸饮料制品，分别用甲、乙两种方法测定其结果如表 4-5 第（1）～（3）栏，问两法测定结果是否不同？（$\alpha=0.05$）

解：本例属于配对设计的检验问题。应检验 H_0：$\mu_d=0$；H_1：$\mu_d\neq 0$。

由题意及计算得：

表 4-5　甲、乙两法脂肪含量的测定结果（%）及计算表

编号（1）	甲法（2）	乙法（3）	差值 d（4）=（2）−（3）
1	0.840	0.580	0.260
2	0.591	0.509	0.082
3	0.674	0.500	0.174
4	0.632	0.316	0.316
5	0.687	0.337	0.350
6	0.978	0.517	0.461
7	0.750	0.454	0.296
8	0.730	0.512	0.218
9	1.200	0.997	0.203
10	0.870	0.506	0.364
合计	—	—	2.724

$$n=10,\quad \sum_{i=1}^{10}d_i=2.724,\quad \sum_{i=1}^{10}d_i^2\approx 0.8483,\quad \bar{d}=\frac{1}{n}\sum_{i=1}^{n}d_i=\frac{2.724}{10}=0.2724$$

$$S_d=\sqrt{\frac{1}{n-1}\left[\sum_{i=1}^{n}d_i^2-n(\bar{d})^2\right]}\approx\sqrt{\frac{0.8483-10\times 0.2724^2}{10-1}}\approx 0.1087$$

则

$$t=\frac{\bar{d}}{S_d/\sqrt{n}}\approx\frac{0.2724}{0.1087/\sqrt{10}}\approx 7.925$$

对于 $\alpha=0.05$ 和 $n-1=9$，查 t 分布表（附表 6），得到临界值 $t_{\alpha/2}(n-1)=t_{0.025}(9)=2.262$。

因为 $|t|\approx 7.925>t_{\alpha/2}(9)=2.262$，$P<0.05$，故拒绝 H_0，接受 H_1，即可以认为两法测定结果不同。

SPSS 软件应用　本例 SPSS 题解见 SPSS 实训四的项目 4-2。

链接 E. S. 皮尔逊与假设检验理论

E. S. 皮尔逊（E. S. Pearson，1895—1980）是 K.皮尔逊之子，毕业于英国剑桥大学。早期他进入伦敦大学学院，1933 年其父亲 K.皮尔逊辞去统计系主任和《生物统计学》杂志主编之后继任其职位。在此期间，他发表了大量统计学论文，最重要的是，他与 J. 奈曼一起作为现代假设检验理论的创立者而载入 20 世纪统计学发展的史册。

R.A.费希尔认为假设检验是一种可以对某一总体参数形成一种判断的程序；而 Neyman-Pearson 认为假设检验是一种方法，利用这一方法可以在两种可能中作出明确选择，而同时又要控制错误发生的概率，并提出了两个对立假设：H_0 和 H_1。此外，Neyman-Pearson 引入了正式的接受/拒绝原则，也引入两类错误的概念，以及假设检验势的概念，并注意到观测数据的成本（取决于样本量）是如何与犯第一类错误或者第二类错误所带来的成本之间进行转换的。

第 4 节　两独立样本的均值比较检验

本节将研究两个相互独立的样本对应的正态总体均值的比较检验问题。

设两个相互独立的样本 $X_1,\cdots,X_{n_1}$ 与 $Y_1,\cdots,Y_{n_2}$ 分别来自正态总体 $X\sim N(\mu_1,\sigma_1^2)$和 $Y\sim N(\mu_2,\sigma_2^2)$，$X$ 与 Y 相互独立，其样本均值、样本方差分别为 $\overline{X}$ 、$S_1{}^2$ 和 $\overline{Y}$ 、$S_2{}^2$：

$$\overline{X}=\frac{1}{n_1}\sum_{i=1}^{n_1}X_i\ ,\quad S_1^2=\frac{1}{n_1-1}\sum_{i=1}^{n_1}(X_i-\overline{X})^2\ ;\quad \overline{Y}=\frac{1}{n_2}\sum_{j=1}^{n_2}Y_j\ ,\quad S_2^2=\frac{1}{n_2-1}\sum_{j=1}^{n_2}(Y_j-\overline{Y})^2$$

一、方差齐性检验

方差相等（或无显著差异）的总体称为具有方差齐性的总体，因此检验两个（或多个）总体方差是否相等的检验又称为**方差齐性检验**（homogeneity test for variance）。

（一）两个正态总体的方差齐性检验

现考察两个正态总体方差的齐性检验，即检验原假设

$$H_0:\ \sigma_1^2=\sigma_2^2$$

是否成立，对此，由抽样分布理论（见第 3 章定理 3-6）知

$$F=\frac{S_1^2/\sigma_1^2}{S_2^2/\sigma_2^2}\sim F(n_1-1,n_2-1)$$

在原假设 H_0：$\sigma_1^2=\sigma_2^2$ 成立时，即可得到检验统计量

$$F=\frac{S_1^2}{S_2^2}\sim F(n_1-1,n_2-1)$$

由此即可进行两个正态总体的方差齐性检验。上述检验运用服从 F 分布的检验统计量 F，故称为 ***F* 检验**（F test）。

下面给出用 F 检验法进行两个正态总体的方差齐性检验步骤。

（1）建立原假设 H_0：$\sigma_1^2=\sigma_2^2$；备择假设 H_1：$\sigma_1^2\neq\sigma_2^2$ 。

（2）在原假设 H_0 成立时，构造检验统计量

$$F=\frac{S_1^2}{S_2^2}\sim F(n_1-1,n_2-1)$$

并由样本值计算 F 检验统计量的值，用统计软件还可求得其对应概率 P 值。

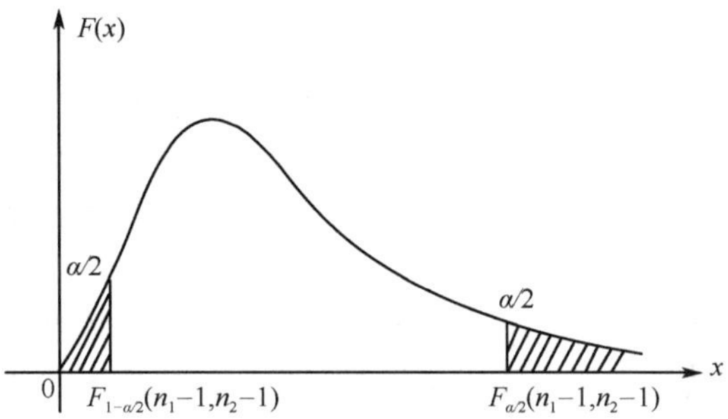

图 4-6　F分布的双侧临界值

（3）对于给定显著性水平 α，由 F 分布表（附表 7）查得临界值

$$F_{1-\alpha/2}(n_1-1, n_2-1)\text{和}F_{\alpha/2}(n_1-1, n_2-1)$$

使得 $P(F<F_{1-\alpha/2})=\alpha/2$ 且 $P(F>F_{\alpha/2})=\alpha/2$（图 4-6）

由 F 分布的特性，总有

$$F_{1-\alpha/2}(n_1-1, n_2-1)<1<F_{\alpha/2}(n_1-1, n_2-1)$$

为简化计算，实际处理时，总取较大的样本方差作分子 S_1^{*2}，使得

$$F=S_1^{*2}\big/S_2^{*2}>1$$

此时只需查得右临界值 $F_{\alpha/2}(n_1-1, n_2-1)$即可。当 $F>F_{\alpha/2}(n_1-1, n_2-1)$，就可拒绝 H_0，否则，则接受 H_0。

（4）统计判断：当 $F\geqslant F_{\alpha/2}$ 时，或 P 值＜α时，拒绝 H_0，认为 σ_1^2 与 σ_2^2 的差异有显著性；当 $F<F_{\alpha/2}$ 时，或 P 值＞α 时，接受 H_0，认为 σ_1^2 与 σ_2^2 的差异无显著性。

注意：在上述检验中，只需查右临界值 $F_{\alpha/2}(n_1-1, n_2-1)$就够了，而在书后附表 7 中也只能查到 $F_{\alpha/2}(n_1-1, n_2-1)$的值。有时如需计算左临界值 $F_{1-\alpha/2}(n_1-1, n_2-1)$，则可利用下列公式进行：

$$F_{1-\alpha/2}(n_1-1,n_2-1)=\frac{1}{F_{\alpha/2}(n_2-1,n_1-1)}$$

上述过程为双侧检验步骤，单侧检验步骤与其相比异同之处见表 4-6。

表 4-6　两个正态总体的方差齐性检验

检验假设		统计量	临界值	拒绝域
H_0：$\sigma_1^2=\sigma_2^2$	H_1：$\sigma_1^2\neq\sigma_2^2$	$F=\dfrac{S_1^2}{S_2^2}$	$F_{\alpha/2}$	$F>F_{\alpha/2}$
	H_1：$\sigma_1^2>\sigma_2^2$	（$S_1^2\geqslant S_2^2$）	F_α	$F>F_\alpha$

例 4-4　用 24 只豚鼠均分成两组作支管灌流试验，记录流速如表 4-7 所示（滴数/分）：

表 4-7　两组豚鼠的支管灌流试验数据

对照组 x	46	30	38	48	60	46	26	58	46	48	44	48
用药组 y	54	46	50	52	52	58	64	56	54	54	58	36

假定豚鼠灌流试验的流速服从正态分布，试检验这两组灌流试验流速的方差是否有显著差异？（α=0.05）

解：根据题意，应检验 H_0：$\sigma_1^2=\sigma_2^2$，H_1：$\sigma_1^2\neq\sigma_2^2$（双侧）。

由题意及数据计算得：$n_1=n_2=12$，$\bar{x}\approx44.83$，$S_1^2\approx96.33$，$\bar{y}\approx52.83$，$S_2^2\approx48.33$。

则 F 检验统计量的值：

$$F\approx\frac{S_1^2}{S_2^2}\approx\frac{96.33}{48.33}\approx1.993>1$$

对显著性水平α=0.05，查 F 分布表（附表 7）得

$$F_{\alpha/2}(n_1-1, n_2-1)=F_{0.025}(11, 11)\approx3.45$$

因 $F\approx1.993<F_{0.025}(11,\ 11)\approx3.45$，$P>0.05$，故接受 H_0，即认为这两组灌流试验流速的方差无显著性差异。

（二）多个总体的方差齐性检验

在 SPSS 等统计软件应用中，对于多个总体的方差齐性检验一般用下面介绍的列文（Levene）检验法，而且所检验的数据资料可以不要求具有正态性。

设有从 K 个总体中独立随机抽取的 K 个样本 $\{x_{i1}, x_{i2}, \cdots, x_{in_i}\}$，其样本均值为 $\bar{X}_i$，$i=1, \cdots, K$。其中 n_i 为各样本的样本容量，且有 $n_1+n_2+\cdots+n_K=N$。

应检验的假设为：

H_0：$\sigma_1^2=\sigma_2^2=\cdots=\sigma_K^2=\sigma^2$，即各总体方差相等；$H_1$：各总体方差不全相等

在 H_0 成立的条件下，列文（Levene）检验统计量

$$F=\frac{(N-K)\sum_{i=1}^{K} n_i(\bar{Z}_i-\bar{Z})^2}{(K-1)\sum_{i=1}^{K}\sum_{j=1}^{n_i}(Z_{ij}-\bar{Z}_i)^2} \sim F(K-1, N-K)$$

其中

$$Z_{ij}=|x_{ij}-X^*|,\ i=1, 2, \cdots, K;\ j=1, 2, \cdots, n_i$$

而 X^* 可根据数据资料选择下列三者之一：第 i 个样本的样本均值 $\bar{X}_i$、中位数 M_{ei} 和截除 10%样本量后的样本均值 $\bar{X}_i'$。

列文（Levene）检验的计算量较大，一般都借助统计软件来计算 Levene 统计量的值和对应的概率 P 值。对给定的显著性水平 α，若 P 值 $<\alpha$，就拒绝 H_0，接受 H_1，即认为多个总体的方差齐性成立；否则，则认为多个总体的方差齐性不成立。

二、方差已知时两独立样本的均值比较 Z 检验

对两独立样本的正态总体均值的假设检验，即检验原假设

$$H_0:\ \mu_1=\mu_2$$

也就是检验 H_0：$\mu_1=\mu_2=0$ 是否成立。

当总体方差 σ_1^2、σ_2^2 已知时，由抽样分布理论知

$$Z=\frac{\bar{X}-\bar{Y}-(\mu_1-\mu_2)}{\sqrt{\frac{\sigma_1^2}{n_1}+\frac{\sigma_2^2}{n_2}}} \sim N(0, 1)$$

在原假设 H_0：$\mu_1=\mu_2$ 成立时，即得到检验统计量

$$Z=\frac{\bar{X}-\bar{Y}}{\sqrt{\frac{\sigma_1^2}{n_1}+\frac{\sigma_2^2}{n_2}}} \sim N(0, 1)$$

由此即可用 Z 检验法进行检验。

方差已知时两独立样本的均值比较的 Z 检验的步骤为：

（1）建立原假设 H_0：$\mu_1=\mu_2$；备择假设 H_1：$\mu_1\neq\mu_2$。

（2）在 H_0：$\mu_1=\mu_2$ 成立时，构造检验统计量

$$Z=\frac{\bar{X}-\bar{Y}}{\sqrt{\frac{\sigma_1^2}{n_1}+\frac{\sigma_2^2}{n_2}}} \sim N(0, 1)$$

并由样本值计算 Z 检验统计量的观测值 z，用统计软件还可求得其对应概率 P 值。

（3）对于给定的 α，查 $N(0, 1)$ 临界值表（附表 4），得到临界值 $Z_{\alpha/2}$，使得

$$P(|Z|>Z_{\alpha/2})=\alpha$$

（4）统计判断：当$|z|>Z_{\alpha/2}$时，或P值$<\alpha$时，拒绝H_0，接受H_1，即认为μ_1与μ_2有显著差异；

当$|z|\leqslant Z_{\alpha/2}$时，或$P$值$\geqslant\alpha$时，接受$H_0$，认为$\mu_1$与$\mu_2$无显著差异。

上述过程为双侧检验步骤，单侧检验步骤与其相比异同之处见表4-8。

表4-8 两独立样本的均值比较检验（方差已知）

条件	检验假设		统计量	临界值	拒绝域
σ_1^2、σ_2^2已知	H_0：$\mu_1=\mu_2$	H_1：$\mu_1\neq\mu_2$	$Z=\dfrac{\bar{X}-\bar{Y}}{\sqrt{\dfrac{\sigma_1^2}{n_1}+\dfrac{\sigma_2^2}{n_2}}}$	$Z_{\alpha/2}$	$\|z\|>Z_{\alpha/2}$
		H_1：$\mu_1>\mu_2$（或H_1：$\mu_1<\mu_2$）		Z_α	$z>Z_\alpha$（或$z<-Z_\alpha$）

例4-5 设甲、乙两台机床生产同类型产品，其产品重量分别服从方差$\sigma_1^2=70$与$\sigma_2^2=90$的正态分布。现从甲、乙两台机床生产的产品中分别随机地取出35件、45件样品，测得其平均重量分别为$\bar{x}=137\text{ g}$、$\bar{y}=130\text{ g}$。试问这两台机床的产品就重量而言有无显著差异？(α=0.01)

解： 设甲机床产品重量$X\sim N(\mu_1, 70)$，乙机床产品重量$Y\sim N(\mu_2, 90)$。

由题意应检验H_0：$\mu_1=\mu_2$；H_1：$\mu_1\neq\mu_2$。

由题中条件知n_1=35，$\bar{x}=137$，$\sigma_1^2=70$，n_2=45，$\bar{y}=130$，$\sigma_2^2=90$。

则
$$z=\frac{\bar{x}-\bar{y}}{\sqrt{\dfrac{\sigma_1^2}{n_1}+\dfrac{\sigma_2^2}{n_2}}}=\frac{137-130}{\sqrt{\dfrac{70}{35}+\dfrac{90}{45}}}=\frac{7}{\sqrt{4}}=3.5$$

对α=0.01，查$N(0, 1)$临界值表（附表4），得到临界值$Z_{\alpha/2}=Z_{0.005}=2.58$。

因$|z|=3.5>Z_{\alpha/2}=2.58$，拒绝$H_0$，接受$H_1$，即认为这两台机床的产品就重量而言有显著差异（$\alpha$=0.01）。

三、方差未知时两独立样本的均值比较 T 检验

在实际应用中，对于两独立样本的均值比较的检验问题，其总体方差σ_1^2、σ_2^2通常是未知的。此时通常需用下列两独立样本的均值比较的T检验或者T'检验来进行。

（一）总体方差未知但方差齐性时，两独立样本的均值比较的 T 检验

对两个独立样本的正态总体均值的假设检验，当总体方差σ_1^2、σ_2^2未知但相等时（$\sigma_1^2=\sigma_2^2=\sigma^2$），为检验两个总体均值的差异，考虑由样本方差$S_1^2$、$S_2^2$得到的样本方差的**合并估计**$S^2$：

$$S^2=\frac{(n_1-1)S_1^2+(n_2-1)S_2^2}{n_1+n_2-2}$$

特别地，当$n_1=n_2$时，

$$S^2=\frac{S_1^2+S_2^2}{2}$$

由抽样分布理论（第3章定理3-5）知，在原假设H_0成立时，

$$T=\frac{\bar{X}-\bar{Y}}{S\sqrt{\dfrac{1}{n_1}+\dfrac{1}{n_2}}}\sim t(n_1+n_2-2)$$

由此进行相应的T检验即可。

方差未知但方差齐性时，两独立样本的均值比较的T检验的步骤为：

（1）建立原假设H_0：$\mu_1=\mu_2$；备择假设H_1：$\mu_1\neq\mu_2$。

（2）在 H_0：$\mu_1=\mu_2$ 成立时，构造检验统计量

$$T=\frac{\overline{X}-\overline{Y}}{S\sqrt{\dfrac{1}{n_1}+\dfrac{1}{n_2}}}\sim t(n_1+n_2-2)$$

并由样本值计算 T 检验统计量的观测值 t，用统计软件还可求得其对应概率 P 值；

（3）对于给定的 α，查 t 分布表（附表 6），得到临界值 $t_{\alpha/2}(n_1+n_2-2)$，使得

$$P(|T|>t_{\alpha/2})=\alpha$$

（4）统计判断：当 $|t|>t_{\alpha/2}(n_1+n_2-2)$ 时，或 P 值 $<\alpha$ 时，拒绝 H_0，即认为 μ_1 与 μ_2 有显著差异；

当 $|t|\leqslant t_{\alpha/2}(n_1+n_2-2)$ 时，或 P 值 $\geqslant\alpha$ 时，接受 H_0，认为 μ_1 与 μ_2 无显著差异。

（二）总体方差未知且不相等时，两独立样本的均值比较的 T' 检验

对两独立样本的正态总体均值的假设检验，若两个总体方差不等（$\sigma_1^2\neq\sigma_2^2$）的情况下，既不可用 T 检验，也不可用前述的 Z 检验。实际工作中有各种近似方法，这里介绍一种较简单的 T' 检验近似法，其检验步骤为：

（1）建立原假设 H_0：$\mu_1=\mu_2$，备择假设 H_1：$\mu_1\neq\mu_2$；

（2）在 H_0：$\mu_1=\mu_2$ 成立时，构造检验统计量

$$T'=\frac{\overline{X}-\overline{Y}}{\sqrt{\dfrac{S_1^2}{n_1}+\dfrac{S_2^2}{n_2}}}\sim t(\mathrm{df})$$

其中 t 分布的自由度

$$\mathrm{df}=(n_1+n_2-2)\left(\frac{1}{2}+\frac{S_1^2\cdot S_2^2}{S_1^4+S_2^4}\right)$$

由样本值计算 T' 检验统计量的观测值 t'，用统计软件还可求得其对应概率 P 值；

（3）对于给定的 α，查 t 分布表（附表 6），得到临界值 $t_{\alpha/2}(\mathrm{df})$，使得

$$P\{|T'|\geqslant t_{\alpha/2}\}=\alpha$$

（4）统计判断：当 $|t'|\geqslant t_{\alpha/2}$ 时，或 P 值 $<\alpha$ 时，拒绝 H_0，接受 H_1，即认为 μ_1 与 μ_2 有显著差异；当 $|t'|<t_{\alpha/2}$ 时，或 P 值 $>\alpha$ 时，接受 H_0，即认为 μ_1 与 μ_2 无显著差异。

该法称为近似 T' 检验法，必须指出的是，这种方法中用来检验的统计量 T' 与统计量 T 是不同的，但查临界值仍可用 t 分布表（附表 6）。

上述过程均为双侧检验步骤，单侧检验步骤与其相比异同之处见表 4-9：

表 4-9　两独立样本的均值比较检验（方差未知）

条件	检验假设		统计量	临界值	拒绝域
σ_1^2、σ_2^2 未知且相等 $\sigma_1^2=\sigma_2^2$	H_0：$\mu_1=\mu_2$	H_1：$\mu_1\neq\mu_2$	$T=\dfrac{\overline{X}-\overline{Y}}{S\sqrt{\dfrac{1}{n_1}+\dfrac{1}{n_2}}}$	$t_{\alpha/2}$	$\lvert t\rvert>t_{\alpha/2}$
		H_1：$\mu_1>\mu_2$（或 H_1：$\mu_1<\mu_2$）	$S=\sqrt{\dfrac{(n_1-1)S_1^2+(n_2-1)S_2^2}{n_1+n_2-2}}$	t_α	$t>t_\alpha$（或 $t<-t_\alpha$）
σ_1^2、σ_2^2 未知且不等 $\sigma_1^2\neq\sigma_2^2$	H_0：$\mu_1=\mu_2$	H_1：$\mu_1\neq\mu_2$	$T'=\dfrac{\overline{X}-\overline{Y}}{\sqrt{\dfrac{S_1^2}{n_1}+\dfrac{S_2^2}{n_2}}}\sim t(\mathrm{df})$	$t_{\alpha/2}$	$\lvert t\rvert>t_{\alpha/2}$
		H_1：$\mu_1>\mu_2$（或 H_1：$\mu_1<\mu_2$）	$\mathrm{df}=(n_1+n_2-2)\left(\dfrac{1}{2}+\dfrac{S_1^2\cdot S_2^2}{S_1^4+S_2^4}\right)$	t_α	$t>t_\alpha$（或 $t<-t_\alpha$）

例 4-4（续一） 在前面例 4-4 中，已知条件不变，试检验这两组灌流试验流速的均值是否有显著差异？（α=0.05）

解： 由题意，应检验 H_0：$\mu_1=\mu_2$；H_1：$\mu_1\neq\mu_2$。

由例 4-4 的解可知这两个总体的方差未知但相等，即方差齐性成立，故可用上述 T 检验法进行检验。

又已知 $n_1=n_2=12$，$\bar{x}\approx44.83$，$S_1^2\approx96.33$，$\bar{y}\approx52.83$，$S_2^2\approx48.33$。则

$$S^2=(S_1^2+S_2^2)/2\approx(96.33+48.33)/2=72.33，S\approx\sqrt{72.33}\approx8.505$$

又检验统计量 T 的值

$$t=\frac{\bar{x}-\bar{y}}{S\sqrt{\frac{1}{n_1}+\frac{1}{n_2}}}\approx\frac{44.83-52.83}{8.505\sqrt{\frac{1}{12}+\frac{1}{12}}}\approx-2.304$$

对给定的α=0.05，查 t 分布表（附表 6），得临界值

$$t_{\alpha/2}(n_1+n_2-2)=t_{0.025}(22)=1.717$$

因$|t|\approx2.304>t_{0.025}(22)=1.717$，$P<0.05$，则拒绝 H_0，接受 H_1，即认为这两组灌流试验流速的均值有显著差异。

SPSS 软件应用 本例 SPSS 题解见 SPSS 实训四的项目 4-3。

对于大样本情形，即两个样本容量 n_1、n_2 都足够大（≥30），也可分别用样本方差 S_1^2、S_2^2 近似代替未知的 σ_1^2、σ_2^2，得检验统计量

$$Z=\frac{\bar{X}-\bar{Y}}{\sqrt{\frac{S_1^2}{n_1}+\frac{S_2^2}{n_2}}}\sim N(0，1)（近似）$$

此时，T 检验也可用 Z 检验法来代替进行检验。对于大样本情形的非正态总体的均值比较检验问题，根据中心极限定理，T 检验法和 Z 检验法也适用。

链接 凯特尔与数理统计学派

比利时统计学家、数学家、天文学家凯特尔（L. A. J. Quetelet，1796—1874），数理统计学派创始人。曾师从拉普拉斯、傅立叶等学习概率论、数学。1828 年促成比利时天文台建成后，被任命为台长，从事天文、气象研究，并开始进行人口、犯罪和保险等方面的统计研究，并创建“国际统计会议组织”。

凯特尔的一系列开创性工作，对统计理论和实践有很大影响。首先他融汇各家统计思想，将德国的国势学、英国的政治算术和法意的古典概率论等加以协调改造并融合成为具有近代意义的统计学。其次，他将概率论引入统计学，运用概率论原理，对人口、犯罪、人体测量以及天文、气象、地理、动物、植物等领域问题进行了系统研究，提出了著名的“平均人”思想，并对犯罪问题进行了独特的统计研究。

凯特尔的统计著作主要有《论人类》《概率论书简》《社会制度》《社会物理学》等共计 60 多种，不少统计著作将他誉为“近代统计学之父”。

SPSS 实训四

一、方差未知时单个样本正态总体均值的双侧检验

项目 4-1（例 4-1） 已知某药厂正常情况下的生产的某药膏含甘草酸量 X 服从正态分布 $N(4.5, \sigma^2)$。现随机抽查了 5 支药膏，其甘草酸的含量分别为：

4.40　4.25　4.21　4.33　4.46

问题： 若总体方差未知，此时药膏的平均甘草酸含量是否有显著变化？（α=0.05）

（一）项目简要分析

本项目属于总体方差未知时单个样本的正态总体均值 μ 的双侧检验问题。

统计应用方法：单样本 T 检验法。

应检验的假设：H_0：$\mu=4.5$；H_1：$\mu\neq4.5$。

检验统计量：$t=\dfrac{\overline{x}-\mu_0}{S/\sqrt{n}}$。

（二）SPSS 数据集的建立

建立对应的 SPSS 数据集“药膏的甘草酸量”，包括一个变量：甘草酸量，为数值变量。数据集如图 4-7 所示。

（三）SPSS 统计上机操作

在 SPSS 中，打开该数据集。

菜单途径：【分析】→【比较平均值】→【单样本 T 检验】。

在对话框【单样本 T 检验】（如图 4-8 所示）内进行操作。

对话框操作：甘草酸量→【检验变量】→【检验值：4.5（输入）】→【确定】。

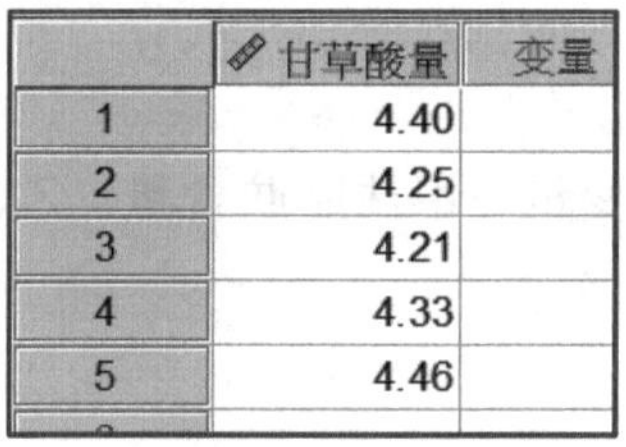
甘草酸量
变量
1　4.40
2　4.25
3　4.21
4　4.33
5　4.46

图 4-7　数据集“药膏的甘草酸量”

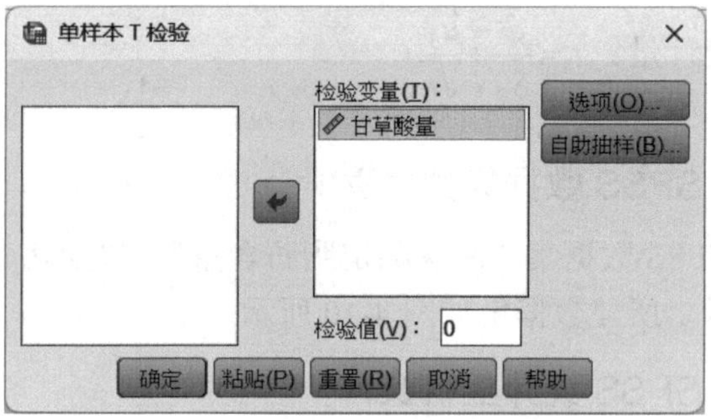

图 4-8　对话框【单样本 T 检验】

（四）SPSS 输出结果表

SPSS 输出结果表见图 4-9。

单个样本统计量

	N	均值	标准差	均值的标准误
甘草酸量	5	4.3300	.10320	.04615

单样本检验

	检验值=4.5					
					差值的95%置信区间	
	t	自由度	显著性（双尾）	平均差	下限	上限
甘草酸量	−3.683	4	.021	−.17000	−.2981	−.0419

图 4-9　单样本 T 检验的 SPSS 输出结果

（五）SPSS 输出结果解读

图 4-9 的“单个样本统计量”表中给出了检测 5 个数据的样本均值 4.33、样本标准差 0.1032 和样

本标准误 0.04615。

在“单样本检验”表中，给出了 T 检验统计量的值 $t=-3.683$，而检验概率 P 值即“显著性（双尾）” P=0.021，对于均值μ，其$\mu=4.5$ 的 95%置信区间为(−0.2981, −0.0419)。

（六）项目解题结果与结论

因为对显著水平α=0.05，$t=-3.683$，$P=0.021<0.05$，所以拒绝 H_0。即在 0.05 的显著水平上，认为药膏的平均含甘草酸量 μ 与 4.45 有显著差异，即药膏的平均甘草酸含量有显著变化。

二、两配对样本正态总体均值比较的双侧检验

项目 4-2（**例 4-3**） 为比较两种方法对乳酸饮料中脂肪含量测定结果是否不同，随机抽取了 10 份乳酸饮料制品，分别用甲、乙两法测定，其结果如前面表 4-5 第（1）～（3）栏。

问题：甲、乙两法测定结果是否有显著差异？(α=0.05)

（一）项目简要分析

本项日属于配对实验设计时两个配对样本的正态总体均值比较的双侧检验问题。

统计应用方法：两配对样本 T 检验法。

应检验的假设：H_0: $\mu_d=0$；H_1: $\mu_d\neq 0$。

检验统计量：$t=\dfrac{\bar{d}-\mu_d}{S_d/\sqrt{n}}$。

（二）SPSS 数据集的建立

建立 SPSS 数据集“两法测定脂肪含量”，包括两个配对变量：甲法脂肪含量、乙法脂肪含量，均为数值变量。所建数据集如图 4-10 所示。

（三）SPSS 统计上机操作

在 SPSS 中，打开该数据集。

菜单途径：【分析】→【比较平均值】→【成对样本 T 检验】。

在对话框【成对样本 T 检验】（如图 4-11 所示）内进行操作。

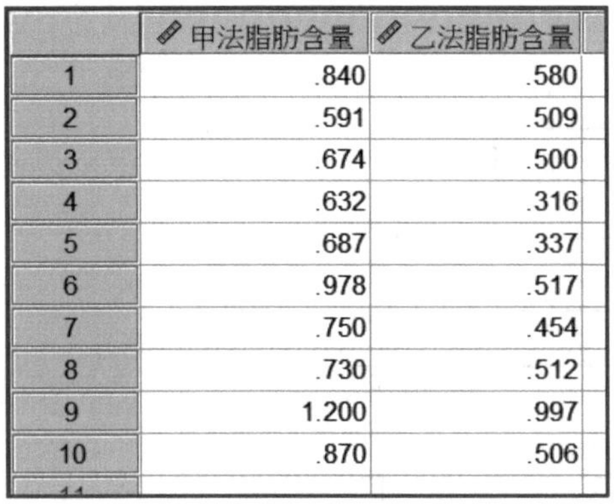

	甲法脂肪含量	乙法脂肪含量
1	.840	.580
2	.591	.509
3	.674	.500
4	.632	.316
5	.687	.337
6	.978	.517
7	.750	.454
8	.730	.512
9	1.200	.997
10	.870	.506

图 4-10 数据集“两法测定脂肪含量”

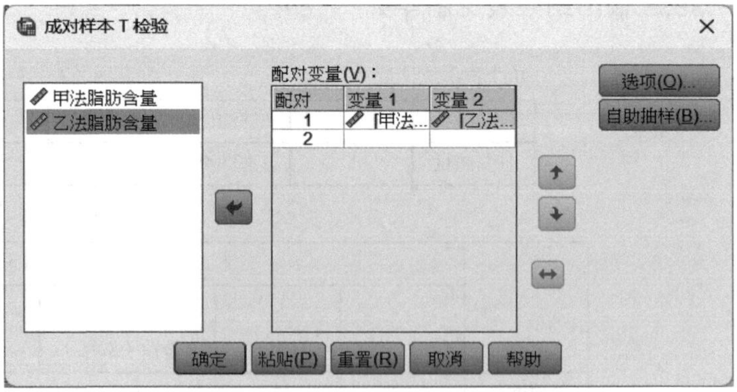

图 4-11 对话框【成对样本 T 检验】

对话框操作：甲法脂肪含量→【配对变量/变量 1】；乙法脂肪含量→【配对变量/变量 2】。单击【确定】。

（四）SPSS 输出结果表

SPSS 输出结果表见图 4-12。

配对样本检验

	配对差值					t	自由度	显著性（双尾）
	平均值	标准偏差	标准误差平均值	差值的95%置信区间				
				下限	上限			
配对1 甲法脂肪含量 −乙法脂肪含量	.272400	.108681	.034368	.194654	.350146	7.926	9	.000

图 4-12 配对样本 *T* 检验的 SPSS 主要输出结果

（五）SPSS 输出结果解读

图 4-12 给出了 SPSS 主要输出结果。在其“配对样本检验”表中，给出了配对样本 *T* 检验统计量的值 t=7.926，对应检验概率 *P* 值（显著性（双尾））=0.000，其成对差值的均值μ_d的 95%置信区间为（0.1946，0.3501）。

（六）项目解题结果与结论

因为对显著水平α=0.05，t=7.926，P=0.000＜0.05，所以拒绝 H_0，接受 H_1。即认为甲、乙两法测定的脂肪含量结果有显著差异。

三、方差未知时两独立样本正态总体均值比较的双侧检验

项目 4-3（例 4-4） 用 24 只豚鼠均分成二组作支管灌流试验，记录流速如前面的表 4-7 所示（滴/分），假定豚鼠灌流试验的流速服从正态分布。

问题：试检验这两组灌流试验流速的均值是否有显著差异？（α=0.05）

（一）项目简要分析

本项目属于两独立样本的正态总体均值比较检验的双侧检验问题。

统计应用方法：两独立样本 *T* 检验法。

应检验的假设：H_0：$\mu_1=\mu_2$；H_1：$\mu_1\neq\mu_2$。

检验统计量：（1）当两总体方差均未知且相等：

$$t=\frac{\overline{x}-\overline{y}}{s\sqrt{\frac{1}{n_1}+\frac{1}{n_2}}}$$

（2）当两总体方差未知且不相等：

$$t'=\frac{\overline{x}-\overline{y}}{\sqrt{\frac{s_1^2}{n_1}+\frac{s_2^2}{n_2}}}$$

（二）SPSS 数据集的建立

建立 **SPSS** 数据集“豚鼠灌流试验流速”，包括一个观测变量“灌流流速”，录入两组豚鼠的流速数据，是数值变量：一个分组变量“组别”，分别输入 1 和 2，表示对应的对照组和用药

	灌流流速	组别	变量
1	46	1	
2	30	1	
3	38	1	
4	48	1	
5	60	1	
6	46	1	
7	26	1	
8	58	1	
9	46	1	
10	48	1	
11	44	1	
12	48	1	
13	54	2	
14	46	2	

图 4-13 数据集“豚鼠灌流试验流速”

组，是名义变量即定类变量。所建数据集如图 4-13 所示。

（三）SPSS 统计上机操作

在 SPSS 中，打开该数据集。

菜单途径:【分析】→【比较平均值】→【独立样本 T 检验】。

在对话框【独立样本 T 检验】中，如图 4-14 所示。

对话框操作：灌流流速→【检验变量】；组别→【分组变量】。单击【定义组】。

在对话框【定义组】（如图 4-15 所示）内进行操作。

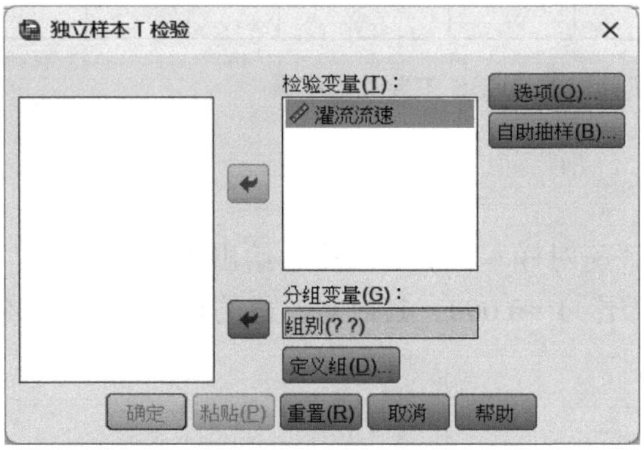

图 4-14　对话框【独立样本 T 检验】

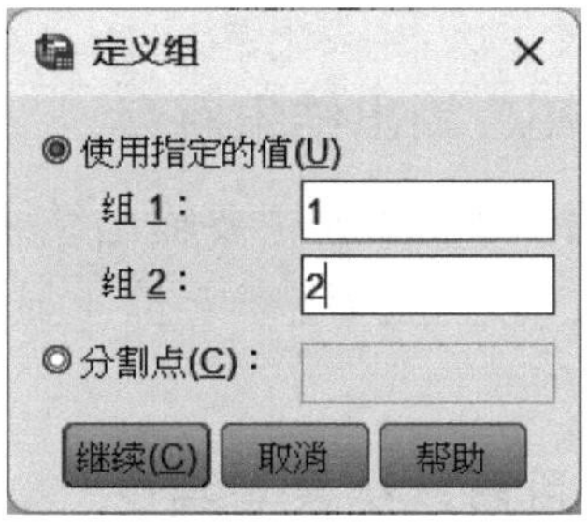

图 4-15　对话框【定义组】

对话框操作:【使用指定的值】→【组 1：1（输入）】→【组 2：2（输入）】→【继续】。

在返回的对话框【独立样本 T 检验】中，单击【确定】。

（四）SPSS 输出结果表

SPSS 输出结果表见图 4-16。

组统计

	组别	个案数	平均值	标准偏差	标准误差平均值
灌流流速	1	12	44.83	9.815	2.833
	2	12	52.83	6.952	2.007

独立样本检验

		列文方差等同性检验		平均值等同性的t检验						
									差值95%置信区间	
		F	显著性	t	自由度	Sig（双尾）	平均值差值	标准误差差值	下限	上限
灌流流速	假定等方差	.839	.370	−2.304	22	.031	−8.000	3.472	−15.201	−.799
	不假定等方差			−2.304	19.818	.032	−8.000	3.472	−15.247	−.753

图 4-16　两独立样本 T 检验的 SPSS 主要输出结果

（五）SPSS 输出结果解读

图 4-16 的“组统计”表给出了两组灌流流速的样本均值分别是 44.83 和 52.83，同时给出了两组

的标准差（标准偏差）和标准误（标准误差平均值）。

“独立样本检验”表中给出了这两组独立样本的 T 检验结果。

（1）两总体方差是否相等（方差齐性）的 Levene 检验：在“列文方差等同性检验”中，Levene 统计量值 F=0.839，其概率 P 值（显著性）=0.370，因为 P=0.370＞ α=0.05，因此认为两总体的方差无显著性差异，即方差齐性成立。

（2）两总体均值是否相等的检验：首先对方差是否相等的 F 检验（列文方差相等性检验）结果进行判断。根据方差是否相等，再分别考察“假定等方差”行和“不假定等方差”对应行的 T 检验（平均值等同性的 t 检验）结果。现由（1）Levene 的 F 检验结果知两总体方差齐性成立，因此应看第一行（假定等方差）的 T 检验结果。此时，T 检验统计量值 t=–2.304，对应的概率 P 值［显著性（双尾）］=0.031，其均值差值（$\mu_1-\mu_2$）的 95%置信区间为(–15.247, –15.201)。

（六）项目解题结果与结论

对 α=0.05，因为 F=0.839，P=0.370＞ α=0.05，认为两总体的方差无显著性差异，即方差齐性成立。故应该考察均值检验第一行（假定等方差）。

对 α=0.05，因为 t=–2.304，P=0.031＜0.05，所以拒绝 H_0，接受 H_1。

即认为两组灌流试验流速的均值有显著差异。

本 章 小 结

（一）假设检验的基本思想与步骤

名目	内容
基本思想	概率性质的反证法
推断依据	小概率原理：小概率事件在一次试验中几乎不可能发生
两类错误	第一类错误（弃真）；第二类错误（取伪）
基本步骤	1. 建立检验假设：原假设 H_0 和备择假设 H_1； 2. 确定检验统计量及其分布，并由样本值计算检验统计量的值，软件给出对应概率 P 值； 3. 根据显著性水平 α，确定检验临界值，即得拒绝域； 4. 统计判断：若统计量的值落在拒绝域内，或 $P<\alpha$，则拒绝原假设 H_0；否则，就接受 H_0。

（二）单个正态总体均值的假设检验

条件	检验假设		统计量	临界值	拒绝域
σ^2已知	H_0：$\mu=\mu_0$	H_1：$\mu\neq\mu_0$	$Z=\dfrac{\bar{X}-\mu_0}{\sigma/\sqrt{n}}$	$Z_{\alpha/2}$	$\|z\|>Z_{\alpha/2}$
		H_1：$\mu>\mu_0$ （或 H_1：$\mu<\mu_0$）		Z_α	$z>Z_\alpha$ （或 $z<-Z_\alpha$）
σ^2未知	H_0：$\mu=\mu_0$	H_1：$\mu\neq\mu_0$	$T=\dfrac{\bar{X}-\mu_0}{S/\sqrt{n}}$	$t_{\alpha/2}$	$\|t\|>t_{\alpha/2}$
		H_1：$\mu>\mu_0$ （或 H_1：$\mu<\mu_0$）		t_α	$t>t_\alpha$ （或 $t<-t_\alpha$）

（三）两配对样本的均值比较检验

条件	检验假设		统计量	临界值	拒绝域
配对样本	H_0：$\mu_d=0$	H_1：$\mu_d \neq 0$	$T=\dfrac{\bar{d}}{S_d/\sqrt{n}}$	$t_{\alpha/2}$	$\lvert t\rvert>t_{\alpha/2}$
		H_1：$\mu_d>0$（或 H_1：$\mu_d<0$）		t_α	$t>t_\alpha$（或 $t<-t_\alpha$）

（四）两个正态总体的方差齐性检验

检验假设		统计量	临界值	拒绝域
H_0：$\sigma_1^2=\sigma_2^2$	H_1：$\sigma_1^2 \neq \sigma_2^2$	$F=\dfrac{S_1^2}{S_2^2}$（$S_1^2 \geqslant S_2^2$）	$F_{\alpha/2}$	$F>F_{\alpha/2}$
	H_1：$\sigma_1^2>\sigma_2^2$		F_α	$F>F_\alpha$

（五）两独立样本的均值比较检验

条件	检验假设		统计量	临界值	拒绝域
σ_1^2、σ_2^2 已知	H_0：$\mu_1=\mu_2$	H_1：$\mu_1 \neq \mu_2$	$Z=\dfrac{\bar{X}-\bar{Y}}{\sqrt{\dfrac{\sigma_1^2}{n_1}+\dfrac{\sigma_2^2}{n_2}}}$	$Z_{\alpha/2}$	$\lvert z\rvert>Z_{\alpha/2}$
		H_1：$\mu_1>\mu_2$（或 H_1：$\mu_1<\mu_2$）		Z_α	$z>Z_\alpha$（或 $z<-Z_\alpha$）
σ_1^2、σ_2^2 未知 $\sigma_1^2=\sigma_2^2$	H_0：$\mu_1=\mu_2$	H_1：$\mu_1 \neq \mu_2$	$T=\dfrac{\bar{X}-\bar{Y}}{S\sqrt{\dfrac{1}{n_1}+\dfrac{1}{n_2}}}$ $S=\sqrt{\dfrac{(n_1-1)S_1^2+(n_2-1)S_2^2}{n_1+n_2-2}}$	$t_{\alpha/2}$	$\lvert t\rvert>t_{\alpha/2}$
		H_1：$\mu_1>\mu_2$（或 H_1：$\mu_1<\mu_2$）		t_α	$t>t_\alpha$（或 $t<-t_\alpha$）
σ_1^2、σ_2^2 未知 $\sigma_1^2 \neq \sigma_2^2$	H_0：$\mu_1=\mu_2$	H_1：$\mu_1 \neq \mu_2$	$T'=\dfrac{\bar{X}-\bar{Y}}{\sqrt{\dfrac{S_1^2}{n_1}+\dfrac{S_2^2}{n_2}}}\sim t(\mathrm{df})$ $\mathrm{df}=(n_1+n_2-2)(\dfrac{1}{2}+\dfrac{S_1^2 \cdot S_2^2}{S_1^4+S_2^4})$	$t_{\alpha/2}$	$\lvert t\rvert>t_{\alpha/2}$
		H_1：$\mu_1>\mu_2$（或 H_1：$\mu_1<\mu_2$）		t_α	$t>t_\alpha$（或 $t<-t_\alpha$）

自测题

一、名词解释

假设检验，原假设，备择假设，显著性水平，临界值，P 值，拒绝域，方差齐性

二、填空题

从正态总体 $N(\mu,\sigma^2)$（μ,σ^2 未知）中随机抽取容量为 n 的一组样本，其样本均值和标准差分别为 $\bar{x}$，S，现要检验假设 H_0：μ=2.5，H_1：$\mu>2.5$，则应该用________检验法，检验统计量为________；如取α=0.05，则临界值为________，拒绝域为________。

三、单选题

1. 在假设检验的问题中，显著性水平α的意义是(　　)。
   A. 原假设 H_0 成立，经检验不能拒绝的概率
   B. 原假设 H_0 成立，经检验被拒绝的概率
   C. 原假设 H_0 不成立，经检验不能拒绝的概率
   D. 原假设 H_0 不成立，经检验被拒绝的概率
2. 在假设检验中，若检验 P 值有 $P>\alpha$，则表示(　　)。
   A. 原假设肯定是正确的
   B. 备择假设肯定是错误的
   C. 没有充足的理由否定备择假设
   D. 没有充足的理由否定原假设
3. 对于正态总体 $N(\mu,\sigma^2)$，以下场合适合使用 T 检验的是（　　）。

A. 样本为大样本，且总体方差已知
B. 样本为小样本，且总体方差已知
C. 样本为大样本，且总体方差未知
D. 样本为小样本，且总体方差未知

4. 对于给定的显著性水平 α，根据 P 值拒绝原假设的准则是（　　）。
A. $P<0.05$　　B. $P<\alpha$
C. $P>\alpha$　　D. $P=0$

5. 检验两个相互独立正态总体的方差 σ_1^2 与 σ_2^2 是否有显著差异时，可用（　　）。
A. U 检验法　　B. T 检验法
C. χ^2 检验法　　D. F 检验法

6. 对正态总体的均值 μ 进行假设检验时，如果在显著水平 0.05 下接受 H_0：$\mu=\mu_0$，那么在显著水平 0.01 下，下列结论中正确的是（　　）。
A. 不接受 H_0 也不拒绝 H_0
B. 可能接受 H_0 也可能拒绝 H_0
C. 必接受 H_0
D. 必拒绝 H_0

四、应用分析题

1. 已知某药品服从标准差 $\sigma=0.8$ 的正态分布 $N(\mu,\sigma^2)$，现抽取一组样本容量为 9 的样本，其样本均值 $\bar{x}=2$，试检验 H_0：$\mu=3$ 是否成立？(α=0.01)

2. 某公司生产某种灯管，该公司的经理称，他们产品的平均使用寿命为 3 年。为检验他的说法，随机抽取 5 个灯管，测得灯管寿命数据如下：（单位：年）

1.3　4.1　4.8　3.4　2.9

已知灯管的使用寿命服从正态分布，试检验他的说法是否正确？(α=0.05)

3. 某医院试验中药青兰在改变兔脑血流图方面的作用，对 5 只兔子分别测得用药前后的数据如下表所示：

兔号	1	2	3	4	5
给药前	4	2	5	6	5
给药后	4.5	3	6	8	5.5

假定兔脑血流图数据服从正态分布，试判断青兰有无显著改变兔脑血流图的作用？（α=0.05）

4. 设有两种玉米的甲、乙两块农业试验区，各分为 10 个小区，各小区的面积相同，除甲区施磷肥外，其他试验条件均相同，试验结果玉米产量（kg）如下：

甲区	62	57	65	60	63	58	57	60	60	58
乙区	56	59	56	57	58	57	60	55	57	55

设两区玉米产量均服从正态分布，且方差相同，试判别磷肥对玉米产量有无显著性影响？（α=0.05）

5. 某制药厂利用两条自动化流水线装药品，现分别从两条流水线上抽取两组样本：$x_1, x_2, \cdots, x_{12}$，及 $y_1, y_2, \cdots, y_{17}$，并算出 $\bar{x}=10.6$g，$\bar{y}=9.55$g，$S_x^2=2.4$，$S_y^2=4.7$。假设这两条流水线上装的药品重量都服从正态分布，且相互独立，其总体均值分别为 μ_x、μ_y，试检验 μ_x 与 μ_y 是否有显著差异？(α=0.05)

五、SPSS 上机项目实训任务

下列项目解析时请给出：1.项目简要分析；2.SPSS 数据集的建立；3.SPSS 统计上机操作；4. 项目解题结果与结论。

项目 1　某油田在正常情况下石油的日产量（t）服从正态分布 $N(120, 2^2)$，今连续 8 天测得 8 天产量（单位：吨）如下所示。假设石油的日产量服从正态分布。

117　122　108　98　129　119　120　103

问题：检验其平均日产量是否与正态分布中均值有显著差异？(α=0.05)

项目 2　某医院试验中药青兰在改变兔脑血流图方面的作用，对 5 只兔子分别测得用药前后的数据如下表所示，假定兔脑血流图数据服从正态分布。

兔号	1	2	3	4	5
给药前	4	2	5	6	5
给药后	4.5	3	6	8	5.5

问题：试检验中药青兰有无显著改变兔脑血流图的作用？（α= 0.05）

项目 3　某医院用新药与常规药物治疗婴幼儿贫血，将 20 名贫血患儿随机等分成两组，分别接受两种药物治疗，测得血红蛋白增加量（g/L）如下表所示。假设血红蛋白增加量服从正态分布。

治疗药物	血红蛋白增加量（g/L）									
新药组	24	36	25	14	26	34	23	20	15	19
常规药组	14	18	20	15	22	24	21	25	27	23

问题：检验新药与常规药的疗效有无显著差别？（α=0.05）

第5章 方差分析

学习目标

1. 知识目标 掌握运用方差分析法进行单因素方差分析，熟悉方差分析的基本思想和原理、基本步骤，了解方差分析的基本概念，运用方差分析法进行两因素方差分析。

2. 能力目标 掌握用 SPSS 进行单因素方差分析的操作运算；了解用 SPSS 进行两因素方差分析的操作运算。

3. 素质目标 提高学生运用方差分析的方法解决医药方面实例的能力，体现从实际出发，具体情况具体分析，用统计科学方法解决实际问题的统计思维，培养坚持科学发展观的统计科学素养。

在生产实践和科学实验中，我们常会通过试验，观察某一种或多种因素的变化对试验结果的指标是否有显著性影响。例如：在新药开发中，需要研究不同的反应温度、反应时间、催化剂种类、各种辅料的用量及配比对药品的质量和收率的影响是否存在显著性差异。这类问题一般可归结为多（≥3）个正态总体的均值是否有显著差异的检验。

案例 5-1

考察催化剂因素对某药得率的影响，现用四种不同的催化剂独立地在相同条件下进行试验，每种催化剂各做 5 次试验，得到的该药得率如表 5-1 所示，假设该药得率服从正态分布。

表 5-1 四种催化剂作用下的某药得率

催化剂	甲	乙	丙	丁
得率（%）	85	79	93	75
	88	85	90	81
	91	82	96	78
	87	81	95	82
	90	88	96	84
平均得率（%）	88.2	83	94	80

问题： 如何考察不同的催化剂作用下该药的平均得率是否不同，即催化剂因素对药的得率是否有显著影响？

如何解决上述四种不同的催化剂下该药平均得率的比较问题？我们自然联想到利用上一章所讲的两个正态总体的均值比较的 T 检验法来分析问题。但是如果用该 T 检验法进行，则需要进行 $C_4^2=6$ 次两两比较检验，其不仅计算过程烦琐，而且犯第一类错误的概率为 $1-(1-\alpha)^6$，当 $\alpha=0.05$ 时接近 0.265，这是难以接受的。

为此，英国统计学家 R.A.费希尔在 1923 年最先提出了可同时比较多个正态总体均值是否相等的方差分析法，并首先应用于生物和农业田间试验，以后逐渐在许多科学研究领域得到成功的应用。

本章主要讨论单因素方差分析及无重复试验的两因素方差分析。

第1节 单因素方差分析

一、方差分析的基本概念

方差分析（analysis of variance，ANOVA）是对试验数据进行多个正态总体均值比较的一种基本统计分析方法，它是对全部样本数据的差异（方差）进行分解，将某种因素下各组数据之间可能存在的因素所造成的系统性误差，与随机抽样所造成的随机误差加以区分比较，以推断该因素对试验结果的影响是否显著。

在试验中，我们将试验结果称为**效应**（effect），将衡量试验结果的标志称为**试验指标**（experiment indicator），而将影响试验结果的条件称为**因素**（factor），将因素在试验中所处的不同状态称为该因素的**水平**（level）。

方差分析的目的就是探讨不同因素不同水平之间试验指标的差异，从而考察各因素对试验结果是否有显著影响。而只考察一个影响条件即因素的试验称为**单因素试验**（single-factor experiment），相应的方差分析称为**单因素方差分析**（one-way analysis of variance）。在试验中考察多个因素的试验的方差分析称为**多因素方差分析**（multi-way analysis of variance）。

二、方差分析的原理与方差分析表

下面我们结合前面案例 5-1 来介绍方差分析的原理。在案例 5-1 中，试验指标为药的得率，考察的因素是催化剂，四种不同的催化剂对应于因素的个水平。

由案例 5-1 中的表 5-1 可知，首先因素的每个水平（即每种催化剂）下各次试验的得率有所不同，这些数据的差异可认为是由随机因素引起的随机误差，即每个水平下的该药的得率可以看成来自同一个总体的样本，个水平对应个相互独立的正态总体 X_i, i=1, 2, 3, 4。由于试验中除了所考虑的催化剂因素外，其他条件都相同，故可认为各总体的方差是相等的，即

$$X_i \sim N(\mu_i, \sigma^2)，\ i=1, 2, 3, 4。$$

其次，不同水平的平均得率也不同，这些平均值的差异到底是由随机因素引起的随机误差，还是因为催化剂的不同而造成的呢？因 $\mu_i\,(i=1, 2, 3, 4)$代表各水平下的得率对应的总体均值，为此，我们应检验

$$H_0:\ \mu_1 = \mu_2 = \mu_3 = \mu_4$$

是否成立？如果拒绝 H_0，就可认为不同水平（不同的催化剂）下的得率确实有显著差异，即催化剂对该药的得率有显著影响；否则，则认为不同水平（不同的催化剂）下得率的差异只是由随机误差造成的。

因此，我们根据表 5-1 给出的总体的随机样本值来检验各总体均值间有无显著差异。而进行方差分析的前提条件是：

（1）独立性：各总体的样本为相互独立的随机样本；

（2）正态性：各总体服从正态分布；

（3）方差齐性：各总体的方差相等。

一般地，我们设因素 A 有 k 个水平

$$A_1, A_2, \cdots, A_k$$

为考察 A 因素对试验结果是否有显著影响，现对每个水平 A_j 各自独立地进行 n_j 次重复试验(j=1,

2，…，k)，其试验结果列于下列表 5-2：

表 5-2　方差分析数据结构表

水平（组别）	A_1	A_2	…	A_k
试验结果 x_{ij}	x_{11} x_{21} ⋮ $x_{n_1 1}$	x_{12} x_{22} ⋮ $x_{n_2 2}$	… … …	x_{1k} x_{2k} ⋮ $x_{n_k k}$
平均值 $\bar{x}_j$	$\bar{x}_1$	$\bar{x}_2$	…	$\bar{x}_k$

其中
$$\bar{x}_j=\frac{1}{n_j}\sum_{i=1}^{n_j}x_{ij}\ ,\ j=1,2,\ \cdots,k$$

是 A_j 水平下（第 j 组组内）观测值的样本均值，又称组内平均值。

此时，各个水平 $A_j(j=1,2,\ \cdots,k)$下的样本 $x_{1j},\cdots,x_{n_j j}$ 来自具有相同方差 σ^2，均值分别为 $\mu_j\ (j=1,2,\ \cdots,k)$的正态总体 X_j，μ_j,σ^2 是未知参数，且不同水平 A_j 下的样本之间相互独立。

单因素方差分析的目的就是考察因素 A 的不同水平对应的试验结果总体 $X_1, X_2,\cdots, X_k$ 的均值是否有显著差异，即需要检验

原假设 H_0：$\mu_1=\mu_2=\cdots=\mu_k$；备择假设 H_1：$\mu_1,\mu_2,\cdots,\mu_k$ 不全相等

与所有假设检验一样，方差分析也要在原假设 H_0 成立时，构造适当的检验统计量，再进行统计推断。

为此，我们考察**总离差平方和**（sum of square of total deviations）或**总变差**（total deviations）：

$$\mathrm{SST}=\sum_{j=1}^{k}\sum_{i=1}^{n_j}(x_{ij}-\bar{x})^2$$

其中
$$\bar{x}=\frac{1}{n}\sum_{j=1}^{k}\sum_{i=1}^{n_j}x_{ij},\quad n=\sum_{j=1}^{k}n_j$$

它是全体数据 x_{ij} 与总均值 $\bar{x}$ 之间的离差平方和，反映了全部数据总的变异程度。如果原假设 H_0 成立，各组数据可看成是来自同一个正态总体的同一组样本观察值，而 SST 是这组全体样本数据的样本方差的（n–1）倍，只表示由随机因素引起的差异；如果 H_0 不成立，则 SST 除了包含由随机因素引起的差异外，还将包含因素 A 的各个不同水平作用所引起的差异。

为此我们对总离差平方和 SST 进行分解，有

$$\begin{aligned}\mathrm{SST}&=\sum_{j=1}^{k}\sum_{i=1}^{n_j}(x_{ij}-\bar{x})^2=\sum_{j=1}^{k}\sum_{i=1}^{n_j}[(x_{ij}-\bar{x}_{.j})+(\bar{x}_{.j}-\bar{x})]^2\\&=\sum_{j=1}^{k}\sum_{i=1}^{n_j}[(x_{ij}-\bar{x}_{.j})^2+2(x_{ij}-\bar{x}_{.j})(\bar{x}_{.j}-\bar{x})+(\bar{x}_{.j}-\bar{x})^2]\\&=\sum_{j=1}^{k}\sum_{i=1}^{n_j}(x_{ij}-\bar{x}_{.j})^2+\sum_{j=1}^{k}2(\bar{x}_{.j}-\bar{x})\sum_{i=1}^{n_j}(x_{ij}-\bar{x}_{.j})+\sum_{j=1}^{k}\sum_{i=1}^{n_j}(\bar{x}_{.j}-\bar{x})^2\\&=\sum_{j=1}^{k}\sum_{i=1}^{n_j}(x_{ij}-\bar{x}_{.j})^2+\sum_{j=1}^{k}n_j(\bar{x}_{.j}-\bar{x})^2\end{aligned}$$

其中的中间交叉乘积部分等于 0，现在分别记

$$\text{SSE} = \sum_{j=1}^{k}\sum_{i=1}^{n_j}(x_{ij} - \bar{x}_j)^2 ,\quad \text{SS}_\text{A} = \sum_{j=1}^{k} n_j(\bar{x}_j - \bar{x})^2$$

由此我们得到了重要的离差平方和分解公式：

$$\text{SST} = \text{SSE} + \text{SS}_\text{A}$$

其中 SS_A 表示组与组之间各总体平均值的不同所产生的离差平方和，它既包括了随机因素的差异，也包括由 A 因素的不同水平作用所造成的系统因素的差异，故称之为**因素平方和**（sum of square factor）或**组间平方和**（sum of square between classes）；SSE 表示同一样本组内即各水平对应总体所取的样本内部的离差平方和，是重复试验而产生的随机因素的误差，故称之为**误差平方和**（sum of square error）或**组内平方和**（sum of square within classes）。

此时，SST，SSE，SS_A 的**自由度**（degree of freedom，即 df）分别为 $n-1$，$n-k$，$k-1$，记为

$$\text{dfT} = n-1,\ \text{dfE} = n-k,\ \text{df}_\text{A} = k-1$$

并有

$$\text{dfT} = \text{dfE} + \text{df}_\text{A}$$

在原假设 H_0 成立时，我们有

$$F = \frac{\text{SS}_\text{A}/(k-1)}{\text{SSE}/(n-k)} = \frac{\text{MS}_\text{A}}{\text{MSE}} \sim F(k-1, n-k)$$

其中

$$\text{MS}_\text{A} = \text{SS}_\text{A}/(k-1)$$

称为**因素均方**（mean square factor）或**组间均方**（mean square between groups）；

$$\text{MSE} = \text{SSE}/(n-k)$$

称为**误差均方**（mean square error）或**组内均方**（mean square within groups）。

当因素均方与误差均方之比值 F 很大时，说明因素 A 引起的变异明显超过了随机因素所引起的差异，即可认为因素 A 对试验结果有显著影响，从而拒绝 H_0。为此，我们取上述 F 为检验统计量，对给定显著水平 α，查 F 分布表（附表 7）得临界值 $F_\alpha(k-1, n-k)$，使得

$$P\{F > F_\alpha(k-1, n-k)\} = \alpha$$

由样本值得到检验统计量的 F 值，如果用统计软件还可得到对应的概率 P 值。当 F 值 $> F_\alpha(k-1, n-k)$，或者 P 值 $< \alpha$，则拒绝 H_0，认为因素 A 对试验结果有显著影响；否则接受 H_0，认为因素 A 对试验结果无显著影响。

实际应用时，为计算统计量 F 的观测值，通常采用下列表 5-3 给出的**方差分析表**（analysis of variance table）。

表 5-3　单因素方差分析表

方差来源 Source	离差平方和 SS	自由度 df	均方 MS	F 值 F Value	概率 P 值（显著性）
因素 A（组间）	SS_A	$k-1$	$\text{SS}_\text{A}/(k-1)$	$F = \dfrac{\text{SS}_\text{A}/(k-1)}{\text{SSE}/(n-k)}$	P 值
误差 E（组内）	SSE	$n-k$	$\text{SSE}/(n-k)$		
总变差（Total）	$\text{SST}=\text{SS}_\text{A}+\text{SSE}$	$n-1$	临界值 $F_\alpha(k-1, n-k)$		

利用方差分析表（表 5-3）即可进行统计判断：

当 F 值 $> F_\alpha(k-1, n-k)$，或 P 值 $< \alpha$ 时，拒绝 H_0，认为因素 A 对试验结果有显著影响；否则，则认为因素 A 对试验结果无显著影响。

三、方差分析的解题步骤

综上所述，我们将单因素方差分析的解题步骤总结如下：

（1）针对问题，建立原假设 H_0 与备择假设 H_1：

H_0: $\mu_1=\mu_2=\cdots=\mu_k$；H_1: $\mu_1,\mu_2,\cdots,\mu_k$ 不全相等

（2）由试验结果数据表，列出方差分析表。

一般可由试验结果数据表，借助于计算器首先求出全部数据的样本均值 $\bar{x}$、样本方差 S^2 和各组的样本均值 $\bar{x}_j$、样本方差 $S_j^2(j=1, \cdots, k)$：

则 $$\mathrm{SST}=(n-1)S^2,\quad \mathrm{SSE}=\sum_{j=1}^{k}(n_j-1)S_j^2,\quad \mathrm{SS_A}=\mathrm{SST}-\mathrm{SSE}$$

或 $$\mathrm{SST}=(n-1)S^2,\quad \mathrm{SS_A}=\sum_{j=1}^{k}n_j\bar{x}_j^2-n\bar{x}^2,\quad \mathrm{SSE}=\mathrm{SST}-\mathrm{SS_A}$$

并对给定的 α，查 F 分布表，得临界值 $F_\alpha(k-1, n-k)$，或者由统计量 F 的值得到对应概率 P 值，由此即易得相应的方差分析表（表 5-3）。

实际应用中，可利用统计软件如 SPSS（见本章第 3 节）按规定格式输入试验结果数据，就可立即得到相应的方差分析表结果。

（3）比较方差分析表中的 F 值与 F 临界值（或比较 P 值与显著水平 α），就可判断是否拒绝 H_0，从而确定所考察的因素对试验结果是否有显著影响。

四、单因素方差分析问题的求解

现对显著水平 α=0.05，用上述解题步骤来解前面提出的案例 5-1。

案例 5-1 解：应检验

H_0: H_0: $\mu_1=\mu_2=\mu_3=\mu_4$；H_1: μ_1,μ_2,μ_3,μ_4 不全相等

由试验结果数据表 5-1，利用计算器计算得 $\bar{x}_j$、S_j^2、$\bar{x}$、S^2，填入下列表 5-4 中：

表 5-4 案例 5-1 试验结果数据计算表

催化剂	甲	乙	丙	丁	总和
得率（%）	85	79	93	75	
	88	85	90	81	
	91	82	96	78	S^2=37.695
	87	81	95	82	
	90	88	96	84	
$\bar{x}_j$	88.2	83	94	80	$\bar{x}$=86.3
S_j^2	5.7	12.5	6.5	12.5	

其中 $n_1=n_2=n_3=n_4=5$，$n=20$，$k=4$，则

$$\mathrm{SSE}=\sum_{j=1}^{k}(n_j-1)S_j^2=4(5.7+12.5+6.5+12.5)=148.8$$

$$\mathrm{SST}=(n-1)S^2=19\times 37.695\approx 716.2,\quad \mathrm{SS_A}=\mathrm{SST}-\mathrm{SSE}\approx 716.2-148.8=567.4$$

或 $$\mathrm{SS_A}=\sum_{j=1}^{k}n_j\bar{x}_j^2-n\bar{x}^2=5(88.2^2+83^2+94^2+80^2)-20\times 86.3^2=567.4$$

又对显著水平 α=0.05，查 F 分布表（附表 7），得临界值

$$F_\alpha(k-1,\ n-k)=F_{0.05}(3, 16)=3.24$$

由此可得方差分析表（即表 5-5）：

表 5-5 案例 5-1 的方差分析表

方差来源 Source	离差平方和 SS	自由度 df	均方 MS	*F* 值 *F* Value	概率 *P* 值（显著性）
因素 A（组间）	567.4	3	189.13	20.34	
误差 E（组内）	148.8	16	9.3		
总变差	716.2	19	临界值 $F_{0.05}$（3，16）=3.24		

统计判断：由于 $F=20.34>F_{0.05}(3, 16)=3.24$，故拒绝 H_0，即认为在 $\alpha=0.05$ 的显著水平下，催化剂对该药的得率有显著影响。

SPSS 软件应用 本例 SPSS 题解见 SPSS 实训五的项目 5-1。

链接 费希尔与推断统计学

英国著名统计学家、遗传学家 R.A.费希尔（R. A. Fisher，1890—1962）被认为是现代数理统计学的主要奠基人，曾多次获得英国和其他许多国家的荣誉。1952 年被授予爵士称号。

作为推断统计学的建立者，1918 年，他在《孟德尔遗传实验设计间的相对关系》中，首创"方差"和"方差分析"两个词汇；1923 年，他与麦肯齐（W.A.Mackenzie）合写《关于收获量变异的研究》，首次对方差分析进行了系统研究，开辟了方差分析、试验设计等统计学研究的理论分支。

费希尔还完善了小样本的统计方法，论证了戈塞特提出的相关系数的抽样分布，提出了 t 分布检验、F 分布检验、相关系数检验，并编制了相应的检验概率表，简明陈述假设检验的逻辑原则等，他对数理统计学有众多贡献，内容涉及估计理论、假设检验、实验设计和方差分析等重要领域。同时他还是一位举世知名的遗传学家，优生学家，他用统计方法对这些领域进行研究，作出了许多重要贡献，被后人誉为"现代统计学之父"。

第 2 节 两因素方差分析

在实际问题的研究中，有时还需考虑两个因素对试验结果是否有显著影响。例如在上节案例 5-1 中，如果我们还想同时了解催化剂和反应温度对药的得率是否有显著影响，就得对催化剂和反应温度这两个因素同时进行分析，这就属于两因素方差分析。

一、两因素方差分析的基本原理

本节仅考察无重复试验的两因素方差分析问题，进行两因素方差分析的目的就是检验两个因素对试验结果是否有显著影响。

无重复试验的两因素方差分析计算的主要步骤与单因素方差分析类似，即：

（1）针对问题，建立两个因素的原假设 H_0 与备择假设 H_1：

对因素 A：

原假设 H_{A0}：$\mu_{1\cdot}=\mu_{2\cdot}=\cdots=\mu_{k\cdot}$；备择假设 H_{A1}：$\mu_{1\cdot},\mu_{2\cdot},\cdots,\mu_{k\cdot}$ 不全相等

对因素 B：

原假设 H_{B0}：$\mu_{\cdot 1}=\mu_{\cdot 2}=\cdots=\mu_{\cdot s}$；备择假设 H_{B1}：$\mu_{\cdot 1}$，$\mu_{\cdot 2}$，…，$\mu_{\cdot s}$ 不全相等

（2）由试验结果数据表，列出两因素方差分析表（表 5-6）。

表 5-6 两因素方差分析表

方差来源 Source	离差平方和 SS	自由度 df	均方 MS	F 值 FValue	概率 P 值（显著性）
因素 A	SS_A	$s-1$	$MS_A=\frac{SS_A}{s-1}$	$F_A=\frac{MS_A}{MSE}$	P_A
因素 B	SS_B	$r-1$	$MS_B=\frac{SS_B}{r-1}$	$F_B=\frac{MS_B}{MSE}$	P_B
误差 E	SSE	$(s-1)(r-1)$	$MSE=\frac{SSE}{(s-1)(r-1)}$		
总变差 T	SST	$sr-1$			

其中

$$SST=\sum_{i=1}^{s}\sum_{j=1}^{r}(x_{ij}-\overline{x})^2$$

称为总离差平方和；

$$SS_A=r\sum_{i-1}^{s}(\overline{x}_{i\cdot}-\overline{x})^2$$

称为因素 A 的离差平方和，主要反映 A 因素各水平效应之间的差异；

$$SS_B=s\sum_{j=1}^{r}(\overline{x}_{\cdot j}-\overline{x})^2$$

称为因素 B 的离差平方和，主要反映 B 因素各水平效应之间的差异；

$$SSE=\sum_{i=1}^{s}\sum_{j=1}^{r}(x_{ij}-\overline{x}_{i\cdot}-\overline{x}_{\cdot j}+\overline{x})^2$$

称为随机误差平方和，主要反映随机抽样的误差。且有总离差平方和（总变差）分解公式：

$$\begin{aligned}SST&=\sum_{i=1}^{s}\sum_{j=1}^{r}(x_{ij}-\overline{x})^2=\sum_{i=1}^{s}\sum_{j=1}^{r}[(\overline{x}_{i\cdot}-\overline{x})+(\overline{x}_{\cdot j}-\overline{x})+(x_{ij}-\overline{x}_{i\cdot}-\overline{x}_{\cdot j}+\overline{x})]^2\\&=\sum_{i=1}^{s}r(\overline{x}_{i\cdot}-\overline{x})^2+\sum_{j=1}^{r}s(\overline{x}_{\cdot j}-\overline{x})^2+\sum_{i=1}^{s}\sum_{j=1}^{r}(x_{ij}-\overline{x}_{i\cdot}-\overline{x}_{\cdot j}+\overline{x})^2\\&=SS_A+SS_B+SSE\end{aligned}$$

（3）比较方差分析表中的各因素的 F 值与 F 临界值，或比较 P 值与显著水平 α，就可判断对该因素是否拒绝 H_0，从而确定所考察的两个因素对试验结果各自的影响是否有显著。

二、两因素方差分析应用举例

这里我们用 SPSS 软件对实际案例进行无重复试验的两因素方差分析，以掌握进行无重复试验的两因素方差分析的主要步骤，并锻炼实际操作能力。

例 5-1 在抗癌药物筛选试验中，考虑用 20 只小白鼠按体重相近分成四组，分别观察甲、乙、丙、丁四种药物对小白鼠肉瘤的抑瘤效果，每种药物均在 5 个配伍组下进行试验，其抑瘤效果（瘤重）如表 5-7 所示。假设所测得的抑瘤效果（瘤重）服从正态分布。

表 5-7 四种药物抑瘤效果（瘤重(g)）

配伍组	甲	乙	丙	丁
1	0.80	0.36	0.17	0.28
2	0.74	0.50	0.42	0.36

续表

配伍组	甲	乙	丙	丁
3	0.31	0.20	0.38	0.25
4	0.48	0.18	0.44	0.22
5	0.76	0.26	0.28	0.13

问题：试检验药物种类和配伍组这两个因素对小白鼠肉瘤的抑瘤效果有无显著影响？（α=0.05）

例 5-1 的问题显然是无重复试验的两因素方差分析问题，即应检验

对因素 A（药物种类）：

$$H_{A0}: \mu_1. = \mu_2. = \mu_3. = \mu_4.;\ H_{A1}: \mu_1.,\ \mu_2.,\ \mu_3.,\ \mu_4.\text{不全相等}$$

对因素 B（配伍组）：

$$H_{B0}: \mu_{\cdot 1} = \mu_{\cdot 2} = \cdots = \mu_{\cdot 5};\ H_{B1}: \mu_{\cdot 1},\ \mu_{\cdot 2},\ \cdots,\ \mu_{\cdot 5}\text{不全相等}$$

下面我们用 SPSS 软件来完成本例的无重复试验的两因素方差分析的计算分析。

SPSS 软件应用 在 SPSS 中，多因素方差分析可通过菜单【分析】→【一般线性模型】→【单变量】的途径加以实现。本例用 SPSS 进行两因素方差分析的求解可参见 SPSS 实训五的项目 5-2。其主要输出结果为两因素方差分析表（主体间效应的检验），如图 5-1 所示。

主体间效应检验

因变量：抑瘤效果

源	Ⅲ类平方和	自由度	均方	F	显著性
修正模型	.523[a]	7	.075	4.112	.016
截距	2.828	1	2.828	155.565	.000
药物种类	.411	3	.137	7.535	.004
配伍组	.112	4	.028	1.545	.251
误差	.218	12	.018		
总计	3.569	20			
修正后总计	.741	19			

a.R方=.706（调整后R方=.534）

图 5-1 例 5-1 SPSS 的两因素方差分析主要输出结果

由图 5-1 的两因素方差分析表知，对因素 A（药物种类）：因为 F=7.535，概率 P 值（显著性）=0.004＜0.05，故拒绝 H_{A0}，认为药物种类因素对小白鼠肉瘤的抑瘤效果有显著影响。

对因素 B（配伍组）：因为 F=1.545，概率 P 值（显著性）=0.251＞0.05，故接受 H_{B0}，认为配伍组因素对小白鼠肉瘤的抑瘤效果没有显著影响。

链接 贝叶斯与贝叶斯方法

英国统计学家 T. 贝叶斯（T. Bayes，1702—1761）生前是位受人尊敬的英格兰长老会牧师。为了证明上帝的存在，他研究并发现了概率统计学一些重要原理。1742 年当选为英国皇家学会会员。

贝叶斯将归纳理论法用于概率论的基础理论，创立了贝叶斯统计理论，对于统计决策函数、统计推断、统计的估算等作出了重大贡献。1758 年他发表了重要著作《机会的学说概论》。1763 年他发表的《论有关

机遇问题的求解》中提出了一种归纳推理的理论，其中的“贝叶斯定理”给出了在已知结果 E 后，对所有原因 C 计算其条件概率（后验概率）公式，可以看作最早的一种统计推断程序，以后被发展为一种系统的统计推断方法，称为贝叶斯方法。

如今在概率论与数理统计学中以贝叶斯命名的有：贝叶斯公式、贝叶斯风险、贝叶斯决策函数、贝叶斯决策规则、贝叶斯估计量、贝叶斯方法、贝叶斯统计等，贝叶斯思想和方法对概率统计的发展产生了深远的影响，在当今的许多领域都获得了广泛的应用。

SPSS 实训五

一、单因素方差分析问题的实训项目解析

项目 5-1（案例 5-1） 考察催化剂因素对某药得率的影响，现用 4 种不同的催化剂独立地在相同条件下进行试验，每种催化剂各做 5 次试验，得到的该药得率如前文表 5-1 所示，假设该药得率服从正态分布。

问题： 如何考察不同的催化剂作用下该药的平均得率是否不同，即催化剂因素对药的得率是否有显著影响？（α=0.05）

（一）项目简要分析

本项目属于单因素方差分析问题。

统计应用方法：单因素方差分析法。

应检验的假设：H_0：$\mu_1=\mu_2=\mu_3=\mu_4$；H_1：μ_1，μ_2，μ_3，μ_4不全相等。

检验统计量：$F=\dfrac{SS_A/(k-1)}{SSE/(n-k)}$。

（二）SPSS 数据集的建立

建立 SPSS 数据集“药的得率与催化剂”，包括一个分析变量：药的得率，录入各组催化剂下药的得率数据，为数值变量；一个分组变量：催化剂种类，分别输入 1~4，代表四种不同的催化剂，是定序变量。所建 SPSS 数据集如图 5-2。

（三）SPSS 统计上机操作

在 SPSS 中，打开该数据集。

菜单途径：【分析】→【比较平均值】→【单因素 ANOVA 检验】。在对话框【单因素 ANOVA 检验】中，如图 5-3 所示。

	药的得率	催化剂种类	变
1	85.00	1	
2	88.00	1	
3	91.00	1	
4	87.00	1	
5	90.00	1	
6	79.00	2	
7	85.00	2	
8	82.00	2	
9	81.00	2	
10	88.00	2	
11	93.00	3	
12	90.00	3	

图 5-2 数据集“药的得率与催化剂”

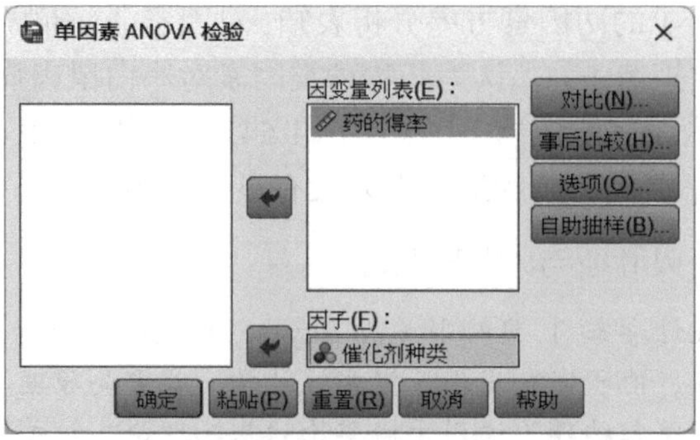

图 5-3 主对话框【单因素方差分析】

对话框操作：药的得率→【因变量列表】；催化剂种类→【因子】。单击【确定】。

（四）SPSS 输出结果表

SPSS 输出结果表见图 5-4。

ANOVA

药的得率

	平方和	自由度	均方	F	显著性
组间	567.400	3	189.133	20.337	.000
组内	148.800	16	9.300		
总计	716.200	19			

图 5-4　单因素方差分析输出结果表

（五）SPSS 输出结果解读

图 5-4 的“ANOVA”表中给出了单因素方差分析表（ANOVA），该表即前面表 5-3，意义同前，其中 F=20.337，表中的“显著性”为对应的概率 P 值=0.000。

（六）项目解题结果与结论

对 α=0.05，因为 F=20.337，P =0.000＜0.05，所以拒绝 H_0。即在 α=0.05 显著水平上，认为不同的催化剂作用下该药的平均得率不同，即催化剂因素对药的得率有显著影响。

二、两因素方差分析问题

项目 5-2（例 5-1）　在抗癌药物筛选试验中，考虑用 20 只小白鼠按体重相近分成四组，分别观察甲、乙、丙、丁四种药物对小白鼠肉瘤的抑瘤效果，每种药物均在 5 个配伍组下进行试验，其抑瘤效果（瘤重）如前面第 2 节表 5-7 所示。假设所测得的抑瘤效果（瘤重）服从正态分布。

问题： 试检验药物种类和配伍组这两个因素对小白鼠肉瘤的抑瘤效果即瘤重有无显著影响？（α=0.05）

（一）项目简要分析

本项目属于两因素方差分析问题。

统计应用方法：两因素方差分析法。

检验工具：两因素方差分析表。

（二）SPSS 数据集的建立

建立 SPSS 数据集“药物的抑瘤效果”。包括一个分析变量：录入不同药物下抑瘤效果数据，抑瘤效果，为数值变量；两个因素变量：药物种类、配伍组，是定序变量。所建 SPSS 数据集如图 5-5。

	抑瘤效果	药物种类	配伍组
1	.80	1	1
2	.74	1	2
3	.31	1	3
4	.48	1	4
5	.76	1	5
6	.36	2	1
7	.50	2	2
8	.20	2	3
9	.18	2	4
10	.26	2	5
11	.17	3	1

图 5-5　数据集“药物的抑瘤效果”

（三）SPSS 统计上机操作

在 SPSS 中，打开该数据集。

菜单途径：【分析】→【一般线性模型】→【单变量】。

在对话框【单变量】中，如图 5-6 所示。

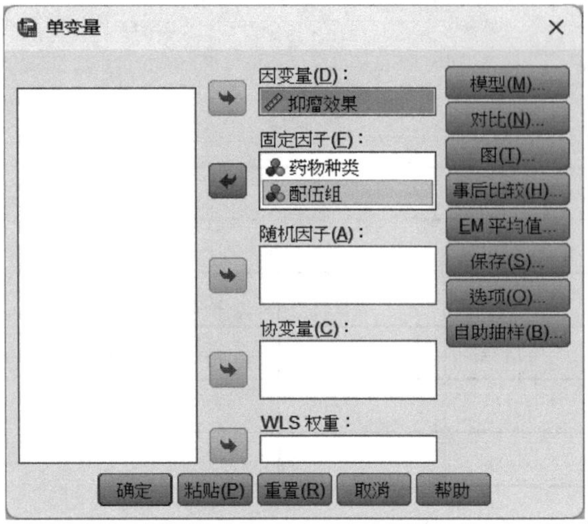

图 5-6 主对话框【单变量】

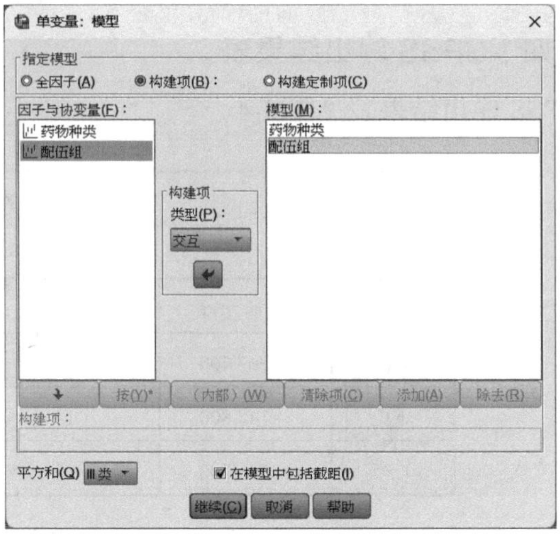

图 5-7 对话框【单变量：模型】

对话框操作：抑瘤效果→【因变量】；药物种类、配伍组→【固定因子】。单击【模型】。

在对话框【单变量：模型】中，如图 5-7 所示。

对话框操作：单击【指定模型/构建项】，药物种类、配伍组→【模型】→【继续】。

最后在返回的对话框【单变量】中单击【确定】。

（四）SPSS 输出结果表

SPSS 输出结果表见图 5-8。

主体间效应检验

因变量：抑瘤效果

源	Ⅲ类平方和	自由度	均方	F	显著性
修正模型	.523[a]	7	.075	4.112	.016
截距	2.828	1	2.828	155.565	.000
药物种类	.411	3	.137	7.535	.004
配伍组	.112	4	.028	1.545	.251
误差	.218	12	.018		
总计	3.569	20			
修正后总计	.741	19			

a.R方=.706（调整后R方=.534）

图 5-8 单因素方差分析输出结果表

（五）SPSS 输出结果解读

图 5-8 的“主体间效应检验”表中给出了两因素方差分析表，该表即前面表 5-6，意义同前，其中“源”为方差来源，“III 类平方和”为离差平方和，F 为 F 检验值，“显著性”为对应概率 P 值。

（六）项目解题结果与结论

由图 5-8 的两因素方差分析表知：

对因素 A（药物种类）：因为 F=7.535，概率 P 值（显著性）=0.004＜0.05，故拒绝 H_{A0}，认为药物种类因素对小白鼠肉瘤的抑瘤效果有显著影响。

对因素 B（配伍组）：因为 F=1.545，概率 P 值（显著性）=0.251＞0.05，故接受 H_{B0}，认为配伍组因素对小白鼠肉瘤的抑瘤效果没有显著影响。

注意：在用 SPSS 软件进行两因素方差分析时，SPSS 默认的模型为包括全部交互效应的全因子模型(【全因子】)，而只有重复试验时才能够考察交互效应，故只适用于重复试验情形的两因素方差分析。因此，考察无重复试验时，必须进入选项【模型】，来设定只含主效应没有交互效应的模型选项（【构建项】)。

本章小结

（一）单因素方差分析

名目	内容
目的	考察单个因素的 k 个不同水平对应的试验结果 X_j 的均值是否有显著差异
基本要求	因素各水平试验结果对应总体 X_j 相互独立，且服从方差相等的正态分布，即 $X_j \sim N(\mu_j,\sigma^2)$，$j=1,2,\cdots,k$
检验的假设	原假设 H_0：$\mu_1=\mu_2=\cdots=\mu_k$；　备择假设 H_1：$\mu_1,\mu_2,\cdots,\mu_k$ 不全相等
基本思想	在 H_0 成立时，总离差平方和 SST 可分解为因素平方和 SS_A 和误差平方和 SSE： $SST=SS_A+SSE$ 其中 $SST=\sum_{j=1}^{k}\sum_{i=1}^{n_j}(x_{ij}-\bar{x})^2$，$SS_A=\sum_{j=1}^{k}n_j(\bar{x}_j-\bar{x})^2$，$SSE=\sum_{j=1}^{k}\sum_{i=1}^{n_j}(x_{ij}-\bar{x}_j)^2$
检验统计量	H_0 成立时：$F=\dfrac{SS_A/(k-1)}{SSE/(n-k)}\sim F(k-1,n-k)$
统计判断	当 F 值＞$F_\alpha(k-1,n-k)$或 P 值＜α 时，拒绝 H_0，认为该因素对试验结果有显著影响； 否则，则认为无显著影响
方差分析表	实际进行方差分析时，通常采用方差分析表（另表）

单因素方差分析表

方差来源 Source	离差平方和 SS	自由度 df	均方 MS	F值 FValue	概率 P值（显著性）
因素 A（组间）	SS_A	$k-1$	$MS_A=\dfrac{SS_A}{k-1}$	$F=\dfrac{MS_A}{MSE}$	P值
误差 E（组内）	SSE	$n-k$	$MSE=\dfrac{SSE}{n-k}$		
总变差 T	SST	$n-1$	临界值 $F_\alpha(k-1,n-k)$		

（二）两因素方差分析

两因素方差分析表

方差来源 Source	离差平方和 SS	自由度 df	均方 MS	F值 FValue	概率 P值（显著性）
因素 A	SS_A	$s-1$	$MS_A=\dfrac{SS_A}{s-1}$	$F_A=\dfrac{MS_A}{MSE}$	P_A
因素 B	SS_B	$r-1$	$MS_B=\dfrac{SS_B}{r-1}$	$F_B=\dfrac{MS_B}{MSE}$	P_B

续表

方差来源 Source	离差平方和 SS	自由度 df	均方 MS	*F* 值 *F* Value	概率 *P* 值（显著性）
误差 E	SSE	$(s-1)(r-1)$	$MSE=\frac{SSE}{(s-1)(r-1)}$		
总变差 T	SST	$sr-1$			

自测题

一、名词解释

方差分析，因素，水平，单因素试验，方差分析的前提条件。

二、填空题

完成下面的单因素方差分析表（$\alpha=0.05$）

方差来源	离差平方和	自由度	均方	F	显著性
组间	138.18	____	46.06	____	____
组内	____	23	____	____	____
总变差	242.77	$F_{1-0.05}(3,23)=3.03$，$F_{1-0.05}(3,26)=2.98$			

三、单选题

1. 单因素方差分析中，当 F 值 $>F_{\alpha}(k-1,n-k)$（或 P 值 <0.05）时，可认为（ ）。
   A. 各样本均值都不相等
   B. 各总体均值不等或不全相等
   C. 各总体均值都不相等
   D. 各总体均值相等
2. 以下说法中不正确的是（ ）。
   A. 方差除以其自由度应是均方
   B. 方差分析时要求各样本来自相互独立的正态总体
   C. 方差分析时要求各样本所在总体的方差相等
   D. 方差分析时，组内均方就是误差均方
3. 方差分析的基本思想可简述为（ ）。
   A. 组间方差大于组内方差
   B. 误差的方差必然小于组间方差
   C. 总离差平方和可以分解成因素平方和与误差平方和
   D. 两方差之比服从 F 分布
4. 多个总体均值差异的比较采用方差分析，而不是 T 检验法来两两比较，主要原因是（ ）。
   A. 控制第一类错误
   B. 控制第二类错误
   C. 减少分析次数
   D. 计算方便
5. 在单因素方差分析中，各离差平方和的自由度满足（ ）。
   A. 总离差平方和自由度=组间离差平方和自由度−组内离差平方和自由度
   B. 总离差平方和自由度=组间离差平方和自由度+组内离差平方和自由度
   C. 总离差平方和自由度+组间离差平方和自由度=组内离差平方和自由度
   D. 总离差平方和自由度+组内离差平方和自由度=组间离差平方和自由度
6. 在方差分析中，统计量 F 的取值总是（ ）。
   A. 可能小于 1　　B. 可以小于 0
   C. 总是大于 1　　D. 可以取任意值

四、应用分析题

1. 将四个药厂生产的阿司匹林片，用崩解仪法考察其片剂释放度，每个样品进行 5 次实验，所得指标数值初步计算如下表所示。假定片剂释放度数据服从正态分布，试判断四个工厂的平均释放度是否不同？（$\alpha=0.01$）

方差来源	离差平方和	自由度
因素（组间）	0.852	3
误差（组内）	0.295	16
总变差（Total）	1.147	19

2. 用四种不同的分析方法测定同一药物的某种成分的含量，测得数据如下表所示。

方法	A	B	C	D
含量	9.29	10.16	10.60	10.12
	9.44	10.08	10.43	9.96
	9.33	10.03	10.65	9.98
	9.56	10.11	10.48	10.11

若假定该种成分的含量数据服从正态分布，试判断这四种方法的测量结果有无显著性差异？（$\alpha=0.05$）

五、SPSS上机项目实训任务

下列项目解析时请给出：1.项目简要分析；2.SPSS数据集的建立；3.SPSS统计上机操作；4. 项目解题结果与结论。

项目1 某湖水在不同季节氯化物含量测定值(mg/L)如下表所示，若已知氯化物含量测定值服从正态分布，试问不同季节氯化物含量有无显著差别？（$\alpha=0.05$）

春	夏	秋	冬
22.6	19.1	18.9	19.0
22.8	22.8	13.6	16.9
21.0	24.5	17.2	17.6
16.9	18.0	15.1	14.8
20.0	15.2	16.6	13.1
21.9	18.4	14.2	16.9
21.5	20.1	16.7	16.2
21.2	21.2	19.6	14.8

问题：试利用SPSS软件检验不同季节对该湖水的氯化物含量的影响是否显著？（$\alpha=0.05$）

项目2 在四台不同纺织机器B_1，B_2，B_3，B_4中，采用3种不同的加压水平A_1，A_2，A_3各做一次试样测量，得纱支强度如下表所示，若已知纱支强度测定值服从正态分布。

加压	机器			
	B_1	B_2	B_3	B_4
A_1	1577	1692	1800	1642
A_2	1535	1640	1783	1621
A_3	1502	1652	1810	1663

问题：试利用SPSS软件检验不同的加压水平和不同纺织机器之间纱支强度有无显著差异？（$\alpha=0.05$）

第6章
非参数假设检验

学习目标

1. 知识目标 掌握独立性检验的列联表方法，两独立样本、两配对样本比较的秩和检验；熟悉秩和检验的基本思想和原理、基本步骤；了解非参数检验的概念，列联表检验适用的情形和基本原理，单样本卡方检验方法。

2. 能力目标 掌握用 SPSS 进行独立性检验的列联表检验的操作运算；熟悉用 SPSS 进行两独立样本、两配对样本的秩和检验的操作运算；了解用 SPSS 进行单样本卡方检验的操作运算。

3. 素质目标 通过非参数假设检验的具体应用讲解，让学生认识到必须根据所给的条件科学选择统计方法，而不能想当然的用常见的 T 检验，这样才能做出科学的统计推断和科学结论。

第六章讨论了总体分布为正态分布或总体分布类型已知的前提下对一些参数（总体均值、总体方差、总体率）进行的检验，即参数检验方法。但实际应用中，许多样本数据并不满足总体服从正态分布的条件或总体分布是未知的。本节所讨论的**非参数检验**（nonparametric test）方法，是指那些推断假设不依赖于总体分布的具体函数形式或推断假设与总体的参数无关的假设检验方法。

非参数检验由于不需要已知总体分布的类型，故应用较为广泛。它既可检验样本是否来自某种已知分布的总体，又可检验两种属性分类变量之间是否相互独立，还可检验那些非准确测定的以等级轻重、次第先后等形式给出的数据资料问题。非参数检验方法的不足在于不能充分利用样本信息，如果用于那些适用参数检验的问题，则会降低检验效能，故非参数检验方法主要用于不满足参数检验条件的问题。

为说明非参数检验问题，先来看两个案例。

案例 6-1

骰子均匀性：为考察骰子是否均匀，某研究者将一只骰子投掷了 150 次，掷出的点数结果见表 6-1。

表 6-1 骰子均匀性试验结果数据

点数 X	1	2	3	4	5	6
频数 n_i	23	32	24	21	30	20

问题：试检验此骰子是否均匀。（α=0.05）

案例 6-2

血清治病：为研究某种血清是否能抑制白血病，选取 16 只白血病大鼠，随机分为治疗组和对照组，其中治疗组 8 只接受该血清治疗，对照组 8 只不做治疗，观察大鼠存活时间（月），其数据如表 6-2 所示：

表 6-2　血清治疗试验中大鼠存活时间

治疗组（月）	3.1	5.3	1.4	4.6	2.8	4.0	3.8	5.5
对照组（月）	1.9	0.5	0.9	2.1	1.4	2.1	1.1	0.8

问题：若两个抽样总体的分布未知，试分析这种血清对白血病有无抑制作用。（α=0.05）

显然，上述问题均不满足参数假设检验条件，属于本章将研究的非参数假设检验问题。

第1节　卡方检验（拟合优度检验）

当总体分布未知时，需由样本值来考察总体是否服从某个已知分布，为此需进行假设检验。这种考察理论分布与样本数据实际分布是否吻合的检验称为**卡方检验**（χ^2 test）或者**χ^2 拟合优度检验**（χ^2 goodness-of-fit test）。其中皮尔逊（Pearson）χ^2 检验法是最常用的拟合优度检验方法。

一、卡方检验（拟合优度检验）的原理

设总体 X 的分布函数为 $F(x)$，但其具体形式未知。现根据总体 X 的样本值 $x_1, x_2, \cdots, x_n$ 来检验关于总体分布的假设

$$H_0\text{：总体 } X \text{ 服从分布 } F_0(x)$$

其中 $F_0(x)$是某个已知分布。由于通常只关心样本数据与给定的分布是否吻合，而不考虑当 H_0 不真时 X 的可能分布，所以这类检验可以不写出备择假设。

如果总体 X 是离散型的，则 H_0 的形式为

$$H_0\text{：} P(X=x_i)=p_i\text{，} i=1, 2, \cdots$$

如果总体 X 是连续型的，则 H_0 形式为

$$H_0\text{：} X \text{ 的密度函数 } f(x)=f_0(x)$$

在用χ^2 检验法检验原假设 H_0 时，如果 $F_0(x)$的分布形式虽然已知，但含有未知参数时，则应首先估计参数，然后再作检验。

χ^2 检验法基本思想是：将总体 X 的取值区域分为 k 个互不相容的组，再将样本观测值 $x_1, x_2, \cdots, x_n$ 落在各组的实际频数 O_i 与已知分布对应的理论频数 E_i 进行比较，由此构造检验统计量来衡量样本观测值与已知分布的拟合程度，从而检验 H_0 是否成立。其主要理论依据是由皮尔逊提出的下列定理。

定理 6-1　（皮尔逊χ^2 定理）当 H_0 成立时，不论 H_0 中的分布 $F_0(x)$是什么分布，当 n 充分大时，统计量

$$\chi^2 = \sum_{i=1}^{k} \frac{(O_i - E_i)^2}{E_i} \sim \chi^2(k-r-1)\ (\text{近似})$$

其中 O_i 为实际频数，E_i 为理论频数，k 为取值区域划分的组数，r 为由样本所估计的总体未知参数的个数。

χ^2 拟合优度检验法的检验步骤为：

（1）建立检验原假设 H_0：总体 X 服从某已知分布 $F_0(x)$。

（2）对总体分布 $F_0(x)$中 r 个未知参数，用样本值求出其点估计值。

（3）求出皮尔逊χ^2 统计量的值：

$$\chi^2 = \sum_{i=1}^{k} \frac{(O_i - E_i)^2}{E_i}$$

由统计软件还可得到对应概率 P 值。

（4）由显著性水平 α 和自由度 df=$k-r-1$ 查 χ^2 分布表，得单侧临界值 $\chi^2_\alpha(k-r-1)$。

（5）统计推断（单侧检验）：比较 χ^2 的值与 $\chi^2{}_\alpha(k-r-1)$（或 P 值与 α）来决定是否拒绝 H_0。

若 $\chi^2 > \chi^2_\alpha(k-r-1)$，或 P 值 $<\alpha$，则拒绝 H_0，认为总体分布与已知分布 $F_0(x)$ 有显著差异；否则，接受 H_0，即可认为总体服从已知分布 $F_0(x)$。

实际应用时应注意以下事项：（1）样本容量 n 需足够大，一般要求 $n \geqslant 50$；（2）检验时要求各组的理论频数 $E_i \geqslant 5$。当遇到一组或几组理论频数小于 5 时，应通过并组使其符合 $E_i \geqslant 5$ 的要求。

二、卡方检验（拟合优度检验）的应用举例

现来考察用上述 χ^2 拟合优度检验方法来解决案例 6-1 的骰子均匀性问题。

案例 6-1　解： 为检验骰子是均匀的，也即检验骰子掷出的各点数是否等概率的，应该检验

$$H_0:\ P(X=i)=p_i=1/6,\ i=1,\ \cdots,6$$

因 $p_i=1/6$，$E_i=np_i=150\times1/6=25$，$i=1, \cdots, 6$。则检验统计量 χ^2 的值为：

$$\chi^2=\sum_{i=1}^{6}\frac{(O_i-E_i)^2}{E_i}=\frac{(23-25)^2}{25}+\cdots+\frac{(20-25)^2}{25}=4.8$$

由于理论分布没有未知参数需估计，则 $r=0$，自由度 df=$k-1=6-1=5$。

对 $\alpha=0.05$，查 χ^2 分布表得 $\chi^2{}_\alpha(5)=11.072$。

因 $\chi^2=4.8<\chi^2{}_\alpha(5)=11.072$，则 $P>0.05$，故接受 H_0，可认为骰子是均匀的。

SPSS 软件应用　本例 SPSS 题解见 SPSS 实训六的项目 6-1。

链接　乔布斯的癌症治疗与大数据分析

S·乔布斯（S. Jobs，1955—2011）是美国苹果公司的传奇总裁，他于 1976 年所联合创办的苹果电脑，开启了世界上个人电脑的新时代，他的卓越才智、热情和活力是苹果产品不断创新的源泉，从而“改变了世界”。2003 年乔布斯被诊断出患胰腺癌，2011 年 10 月不幸病逝。

乔布斯在与癌症斗争的过程中采用了非同寻常的方式，成为世界上第一个对自身所有 DNA（人类基因组 DNA 的多达 30 亿个碱基对的序列）和肿瘤 DNA 进行测序的人。为此，他支付了昂贵的费用，得到了包括整个基因密码的数据文档。这样，乔布斯的医生们能够基于他的特定基因组成，分析这些 DNA 序列（大数据）的特征，按所需效果用药。如果癌症病变导致药物失效，医生可以及时更换另一种药。

这种获得基因的所有数据而不仅仅是样本的方法，还是将乔布斯的生命延长了好几年，为影响我们生活方式的苹果智能手机的诞生争取到了极为宝贵的时间！

第 2 节　列联表（卡方）检验

在实际工作中常需将试验数据按不同属性进行分类，并要考察这些分类属性是否相互独立或其分类构成是否一致。

列联表（contingency table 或 cross table）是用于多重分类的一种频数分布表，是分析属性数据的常用表格形式。它将每个观测对象按行和列两方面的属性分类，行和列的属性又分为 R 和 C 种分类，从而其表中数据有 R 行 C 列，故常称为 $R\times C$ 列联表，简称 $R\times C$ 表。其最简单形式是 2×2 表，又称**四格表**（fourfold table）。利用列联表，可对实际频数与理论频数的一致性作 χ^2（卡方）检验，这称为**列联表检验**（contingency table test）或**卡方检验**（chi-square test），它包括两个分类属性变量的独立性检验和多组总体率的比较检验等。

一、两个属性变量间的独立性检验

(一) $R\times C$ 列联表的独立性检验

利用列联表来进行两分类属性变量的独立性检验，其原理与前面χ^2拟合优度检验相同，也即考察实际频数与理论频数的偏差，由皮尔逊定理 6-1 的公式来进行列联表χ^2（卡方）检验。

设列联表的行、列属性变量分别为 X 和 Y，其中

X 分成 R 类：$X_1, X_2, \cdots, X_R$；Y 分成 C 类：$Y_1, Y_2, \cdots, Y_C$

则 $R\times C$ 列联表的一般形式如表 6-3。

表 6-3　$R\times C$ 列联表

	Y_1	Y_2	…	Y_C	行和 $O_{i\cdot}$
X_1	O_{11}	O_{12}	…	O_{1C}	$O_{1\cdot}$
X_2	O_{21}	O_{22}	…	O_{2C}	$O_{2\cdot}$
…	…	…	…	…	…
X_R	O_{R1}	O_{R2}	…	O_{RC}	$O_{R\cdot}$
列和 $O_{\cdot j}$	$O_{\cdot 1}$	$O_{\cdot 2}$	…	$O_{\cdot C}$	n

$R\times C$ 列联表中共有 R 行 C 列数据，其中 O_{ij} 表示样本值中（X_i, Y_j）出现的实际频数，

$$O_{i\cdot}=\sum_{j=1}^{C}O_{ij}\ ,\quad O_{\cdot j}=\sum_{i=1}^{R}O_{ij}\ ,\quad n=\sum_{j=1}^{C}\sum_{i=1}^{R}O_{ij}$$

分别是实际频数的第 i 行的行和，第 j 列的列和与总和。

为检验两个分类属性变量 X 与 Y 的独立性，应检验假设

H_0：X 与 Y 相互独立；H_1：X 与 Y 不独立（有关联）

在 H_0 成立时，列联表各单元格的理论频数为

$$E_{ij}=np_{ij}=n\hat{p}_{i\cdot}\hat{p}_{\cdot j}=n\cdot\frac{O_{i\cdot}}{n}\times\frac{O_{\cdot j}}{n}=\frac{O_{i\cdot}\times O_{\cdot j}}{n}\ ,\quad i=1, 2, \cdots, R;\ j=1, 2, \cdots, C$$

将实际频数 O_{ij} 和理论频数 E_{ij} 代入皮尔逊χ^2检验公式后就能得到对应于 $R\times C$ 列联表的独立性检验公式

$$\chi^2=\sum_{j=1}^{C}\sum_{i=1}^{R}\frac{(O_{ij}-E_{ij})^2}{E_{ij}}\sim\chi^2(\mathrm{df})$$

其中

$$\mathrm{df}=(R-1)(C-1)$$

由此就可转化为前面介绍的χ^2拟合优度检验即卡方检验，步骤亦类似。

例 6-1　某药厂为了探讨根据药物的外观状况判断药物内在质量的可能性，随机抽取若干同类药品，在相同条件下放置 6 个月，分别检验其内在质量 X 与外观状况 Y，得检验数据见表 6-4，试分析药物的内在质量 X 与外观状况 Y 这两种属性之间是否独立？（α=0.01）

表 6-4　例 6-1 中药剂的检验结果

内在质量 X	外观状况 Y			合计
	好	中	差	
好	35	15	5	55
中	8	19	7	34

续表

内在质量 X	外观状况 Y			合计
	好	中	差	
差	4	4	16	24
合计	47	38	28	113

解：应检验 H_0：药物的属性 X 与 Y 相互独立；H_1：药物的属性 X 与 Y 有关联。

在 H_0 成立时，由独立性检验公式计算理论频数

$$E_{11}=\frac{47\times55}{113}\approx22.9,\ E_{12}=\frac{55\times38}{113}\approx18.5,\ E_{13}=\frac{28\times55}{113}\approx13.6$$

$$E_{21}\approx14.1,\ E_{22}\approx11.4,\ E_{23}\approx8.4,\ E_{31}\approx10.0,\ E_{32}\approx8.1,\ E_{33}\approx5.9$$

则检验统计量

$$\chi^2=\sum_{j=1}^{C}\sum_{i=1}^{R}\frac{(O_{ij}-E_{ij})^2}{E_{ij}}\approx\frac{(35-22.9)^2}{22.9}+\cdots+\frac{(16-5.9)^2}{5.9}\approx43.097$$

对 $\alpha=0.01$ 及 df=(3−1) (3−1)=4，查 χ^2 临界值表（附表 5）得 $\chi^2_{0.01}(4)=13.277$。

因 $\chi^2\approx43.097>\chi^2_{0.01}(4)=13.277$，$P<0.01$，则拒绝 H_0，接受 H_1，即认为两种药物的属性不独立，有关联。因而从药物外观状况判断药物内在质量的可能性是存在的。

SPSS 软件应用 本例 SPSS 题解见 SPSS 实训六的项目 6-2。

在进行 $R\times C$ 列联表的 χ^2 独立性检验时应注意，在 $R\times C$ 列联表中，如果有 1/5 以上的理论频数小于 5，或有任何一个单元格的理论频数小于 1，就应该将理论频数小于 5 的单元格与邻组合并以增大理论频数。但应注意合并组的合理性，如是以量分组的资料（年龄分组）可以并组；但按性质分组的资料（如不同类型的血型），则不能合并，此时只能增加观察对象例数再作统计分析。

（二）2×2 列联表（四格表）的独立性检验

统计中用得最多的一种列联表是 2×2 列联表，常被称为四格表。其一般形式见表 6-5。

表 6-5 2×2 列联表（四格表）

	Y_1	Y_2	行和
X_1	a	b	$a+b$
X_2	c	d	$c+d$
列和	$a+c$	$b+d$	$n=a+b+c+d$

对四格表，其自由度 df=(R−1) (C−1)=(2−1) (2−1)=1 比较特殊，通常根据样本容量 n 和单元格的理论频数 E 的不同情形，按以下规定进行不同的检验（参见表 6-6）。

（1）对于 $n\geqslant40$，而且每个 $E\geqslant5$ 时，用基本 χ^2 检验统计量进行：

$$\chi^2=\sum_{j=1}^{2}\sum_{i=1}^{2}\frac{(O_{ij}-E_{ij})^2}{E_{ij}}$$

其中

$$O_{11}=a,\ O_{12}=b,\ O_{21}=c,\ O_{22}=d$$

理论频数 E_{ij} 分别为

$$E_{11}=\frac{(a+b)(a+c)}{n},\ E_{12}=\frac{(a+b)(b+d)}{n},\ E_{21}=\frac{(c+d)(a+c)}{n},\ E_{22}=\frac{(c+d)(b+d)}{n}$$

代入基本 χ^2 检验统计量式，整理后得四格表 χ^2 检验基本检验简化公式

$$\chi^2 = \frac{n(ad-bc)^2}{(a+b)(c+d)(a+c)(b+d)}$$

（2）对于 $n \geqslant 40$ 且有 $E < 5$ 但都大于 1 时，应采用 **Yates 连续性校正**（Yates correction for continuity），其相应的四格表 χ^2 检验校正公式和简化公式分别是

$$\chi^2 = \sum_{j=1}^{2}\sum_{i=1}^{2}\frac{(|O_{ij}-E_{ij}|-0.5)^2}{E_{ij}}, \quad \chi^2 = \frac{n(|ad-bc|-0.5n)^2}{(a+b)(c+d)(a+c)(b+d)}$$

而用简化公式计算四格表的 χ^2 统计量显然更方便。

（3）对于 $n < 40$，或者 $n \geqslant 40$ 且至少有 $E < 1$ 时，应采用 Fisher 的精确概率检验（Fisher's exact test）。该法是一种直接计算概率的假设检验方法，其理论依据是超几何分布。该法已不属于 χ^2 检验的范畴，但常常作为四格表假设检验的补充，一般可借助于 SPSS 等统计软件进行检验。

表 6-6　四格表数据不同情形时适用的检验统计量

样本数 n	单元格理论频数 E	适用的检验统计量
大样本（$n \geqslant 40$）	所有的 $E \geqslant 5$	Pearson 卡方检验值（Pearson ChiSquare）*
	若有 $1 \leqslant E < 5$	连续性校正卡方检验值（Continuity Correction）
	若有 $E < 1$	Fisher's 精确检验的值（Fisher's Exact Test）
小样本（$n < 40$）	所有情形	Fisher's 精确检验的值（Fisher's Exact Test）

* 若所得概率 P 值小于且接近检验水准（显著性水平），则改用 Fisher's 精确检验的值

例 6-2　某医生将两种药物在 60 名受试者的不同部位进行药敏试验，试验结果见表 6-7。试问两种药物的结果是否有关联？（α=0.05）

表 6-7　例 6-2 中两种药物的药敏试验结果

药物 A	药物 B		合计
	阳性	阴性	
阳性	28（18.1）	6（15.9）	34
阴性	4（13.9）	22（12.1）	26
合计	32	28	60

注：括弧内为理论频数

解：应检验假设

H_0：两种药物的药敏结果无关联；H_1：两种药物的药敏结果有关联

因其理论频数均大于 5，故由 χ^2 检验基本检验简化公式得检验统计量

$$\chi^2 = \frac{n(ad-bc)^2}{(a+b)(c+d)(a+c)(b+d)} = \frac{60\times(28\times22-6\times4)^2}{34\times26\times32\times28} \approx 26.55$$

对 α=0.05 及 df=(2−1) (2−1)=1，查 χ^2 临界值表（附表 5）得 $\chi^2_{0.05}(1)=3.841$。

因 $\chi^2 \approx 26.55 > \chi^2_{0.05}(1)=3.841$，$P<0.05$，则拒绝 H_0，接受 H_1，即认为两种药物的药敏结果有关联。由表中数据可见两种药物的药敏结果基本相同。

二、总体率比较的列联表检验

在实际应用中，我们还常遇到有关多个（包括两个）总体率比较的列联表检验问题。

例 6-3 将 116 例患者随机分为两组，一组 70 例接受实验药物治疗（实验组），另一组 46 例接受对照治疗（对照组），治疗结果见表 6-8。问两种疗法的不良事件率有无差别？（$\alpha=0.05$）

表 6-8 药物治疗对照试验中不良事件发生结果

治疗方法	不良事件结果		合计	不良事件率（%）
	发生	未发生		
实验组	4（7.2）	66（62.8）	70	5.7
对照组	8（4.8）	38（41.2）	46	17.4
合计	12	104	116	10.3

注：括号内为理论频数

本例也是以列联表形式表示的数据，但与前面独立性检验时仅从同一个总体中随机抽样的抽样不同，本例是从两个总体中进行抽样，应检验两个总体的总体率（不良事件率）有无差异。

虽然多组（包括两组）分类资料总体率的比较检验与交叉分类资料的独立性检验的意义不同，但由列联表数据进行多个总体率比较检验时仍利用相同的拟合优度检验方法，与前面列联表的χ^2独立性检验的计算步骤一样，都可归结为同样公式来进行皮尔逊χ^2检验。

即对应于 $R\times C$ 列联表数据，多个总体率比较的检验公式仍然为

$$\chi^2=\sum_{j=1}^{C}\sum_{i=1}^{R}\frac{(O_{ij}-E_{ij})^2}{E_{ij}}\sim\chi^2((R-1)(C-1))$$

对应于 2×2 列联表即四格表数据，两个总体率比较的χ^2检验简化公式仍然为

$$\chi^2=\frac{n(ad-bc)^2}{(a+b)(c+d)(a+c)(b+d)}\sim\chi^2(1)$$

或四格表的χ^2检验校正简化公式（$n>40$ 且至少有一单元格的理论频数 $E<5$ 时采用）

$$\chi^2=\frac{n(|ad-bc|-0.5n)^2}{(a+b)(c+d)(a+c)(b+d)}$$

下面对例 6-3 的两个总体率比较检验的四格表问题用列联表的χ^2检验公式来求解。

解：应检验假设

H_0：两种疗法的不良事件发生率相等，即 $p_1=p_2=p$；

H_1：两种疗法的不良事件发生率不相等，即 $p_1\neq p_2$

因 df=1 且理论频数 $E_{21}=4.8<5$，故应用四格表的χ^2检验校正简化公式来计算检验统计量：

$$\chi^2=\frac{n(|ad-bc|-0.5n)^2}{(a+b)(c+d)(a+c)(b+d)}=\frac{116\times(|4\times38-66\times8|-0.5\times116)^2}{70\times46\times12\times104}\approx2.919$$

对 $\alpha=0.05$，df = 1，查χ^2临界值表（附表 5），得$\chi^2_{0.05}(1)=3.841$。

因$\chi^2\approx2.919<\chi^2_{0.05}(1)=3.841$，则 $P>0.05$，故接受 H_0，即认为两种疗法的不良事件发生率无显著性差异。

SPSS 软件应用 本例 SPSS 题解见 SPSS 实训六的项目 6-3。

链接 许宝騄——享誉国际的中国统计学家

中国数学家、统计学家许宝騄（1910—1970），1936 年在伦敦大学高尔顿实验室和统计系攻读博士学位，师从 R.A.费希尔、J.奈曼等国际著名统计学家，毕业后回国在西南联大任教授，在西南联大，他与数学家华罗庚和陈省身有“数学三杰”的称号。解放后在北京大学任教授，是新中国首批中国科学院院士。

在概率论极限理论研究的方面，许宝騄创造性地提出“完全收敛性”概念；对中心极限定理的研究，

改进了克莱姆定理和贝莱定理。在数理统计领域，他对 Neyman-Pearson 理论作出了重要的贡献，得到了一些重要的非中心分布，论证了 F 检验在上述理论中的优良性；同时他在对多元统计分析研究中导出正态分布样本协方差矩阵特征根的联合分布和极限分布。正是以其多项重要研究成果，他被誉为多元统计分析的奠基人之一。

许宝騄被公认为在数理统计和概率论方面第一个具有国际声望的中国数学家。许宝騄的像片悬挂在美国斯坦福大学统计系的走廊上，与世界著名的统计学家并列。

第 3 节 非参数的秩和检验

前面针对分布拟合问题和列联表资料，采用皮尔逊χ^2检验法进行检验。对于其他的总体分布类型未知或者总体分布已知但不符合参数检验要求的问题，也需用非参数检验法进行统计分析。此时它不比较参数，而是比较分布的位置，一般利用“符号”或“秩（或等级）”来代替数据本身进行分析，诸如**秩和检验**（rank sum test）、**中位数检验**（median test）等非参数检验法，种类较多。本节主要介绍理论上较为完善的几种秩和检验方法。

秩和检验在非参数检验法中效能较高，又比较系统完整。所谓**秩**（rank），就是将数据按从小到大进行排序，给出 1，2，3，……序号或等级的一种编码。

秩和检验主要用于定序数据（等级数据）或不符合参数检验的数值数据资料。两个或多个定序数据资料的比较，例如药物疗效分为治愈、显效、有效、无效；针麻效果分为Ⅰ、Ⅱ、Ⅲ、Ⅳ级；等等，如果列成列联表形式，用χ^2检验只能说明各等级（组）构成的差异是否有统计学意义，而用秩和检验则能进一步说明对比各组疗效的优劣，针麻效果的好坏等。

秩和检验主要步骤是：建立假设，编秩，求出秩和，计算检验统计量，查表确定 P 值，统计判断作出是否拒绝 H_0 的结论。

下面通过实例来介绍几种秩和检验法的具体应用步骤。

一、两配对样本比较的符号秩检验

医药研究中常会遇到利用配对设计所得的成对数据来检验两个连续型总体的差异性，而对总体的分布类型没有限定。对此，威尔科克森（Wilcoxon）提出了一种配对数据资料的符号秩和检验，又称 **Wilcoxon 符号秩检验**（Wilcoxon signed rank test），以检验两个配对样本分别代表的总体分布位置有无显著差异。

下面结合实例来介绍配对资料的符号秩检验方法的具体应用和原理。

例 6-4 为考察某药治疗高脂血症的疗效，对患高脂血症病人进行临床治疗，得到其治疗前后甘油三酯（TG，mmol/L）指标资料，如表 6-9 前 3 列所示，所服从的分布未知。试问治疗前后病人的 TG 指标有无显著差异？（α=0.10）

表 6-9 病人治疗前后 TG 指标

病人编号 （1）	治疗前 x_i （2）	治疗后 y_i （3）	$d_i=x_i-y_i$ （4）	秩次 （5）
1	2.88	2.51	0.37	5
2	2.00	1.83	0.17	4
3	2.34	1.95	0.39	6
4	1.90	1.98	−0.08	−2.5

续表

病人编号 （1）	治疗前 x_i （2）	治疗后 y_i （3）	$d_i=x_i-y_i$ （4）	秩次 （5）
5	2.20	2.12	0.08	2.5
6	2.68	2.16	0.52	8
7	2.12	2.14	–0.02	–1
8	2.45	2.05	0.40	7
合计	—	—	$T_+=32.5$	$T_-=3.5$

解：1. 应检验假设

H_0：配对差值的总体中位数为 0；H_1：配对差值的总体中位数不为 0

2. 求差值，编秩次

首先求出各对数据(x_i, y_i)的配对差值 $d_i=x_i-y_i$，见表 6-9 第（4）列；根据差值 d 的绝对值，由小到大编秩次，并给秩次冠以差值的正负符号，见第（5）列。编秩时，对正负号不同而绝对值相等的差值，应取其平均秩次。对差值为 0 的数据对，舍去不计，总的数据对数也要相应减去，减去后记为 n。

3. 求秩和，计算检验统计量

对编好的秩次，分别求正、负秩次之和，正秩和记为 T_+，负秩和的绝对值记为 T_-。T_+与 T_-之和应该等于总秩和，即

$$1+2+\cdots+n=\frac{n(n+1)}{2}=T_++T_-$$

以此可验证 T_+与 T_-计算的正确性。再以 T_+与 T_-中绝对值较小者作为统计量，即

$$T=\min(T_+,T_-)$$

对本例，由表 6-9 中第（5）列秩次得到秩和 $T_+=32.5$， $T_-=3.5$，而 $T_++T_-=32.5+3.5=36$ 与其总秩和 $n(n+1)/2=8(8+1)/2=36$ 相等，计算准确无误。再取 T_+与 T_-中较小者为统计量 T 值

$$T=\min(T_+,T_-)=T_-=3.5$$

4. 统计判断

当 $n\leqslant 5$ 时，不能得出拒绝 H_0 的结论。

当 $5<n\leqslant 25$ 时，可查附表 9 的配对符号秩检验用的 T 界值表，确定 P 值。即对确定的 n，找到对应于检验统计量 T 值的界值范围 $T_1\sim T_2$，若 $T_1<T<T_2$（不包括端点），则 P 值大于该表上方相应概率水平，就可接受 H_0；若 T 值不在界值范围 $T_1\sim T_2$ 内，或等于界值 T_1（T_2），则小于相应的概率值，拒绝 H_0。

当 $n>25$ 时，可按近似正态分布用 Z 检验法，其 Z 检验统计量为：

$$Z=\frac{|T-n(n+1)/4|-0.5}{\sqrt{n(n+1)(2n+1)/24}}$$

当相同秩次较多时，应采用下列校正公式

$$Z=\frac{|T-n(n+1)/4|-0.5}{\sqrt{\frac{n(n+1)(2n+1)}{24}-\frac{\sum(t_i^3-t_i)}{48}}}$$

其中 t_i 为相同秩次的个数。此时即可按 Z 检验法来进行统计判断。

对本例，$n=8$，$\alpha=0.10$（双侧），查 T 界值表（附表 9）得界值范围 5～31，$T=3.5$ 在界值范围外，所以 $P<0.10$，按 $\alpha=0.10$ 显著水平拒绝 H_0，可认为病人治疗前后的甘油三酯 TG 指标有显著差异。

SPSS 软件应用　本例 SPSS 题解见 SPSS 实训六的项目 6-4。

二、两独立样本比较的秩和检验

对于完全随机设计的两独立样本比较的秩和检验又称**成组比较秩和检验**或**曼-惠特尼 *U* 检验**（Mann-Whitney *U* test），它是用两样本观测值的秩来推断两样本分别代表的总体分布位置的差异有无显著性。

下面结合本章开始时提出的案例 6-2 血清治病问题的求解来介绍两总体比较的秩和检验方法的应用和原理。

案例 6-2　解：

1. 应检验假设

H_0：两总体分布无显著差异；H_1：两总体分布有显著差异

2. 编秩次　将两组样本的全部 16 个数据混合在一起，并由小到大统一排列编秩，其编秩结果如表 6-10 的秩次列所示。编秩时，不同组的相同观测值取原秩次的平均秩次，在同一组内的可不求平均秩次，因为取与不取平均不影响它们的秩和。

表 6-10　两组大鼠的存活时间

治疗组		对照组	
存活时间（月）	秩次	存活时间（月）	秩次
3.1	11	1.9	7
5.3	15	0.5	1
1.4	5.5	0.9	3
4.6	14	2.1	8
2.8	10	1.4	5.5
4.0	13	2.1	9
3.8	12	1.1	4
5.5	16	0.8	2
n_1=8	T_1=96.5	n_2=8	T_2=39.5

3. 求秩和，计算检验统计量 *T*　将各组的秩次相加即得各组的秩和：T_1=96.5，T_2=39.5。两组的秩和合计应该等于总秩和 $N(N+1)/2$，其中 $N= n_1+n_2$ 为合计例数。

如本案例中 T_1+T_2=96.5+39.5=136 与 $N(N+1)/2=16\times(16+1)/2=136$ 相等，表明秩和计算无误。

以样本含量较小（设为 n_1）组的秩和为检验统计量 T。如果两样本容量相同，可任取一组的秩和作为检验统计量 T。本例 $n_1=n_2=8$，故可任选，例如用第二组的秩和为 T，即 T=39.5。

完全随机设计的两样本比较的秩和检验的基本思想是：如果 H_0 成立，则样本含量分别为 n_1 和 n_2 的两个样本来自同一总体（即分布相同的两总体），两样本的平均秩次 T_1/n_1 与 T_2/n_2 应相等或很接近，且都和总体的平均秩次$(N+1)/2$ 相差很小。含量较小的（设为 n_1）样本的秩和 T，应在 $n_1(N+1)/2$\{T 值表的界值范围中心为$[n_1(N+1)/2]$\}的左右变化。若 T值偏离此值太远，表示取得现在样本统计量的可能性就很小。若偏离出给定α值所确定的范围时，即 $P<\alpha$，就拒绝 H_0；反之，则不能拒绝 H_0。

当 n_1 与 n_2 超出 T界值表的范围时，可按正态近似法，用下列公式进行 Z 检验

$$Z=\frac{\left|T-\frac{1}{2}n_1(N+1)\right|-0.5}{\sqrt{\frac{n_1n_2(N+1)}{12}}}$$

当相同秩次较多时（尤其是等级数据资料），应采用下列校正 Z 检验公式

$$Z=\frac{\left|T-\frac{1}{2}n_1(N+1)\right|-0.5}{\sqrt{\frac{n_1n_2(N+1)}{12}[N^3-N-\sum(t_i^3-t_i)]}}$$

其中 t_i 为相同秩次的个数。

4. 统计判断 当 $n_1\leqslant 10$，$n_2-n_1\leqslant 10$ 时，查附表 10 的 T 界值表，确定 P 值。当检验统计量 T 值在界值范围内（不包括端点），则 P 值大于表中对应的概率值，即可接受 H_0；若 T 值在界值范围外或等于界值，则 P 值小于相应的概率值，即可拒绝 H_0。

在本案例中，由 $n_1=n_2=8$，对 $\alpha=0.05$，查 T 界值表（附表 10），临界值范围是 49～87。由于 $T=39.5$，在界值范围外，则 $P<0.05$，故拒绝 H_0，即认为这种血清对白血病有抑制作用。

SPSS 软件应用 本例 SPSS 题解见 SPSS 实训六的项目 6-5。

链接 瓦尔德与飞机的钢板强化

A·瓦尔德（A. Wald，1902—1950）是二战时期的统计学家，他发明的一些统计方法在战时被视为军事机密。当瓦尔德被咨询飞机上什么部位应该加强钢板时，他开始研究从战役中返航的军机上受敌军创伤的弹孔位置。他画了飞机的轮廓，并且标示出弹孔的位置。资料累积一段时间后，几乎把机身各部位都填满了。于是瓦尔德提议，把剩下少数几个没有弹孔的部位补强，因为这些部位被击中的飞机都没有返航！该案例充分体现了统计学如何成为数据处理的一门艺术，简单的统计方法一旦融入了统计学家的智慧，便显得生动而唯美！

瓦尔德是著名的美籍罗马尼亚裔统计学家，他在统计学中的贡献是多方面的，最重要的是发展了统计决策理论，引进了损失函数、风险函数、极大极小原则和最不利先验分布等重要概念；建立了序贯分析理论，提出了著名的序贯概率比检验法，他还在用数理统计方法处理经济问题中取得了不少成果。

SPSS 实训六

一、单样本卡方检验

项目 6-1（案例 6-1） 为考察骰子是否均匀，某研究者将一只骰子投掷了 150 次，掷出的点数结果见前面的表 6-1 所示。

问题： 试检验此骰子是否均匀？（$\alpha=0.05$）

（一）项目简要分析

本项目属于单样本卡方检验问题。

统计应用方法：卡方检验法。

应检验的假设：H_0：$P(X=i)=p_i=1/6$，$i=1,\cdots,6$。

（H_0：掷出的点数为等概率的，即均匀的）

检验统计量：$\chi^2=\sum_{i=1}^{6}\frac{(O_i-E_i)^2}{E_i}$。

（二）SPSS 数据集的建立

建立 SPSS 数据集“掷骰子试验点数”，包括两个变量：点数、骰子频数，分别为定类变量、数值变量。所建 SPSS 数据集如图 6-1。

	点数	骰子频数
1	1	23
2	2	32
3	3	24
4	4	21
5	5	30
6	6	20
7		

图 6-1　数据集“掷骰子试验点数”

（三）SPSS 统计上机操作

在 SPSS 中，打开该数据集。

菜单途径：【数据】→【加权个案】。在对话框【个案加权】内进行后续操作，如图 6-2 所示。

对话框操作：【个案加权系数】；骰子频数→【频率变量】。单击【确定】，即可将变量“骰子频数”设定为频数变量。

菜单途径：【分析】→【非参数检验】→【旧对话框】→【卡方】。

在对话框【卡方检验】中，如图 6-3 所示。

对话框操作：点数→【检验变量列表】（因检验骰子均匀，则其理论概率是相等的）→【期望值/所有类别相等（默认）】→【确定】。

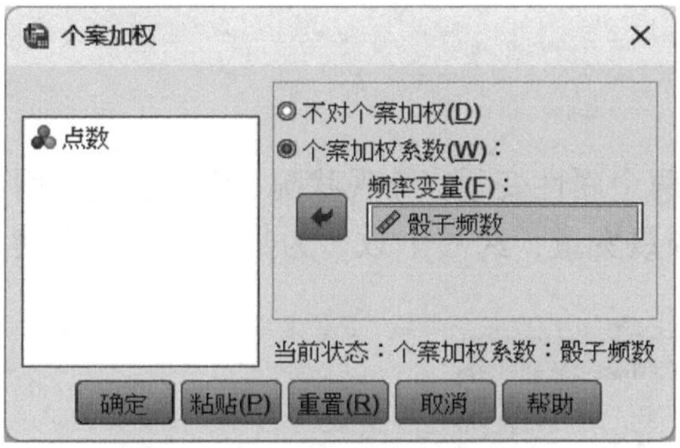

图 6-2　对话框【个案加权】

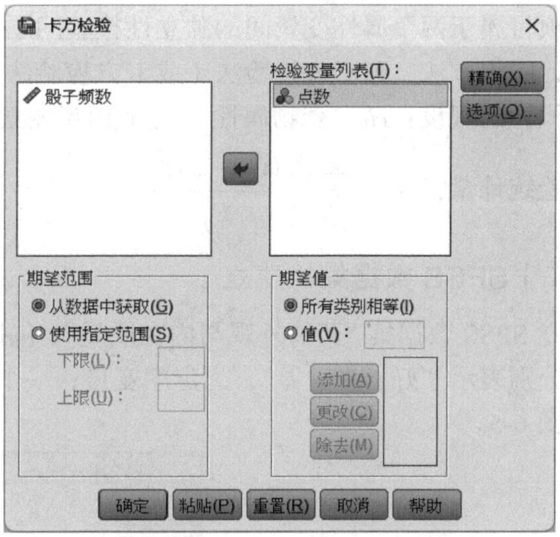

图 6-3　对话框【卡方检验】

（四）SPSS 输出结果表

SPSS 输出结果表见图 6-4。

点数			
	实测个案数	期望个案数	残差
1	23	25.0	-2.0
2	32	25.0	7.0
3	24	25.0	-1.0
4	21	25.0	-4.0
5	30	25.0	5.0
6	20	25.0	-5.0
总计	150		

检验统计	
	点数
卡方	4.800[a]
自由度	5
渐近显著性	.441

a.0个单元格（0.0%）的期望频率低于5。期望的最低单元格频率为25.0。

图 6-4　卡方检验的 SPSS 输出结果

（五）SPSS 输出结果解读

图 6-4 的 SPSS 输出结果中，其“检验统计”表给出了卡方检验统计量的值（卡方）=4.800，检验对应的概率 P 值即“渐近显著性”=0.441。

（六）项目解析结果与结论

对显著水平 α=0.05，因为 χ^2=4.800，P=0.441 ＞0.05，所以接受 H_0。

即在 0.05 的显著水平上，认为骰子掷出的各点数是等概率的，即骰子是均匀的。

二、两个属性变量间独立性检验

项目 6-2（**例 6-1**）某药厂为了探讨根据药物的外观状况判断药物内在质量的可能性，随机抽取若干同类药品，在相同条件下放置 6 个月，分别检验其内在质量 X 与外观状况 Y，得检验数据如前面的表 6-4 所示。

问题：试检验药物的内在质量 X 与外观状况 Y 这两种属性之间是否独立？（α=0.01）

（一）项目简要分析

本项目属于两个属性变量间的独立性检验问题。

统计应用方法：列联表检验法（或卡方检验法）。

应检验的假设：H_0：药物属性 X 与 Y 相互独立；H_1：药物属性 X 与 Y 不独立（有关联）。

检验统计量：$\chi^2=\sum_{j=1}^{3}\sum_{i=1}^{3}\frac{(O_{ij}-E_{ij})^2}{E_{ij}}$。

（二）SPSS 数据集的建立

建立 SPSS 数据集“药物外观与内在质量”，包括两个属性变量：外观状况、内在质量，用数值“1、2、3”分别表示“好、中、差”，为定序变量；一个频数变量：药品个数，为数值变量。所建 SPSS 数据集如图 6-5。

	外观状况	内在质量	药品个数
1	1	1	35.00
2	2	1	15.00
3	3	1	5.00
4	1	2	8.00
5	2	2	19.00
6	3	2	7.00
7	1	3	4.00
8	2	3	4.00
9	3	3	16.00
10			

图 6-5 数据集“药物外观与内在质量”

（三）SPSS 统计上机操作

在 SPSS 中，打开该数据集。

菜单途径：【数据】→【加权个案】。在对话框【个案加权】中，参考图 6-2。

对话框操作：单击【个案加权系数】；药品个数→【频率变量】。单击【确定】，即可将变量“药品个数”设定为频数变量。

菜单途径：【分析】→【描述统计】→【交叉表】。

在对话框【交叉表】中，如图 6-6 所示。

对话框操作：内在质量→【行】；外观状况→【列】。单击【统计】。

在对话框【交叉表：统计】中，如图 6-7 所示。

对话框操作：选定【卡方】→【继续】。在返回的对话框【交叉表】中，单击【确定】。

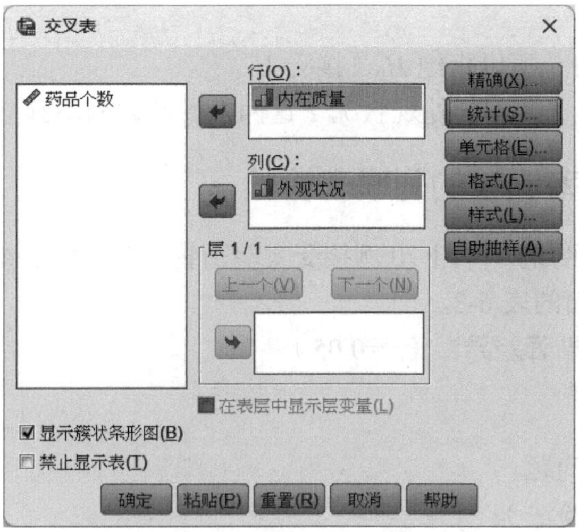

图 6-6　对话框【交叉表】

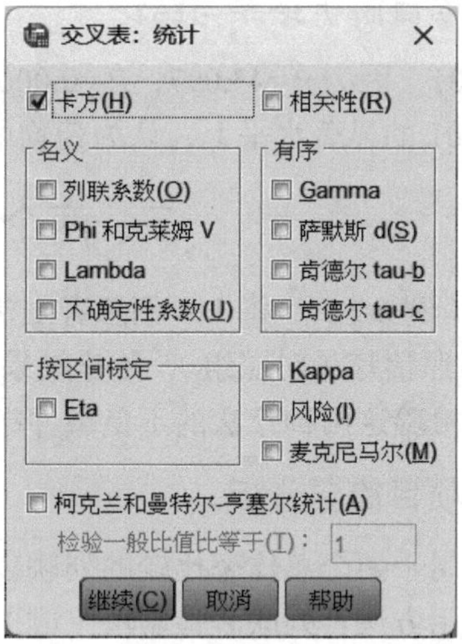

图 6-7　对话框【交叉表：统计】

（四）SPSS 输出结果表

SPSS 输出结果表见图 6-8。

内在质量* 外观状况交叉表

计数

		外观状况			总计
		好	中	差	
内在质量	好	35	15	5	55
	中	8	19	7	34
	差	4	4	16	24
总计		47	38	28	113

卡方检验

	值	自由度	渐进显著性（双侧）
皮尔逊卡方	43.097[a]	4	.000
似然比	39.786	4	.000
线性关联	29.944	1	.000
有效个案数	113		

a.0个单元格（0.0%）的期望计数小于5。最小期望计数为5.95。

图 6-8　卡方检验的 SPSS 主要输出结果

（五）SPSS 输出结果解读

图 6-8 中的“内在质量*外观状况交叉表”给出了“内在质量 X”与“外观状况 Y”这两个属性变

量的交叉列联表；“卡方检验”表给出了其独立性检验的结果：检验统计量的卡方值即“皮尔逊卡方” χ^2=43.097，对应的概率 P 值（渐进显著性（双侧））=0.000。

（六）项目解析结果与结论

对 α=0.01，因为 χ^2=43.097，P=0.000＜0.01，所以拒绝 H_0，接受 H_1。

即在 0.01 的显著水平上，认为药物的内在质量 X 与外观状况 Y 这两个属性之间不独立，有关联。

三、两个总体率比较的列联表检验

项目 3（**例 6-3**） 将 116 例患者随机分为两组，一组 70 例接受实验药物治疗（实验组），另一组 46 例接受对照治疗（对照组），治疗结果见前面的表 6-8。

问题：检验这两种疗法的不良事件率有无显著差异？（α=0.05）

（一）项目简要分析

本项目属于两个总体率比较的列联表检验问题。

统计应用方法：列联表检验法（或卡方检验法）。

应检验的假设：H_0：两种疗法的不良事件发生率相等；

H_1：两种疗法的不良事件发生率不相等。

检验统计量：$\chi^2=\sum_{j=1}^{2}\sum_{i=1}^{2}\frac{(O_{ij}-E_{ij})^2}{E_{ij}}$ 或 $\chi^2=\frac{n(|ad-bc|-0.5n)^2}{(a+b)(c+d)(a+c)(b+d)}$。

（二）SPSS 数据集的建立

建立 SPSS 数据集“对照治疗的不良事件率”，包括两个属性变量：治疗方法、不良事件结果，“治疗方法”用 1、2 表示实验组、对照组；“不良事件结果”用 0、1 表示不发生、发生，均为定类变量。一个频数变量：人数，为数值变量。所建 SPSS 数据集如图 6-9 所示。

	治疗方法	不良事件结果	人数
1	实验组	发生	4.00
2	实验组	不发生	66.00
3	对照组	发生	8.00
4	对照组	不发生	38.00
5			

图 6-9 数据集“对照治疗的不良事件率”

（三）SPSS 统计上机操作

在 SPSS 中，打开该数据集。

菜单途径：【数据】→【加权个案】。在对话框【个案加权】中，参考图 6-2。

对话框操作：单击【个案加权系数】；人数→【频率变量】。单击【确定】，即可将变量“人数”设定为频数变量。

菜单途径：【分析】→【描述统计】→【交叉表】。在对话框【交叉表】中，参考图 6-6。

对话框操作：治疗方法→【行】；不良事件结果→【列】。点击【统计】。

在对话框【交叉表：统计】中，如图 6-7 所示。

对话框操作：选定【卡方】→【继续】。在返回的对话框【交叉表】中，单击【确定】。

（四）SPSS 输出结果表

SPSS 输出结果表见图 6-10。

治疗方法* 不良事件结果交叉表

计数

		不良事件结果		总计
		不发生	发生	
治疗方法	实验组	66	4	70
	对照组	38	8	46
总计		104	12	116

卡方检验

	值	自由度	渐进显著性（双侧）	精确显著性（双侧）	精确显著性（单侧）
皮尔逊卡方	4.081[a]	1	.043		
连续性修正[b]	2.919	1	.088		
似然比	3.990	1	.046		
费希尔精确检验				.061	.045
线性关联	4.046	1	.044		
有效个案数	116				

a.1个单元格（25.0%）的期望计数小于5。最小期望计数为4.76。
b.仅针对2×2表进行计算

图 6-10　卡方检验的 SPSS 主要输出结果

（五）SPSS 输出结果解读

图 6-10 中的“治疗方法*不良事件结果交叉表”给出了“治疗方法”与“不良事件结果”的交叉列联表；“卡方检验”表给出了四格表的卡方检验结果，包括皮尔逊卡方、连续性修正、费希尔精确检验的结果供不同情形的检验选用。

根据表下注解“a. 1 个单元格（25.0%）的期望计数（理论频数）小于 5。最小期望计数（理论频数）为 4.76。”和表 6-6 可知，本项目的四格表检验应该选用“连续性修正”检验结果，其值（连续性修正）χ^2=2.919，对应的概率 P 值（渐进显著性（双侧））=0.088。

（六）项目解析结果与结论

对 α=0.05，因为 χ^2=2.919，P=0.088＞0.05，所以接受 H_0。

即认为这两种疗法的不良事件率没有显著差别。

四、两个配对样本比较的非参数检验

项目 6-4（**例 6-4**）为考察某药治疗高脂血症的疗效，对患高脂血症病人进行临床治疗，得到其治疗前后 TG（mmol/L）指标资料，数据如前面的表 6-9 中前 3 列所示，其总体服从的分布未知。

问题：试检验治疗前后病人的 TG 指标有无显著差异？（α=0.10）

（一）项目简要分析

本项目属于两个配对样本比较的非参数检验问题。

统计应用方法：配对比较的符号秩检验法。

应检验的假设：H_0：配对差值的总体中位数为 0；H_1：配对差值的总体中位数不为 0。

检验统计量：Wilcoxon 符号秩检验统计量。

（二）SPSS 数据集的建立

建立 SPSS 数据集“治疗前后甘油三酯”，包括两个配对变量：治疗前 TG、治疗后 TG，均为数值变量。所建 SPSS 数据集如图 6-11 所示。

（三）SPSS 统计上机操作

在 SPSS 中，打开该数据集。

菜单途径：【分析】→【非参数检验】→【旧对话框】→【两个相关样本】。

在对话框【双关联样本检验】中，如图 6-12 所示。

对话框操作：治疗前 TG→【检验对/变量 1】；治疗后 TG→【检验对/变量 2】→【检验类型/ 威尔科克森】→【确定】。

	治疗前TG	治疗后TG
1	2.88	2.51
2	2.00	1.83
3	2.34	1.95
4	1.90	1.98
5	2.20	2.12
6	2.68	2.16
7	2.12	2.14
8	2.45	2.05

图 6-11 数据集“治疗前后甘油三酯”

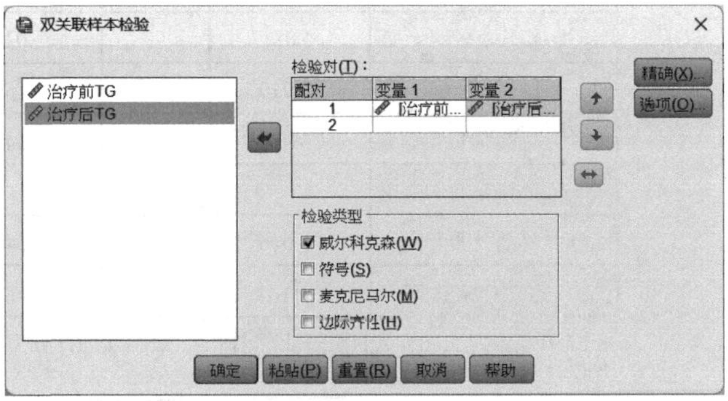

图 6-12 对话框【双关联样本检验】

（四）SPSS 输出结果表

SPSS 输出结果表见图 6-13。

威尔科克森符号秩检验

		个案数	秩平均值	秩的总和
治疗后TG-治疗前TG	负秩	6[a]	5.42	32.50
	正秩	2[b]	1.75	3.50
	绑定值	0[c]		
	总计	8		

a.治疗后TG<治疗前TG

b.治疗后TG>治疗前TG

c.治疗后TG=治疗前TG

检验统计[a]

	治疗后TG–治疗前TG
Z	–2.033[b]
渐近显著性（双尾）	.042

a.威尔科克森符号秩检验

b.基于正秩。

图 6-13 配对样本非参数检验的 SPSS 输出结果

（五）SPSS 输出结果解读

图 6-13 的“威尔科克森符号秩检验”表中治疗前后数据之差对应的正、负秩的秩均值与秩和等，其配对样本的“检验统计”表给出了配对样本威尔科克森 Wilcoxon 符号秩检验的统计量 $Z= -2.033$，其对应的双侧检验概率 P 值［渐近显著性（双尾）］$P=0.042$。

（六）项目解析结果与结论

对α=0.10，因为 Z= –2.033，P =0.042＜0.10，所以拒绝 H_0，接受 H_1。

即认为治疗前后病人的甘油三酯 TG 指标有显著差异。

五、两独立样本比较的非参数检验

项目 6-5（案例 6-2）　为研究某种血清是否会抑制白血病，选取 16 只白血病大鼠，随机分为治疗组和对照组，其中治疗组 8 只大鼠接受该血清治疗，对照组 8 只大鼠不做治疗，观察大鼠存活时间（月），其数据如前面的表 6-2 所示。假定这两个抽样总体的分布未知。

问题：试检验这两组大鼠的存活时间有无显著差异，即这种血清对白血病有无抑制作用？（α=0.05）

（一）项目简要分析

本项目属于两独立样本比较的非参数检验问题。

统计应用方法：成组比较的秩和检验法。

应检验的假设：H_0：两总体分布无显著差异；H_1：两总体分布有显著差异。

检验统计量：曼-惠特尼 U 检验统计量。

（二）SPSS 数据集的建立

建立 SPSS 数据集“大鼠的存活时间”，包括一个观测变量：存活时间，录入两组大鼠的存活时间，为数值变量；一个分组变量：组别，输入 1 和 2，分别表示“治疗组”和“对照组”，为名义变量。所建 SPSS 数据集如图 6-14 所示。

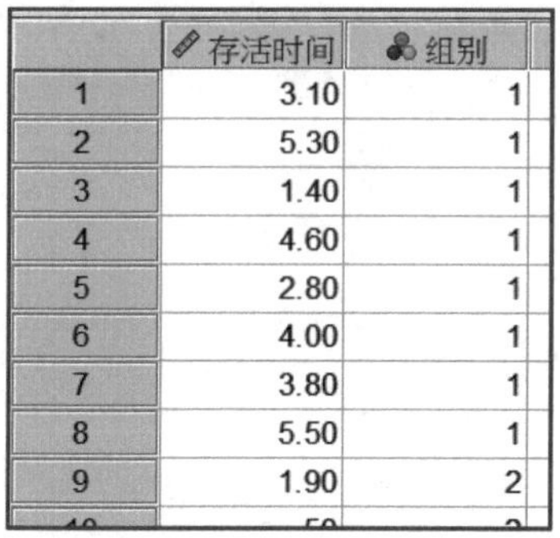

	存活时间	组别
1	3.10	1
2	5.30	1
3	1.40	1
4	4.60	1
5	2.80	1
6	4.00	1
7	3.80	1
8	5.50	1
9	1.90	2

图 6-14　数据集“大鼠的存活时间”

（三）SPSS 统计上机操作

在 SPSS 中，打开该数据集。

菜单途径：【分析】→【非参数检验】→【旧对话框】→【2 个独立样本】。

在对话框【双独立样本检验】中，如图 6-15 所示。

对话框操作：存活时间→【检验变量列表】；组别→【分组变量】。单击【定义组】。

在对话框【双独立样本：定义组】中，如图 6-16 所示。

对话框操作：【组 1：1（输入）】→【组 2：2（输入）】→【继续】。

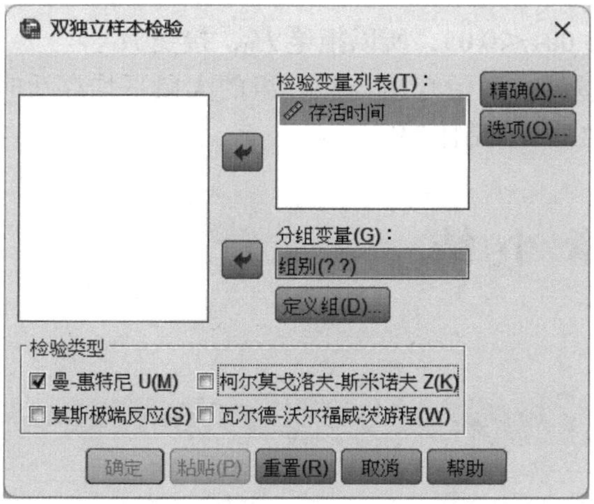

图 6-15　对话框【双独立样本检验】

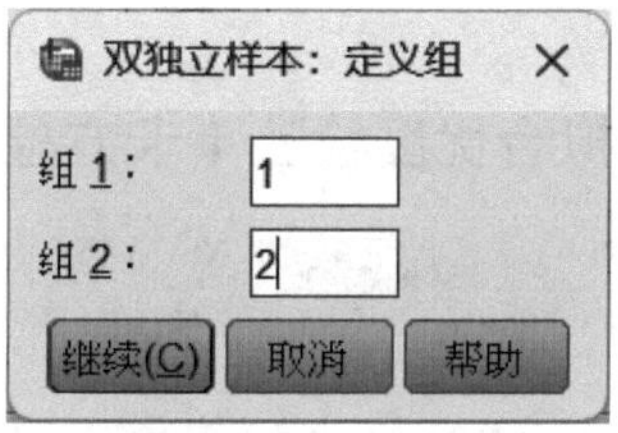

图 6-16　对话框【双独立样本：定义组】

在返回的对话框【双独立样本检验】中，如图 6-15 所示。

对话框操作：【检验类型/曼-惠特尼 U（默认）】→【确定】。

（四）SPSS 输出结果表

SPSS 输出结果表见图 6-17。

秩

	组别	个案数	秩平均值	秩的总和
存活时间	治疗组	8	12.06	96.50
	对照组	8	4.94	39.50
	总计	16		

检验统计[a]

	存活时间
曼-惠特尼U	3.500
威尔科克森W	39.500
Z	−2.998
渐近显著性（双尾）	.003
精确显著性[2*(单尾显著性)]	.001[b]

a.分组变量：组别

图 6-17 两独立样本非参数检验的 SPSS 输出结果

（五）SPSS 输出结果解读

图 6-17 的 SPSS 输出结果中“秩”表给出了曼-惠特尼 U 检验中的各组秩均值与秩和，而由“检验统计”表可得，两独立样本的曼-惠特尼 U 检验的统计量值：曼-惠特尼 U=3.5，威尔科克森 W=39.5，对应检验的概率 P 值为“精确显著性[2*（单尾显著性）]”=0.001。如果是大样本（样本量 $n>30$），则可用 Z= −2.998，对应检验的概率 P 值为“渐近显著性（双尾）”=0.003。

（六）项目解析结果与结论

对α=0.05，因为 U=3.5（或 W=39.5），P=0.001<0.05，所以拒绝 H_0，接受 H_1。

即认为两组白血病大鼠的存活时间有显著差异。而治疗组与对照组的大鼠平均存活时间分别为 3.813（月）和 1.350（月），表明这种血清对白血病有抑制作用。

本 章 小 结

（一）χ^2 拟合优度检验（卡方检验）

类型	检验假设	检验统计量	拒绝域	备注
卡方检验（χ^2拟合优度检验）	H_0：总体 X 服从某已知分布	$\chi^2=\sum_{i=1}^{k}\frac{(f_i-np_i)^2}{np_i}\sim\chi^2(k-r-1)$	$\chi^2>\chi^2_\alpha(k-r-1)$	$n\geqslant 50$ 各组 $np_i\geqslant 5$

续表

类型	检验假设	检验统计量	拒绝域	备注
列联表（卡方）检验	1. 独立性检验	$\chi^2=\sum_{j=1}^{c}\sum_{i=1}^{r}\frac{(O_{ij}-E_{ij})^2}{E_{ij}}\sim\chi^2(\mathrm{df})$	$\chi^2>\chi^2_\alpha(\mathrm{df})$	df=$(r-1)(c-1)$
四格表卡方检验	H_0：X与Y相互独立	$\chi^2=\frac{n(ad-bc)^2}{(a+b)(c+d)(a+c)(b+d)}\sim\chi^2(1)$	$\chi^2>\chi^2_\alpha(1)$ (df=1)	所有 $E_{ij}\geqslant5$
	2. 总体率比较 H_0：各组样本的总体率相等	$\chi^2=\frac{(\lvert ad-bc\rvert-0.5n)^2n}{(a+b)(c+d)(a+c)(b+d)}\sim\chi^2(1)$		$n>40$ 且 至少有一 $E_{ij}<5$

*多组样本的总体率比较检验与两个属性变量的独立性检验的检验假设不同，但其列联表检验公式和步骤相同。

（二）秩和检验

类型	检验假设	检验统计量	拒绝域	备注
两配对样本比较符号秩检验（Wilcoxon 符号秩检验）	H_0：两配对总体服从相同分布	$T=\min(T_+,T_-)$	$T\leqslant T_1$ 或 $T\geqslant T_2$	$5<n\leqslant25$ 时，查附表 9 得 $T_1\sim T_2$
		$Z=\frac{\lvert T-n(n+1)/4\rvert-0.5}{\sqrt{n(n+1)(2n+1)/24}}\sim N(0,1)$	$\lvert z\rvert>Z_{\alpha/2}$	大样本（$n>25$） $T=\min(T_+,T_-)$
两独立样本比较秩和检验（成组比较秩和检验）	H_0：两总体服从相同分布	样本容量较小的数据组对应秩和 T	$T\leqslant T_1$ 或 $T\geqslant T_2$	查附表 10（小样本）
		$Z=\frac{\lvert T-\frac{1}{2}n_1(N+1)\rvert-0.5}{\sqrt{n_1n_2(N+1)/12}}\sim N(0,1)$	$\lvert z\rvert>Z_{\alpha/2}$	T 是上列秩和（大样本）

自测题

一、名词解释

非参数检验，χ^2 拟合优度检验，列联表，四格表，秩，秩和检验。

二、填空题

1. 对一个 3×4 列联表进行独立性检验时，其χ^2分布的自由度 df =________。
2. χ^2值的取值范围为__________。
3. 2×2 列联表又称为________，其自由度 df =________。

三、单选题

1. 下列哪项检验不适用χ^2检验（　　）。
   A. 两样本均值比较
   B. 两样本的总体率比较
   C. 多个样本的总体率比较
   D. 拟合优度检验
2. 非参数检验应用的条件是（　　）。
   A. 总体是正态分布
   B. 若两组比较，要求两组的总体方差相等
   C. 不依赖于总体分布
   D. 要求样本容量很大
3. 在以下检验方法中，不属于非参数检验法的是(　　)。
   A. T 检验
   B. 成组比较的秩和检验
   C. Wilcoxon 符号秩检验
   D. 列联表的卡方检验
4. 进行四格表卡方检验，当样本容量 $n\geqslant40$，且有单元格的理论频数(E)满足__________时，应该使用 Yates 连续性校正公式。
   A. $E<1$　　B. $1<E<5$
   C. $E>5$　　D. $E>10$
5. 利用两独立样本比较对应的总体分布是否相同，以下哪种检验法最为适宜（　　）。
   A. 卡方检验　　B. 符号秩检验
   C. 成组比较秩和检验　D. 参数检验
6. 当总体分布类型未知时，利用配对设计所得的配对数据来检验两个连续型总体的差异性，以下哪种检验法最为适宜（　　）。
   A. 卡方检验　　B. 符号秩检验
   C. 成组比较秩和检验　D. 参数检验

四、应用分析题

1. 为研究慢性气管炎与吸烟量的关系，调查了 272 人，结果如下表所示。

吸烟量（支/小时）	0～	10～	20～	合计
患者人数	22	98	25	145
健康人数	22	89	16	127
合计	44	187	41	272

试检验慢性气管炎与吸烟量有无关系？（α= 0.10）

2. 调查 1000 人，按性别和是否色盲分组，得 2×2 列联表如下表所示。

色盲	男性（人）	女性（人）
否	442	514
是	38	6

试检验性别与色盲有无关系？（α= 0.10）

3. 某学校对甲、乙两个年级学生进行乙型肝炎表面抗原（HBsAg）抽样检测，资料见下表。问两个年级学生乙肝表面抗原阳性率有无差别？（α= 0.05）

年级	阳性数	阴性数
甲	3	25
乙	6	9

4. 现有 8 只 60 日龄雄鼠在某种处理前后的体重（g）改变如下表所示。

处理前（g）	25.7	24.4	21.1	25.2	26.4	23.8	21.5	22.9
处理后（g）	22.5	23.2	21.4	23.4	25.4	20.4	21.5	21.7

试用符号秩和检验比较处理前后差异的显著性。（α= 0.10）

5. 分别用高蛋白或低蛋白的饲料喂养两组雌鼠，实验时间自生后 28 天至 84 天止，计 8 周。观察各鼠所增体重，两种饲料雌鼠体重增加量（g）见下表。问两种饲料对雌鼠体重增加有无显著影响？（α= 0.05）

高蛋白组（g）	83	97	104	107	113	119	123	124	129	134	146	161
低蛋白组（g）	65	70	70	78	85	94	101	107	122			

五、SPSS 上机项目实训任务

项目 1 为研究慢性气管炎与吸烟量的关系，调查了 272 人，结果如下表所示。

吸烟量（支/小时）	0～	10～	20～	合计
患者人数	22	98	25	145
健康人数	22	89	16	127
合计	44	187	41	272

问题：检验是否患慢性气管炎与吸烟量的多少是否独立？（α= 0.10）

项目 2 调查 1000 人，按性别和是否色盲分组，得 2×2 列联表如下表所示。

色盲	男性（人）	女性（人）
否	442	514
是	38	6

问题：试检验色盲与性别是否独立？（α= 0.10）

项目 3 现有 8 只 60 日龄雄鼠在某种处理前后的体重（g）改变如下表所示。

处理前（g）	25.7	24.4	21.1	25.2	26.4	23.8	21.5	22.9
处理后（g）	22.5	23.2	21.4	23.4	25.4	20.4	21.5	21.7

问题：试用两配对样本的符号秩检验比较处理前后差异是否显著性？（α= 0.10）

项目 4 分别用高蛋白或低蛋白的饲料喂养两组雌鼠，实验时间自生后 28 天至 84 天止，计 8 周。观察各鼠所增体重，两种饲料喂养的雌鼠体重增加量（g）见下表。

高蛋白组（g）	83	97	104	107	113	119	123	124	129	134	146	161
低蛋白组（g）	65	70	70	78	85	94	101	107	122			

问题：两种饲料对雌鼠体重增加有无显著影响？（α= 0.05）

第7章 相关分析与回归分析

学习目标

1. 知识目标 掌握相关系数的计算，相关显著性的检验，一元线性回归方程的建立；熟悉相关分析与回归分析的基本思想和基本概念；了解进行一元线性回归方程显著性检验的方法。

2. 能力目标 掌握用 SPSS 计算相关系数，进行一元线性回归分析的操作运算。

3. 素质目标 通过线性回归分析方法统计建模的创新应用，培养创新意识，树立独立思考进而开拓创新的科学精神。

在医药研究中我们常常要分析变量间的关系，如新生儿年龄与体重、血药浓度与时间关系等。变量之间的关系一般可分为确定性的和非确定性的两大类。

确定性关系就是可以用函数来表示的变量间关系。例如，圆周长 L 与直径 D 之间一一对应的确定性关系即可由其函数关系式：$L=\pi D$ 给出。确定性关系的特点是：当其中一个变量在允许值范围内取一数值时，另一变量有完全确定的数值与它相对应。但现实中更常见的变量间关系往往表现出某种不确定性，例如，人的血压 Y 与年龄 X 之间的关系。一般说来，年龄越大的人，血压越高，表明两者之间确实存在着某种关系，但显然不是函数关系，因为相同年龄的人血压可以不同；而血压相同的人其年龄也不尽相同。此时，当一个变量 X（如年龄）取某一确定值时，与之相对应的另一个变量 Y（如血压）是一个随机变量，其值不确定，但仍按某种规律在一定范围内变化。我们称这种既有关联又不存在确定性的关系为**相关关系**（correlation）。显然，相关关系不能用精确的函数关系式来表示，但具有一定的统计规律。

案例 7-1

为了研究某药物剂量（X）与肾上腺素释放量（Y）的关系，现选取 10 个药物剂量水平进行试验，观测结果如表 7-1 所示。假定药物剂量浓度与肾上腺素释放量均服从正态分布。

表 7-1 某药物剂量浓度与肾上腺素释放量数据

药物剂量（mg）	15	20	25	30	35	40	45	50	55	60
肾上腺素释放量（pg/mL）	17.61	20.77	22.70	21.74	22.90	24.67	25.52	26.67	26.42	29.04

显然，肾上腺素释放量（Y）与药物剂量（X）就形成了一定的相关关系。

问题：（1）如何用统计指标来衡量肾上腺素释放量与药物剂量的线性相关程度？

（2）如果肾上腺素释放量与药物剂量构成了很明显的线性趋势，可否建立反映其线性趋势的直线方程？

相关分析与回归分析就是研究这种变量之间关系的常用统计分析方法，统计分析的目的就在于根据统计数据确定变量之间的关系形式及关联程度，并探索其内在的数量规律性。

目前，相关分析与回归分析已广泛应用于工农业生产、医药研究、经济管理以及自然科学与社会科学等许多研究领域。

第1节 相关分析

一、散点图与线性相关

对于两个变量间的相关关系，我们可以通过散点图作初步的定性分析，来直观反映两个变量之间的相关关系。假定对两个总体 X 和 Y 进行观测，得到一组数据

$$(x_1, y_1), (x_2, y_2), \cdots, (x_n, y_n)$$

现以直角坐标系的横轴代表变量 X，纵轴代表变量 Y，将这些数据作为点的坐标描绘在直角坐标系中，所得的图称为**散点图**（scatter plot）。用 SPSS 制作散点图的方法参见本章第 3 节。散点图是判断相关关系的常用直观方法，当散点图中的点形成直线趋势时，表明变量 X 与 Y 之间存在一定的线性关系，则称 X 与 Y 线性相关，否则称为非线性相关（图 7-1）。

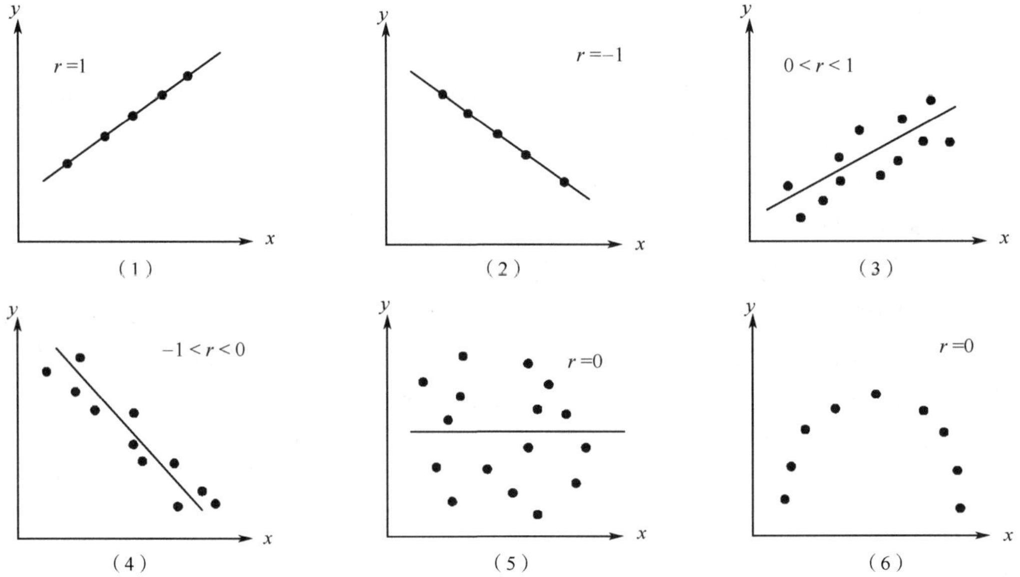

图 7-1 线性相关与散点图

图 7-1 给出了几种较为典型的散点图。图（1）、（3）中，从总体上看随 X 增大 Y 呈直线上升的趋势，而（1）较（3）更明显，两者均属正线性相关。而图（2）、（4）中的散点呈直线下降趋势，均属负线性相关。另外图（5）、（6）反映的却是与线性相关完全不同的情形，属非线性相关。图（5）中，X 和 Y 的散点分布完全不规则，属不相关。而图（6）中，X 与 Y 之间存在某种曲线联系，属曲线相关。注意，本章所说的相关是指线性相关，实际问题中，当 X 与 Y 不相关（非线性相关）时，应进一步核实是指（5）的完全不相关情形还是（6）的曲线相关情形。

二、相关分析

（一）相关系数

前面利用直观的散点图，就可对变量间的相关关系进行定性判断。但在统计分析中，我们不仅要了解变量之间是否相关，还需要进一步知道相关的程度和方向，即需在定性研究的基础上进一步做定量分析。

在相关分析中，用来度量随机变量 X 与 Y 之间线性相关关系密切程度的统计指标是**相关系数**（correlation coefficient）。通常以 ρ 表示随机变量 X 与 Y 之间总体的相关系数，以 r 表示 X 与 Y 之间样

本的相关系数。

定义 7-1 我们将

$$\rho = \frac{\mathrm{Cov}(X,Y)}{\sqrt{D(X)D(Y)}}$$

定义为**总体相关系数**（population correlation coefficient）ρ，其中

$$\mathrm{Cov}(X, Y)=E[(X-E(X))(Y-E(Y))]$$

称为随机变量 X 和 Y 的协方差；$D(X)$、$D(Y)$分别是变量 X 和 Y 的方差。

总体的相关系数 ρ 是反映两个总体即随机变量之间线性相关程度的一种统计参数（数字特征），表现为一个常数。

定义 7-2 对变量(X, Y)的一组样本观测数据$(x_1, y_1), (x_2, y_2), \cdots, (x_n, y_n)$，我们将

$$r = \frac{l_{xy}}{\sqrt{l_{xx}l_{yy}}}$$

定义为**样本相关系数**（sample correlation coefficient），其中

$$l_{xy} = \sum_{i=1}^{n}(x_i - \overline{x})(y_i - \overline{y}) = \sum_{i=1}^{n}x_i y_i - n\overline{x}\cdot\overline{y}$$

$$l_{xx} = \sum_{i=1}^{n}(x_i - \overline{x})^2 = \sum_{i=1}^{n}x_i^2 - n\overline{x}^2$$

$$l_{yy} = \sum_{i=1}^{n}(y_i - \overline{y})^2 = \sum_{i=1}^{n}y_i^2 - n\overline{y}^2$$

而

$$\overline{x} = \frac{1}{n}\sum_{i=1}^{n}x_i,\quad \overline{y} = \frac{1}{n}\sum_{i=1}^{n}y_i$$

样本相关系数 r 是总体相关系数 ρ 的抽样估计。实际应用中，总体相关系数ρ作为理论值，一般是无法获知的；通常我们可根据已知的样本观测值来计算样本相关系数 r，再用 r 来估计或判断两个变量的线性相关性，即这两个变量之间线性相关的密切程度。

以后我们所说的相关系数主要是指样本相关系数 r。

（二）相关系数的意义

由相关系数 r 的定义，因 $l_{xy}^2 \leqslant l_{xx}l_{yy}$，则 r 的取值范围为$|r|\leqslant 1$，即$-1\leqslant r\leqslant 1$。

如前面图 7-1 所示，相关系数 r 主要用来判断总体变量 X 与 Y 之间线性相关的密切程度：$|r|$的值越大，越接近于 1，总体变量 X 与 Y 之间线性相关程度就越高；反之，$|r|$的值越小，越接近于 0，表明总体变量 X 与 Y 之间线性相关程度就越低。具体地，我们有

（1）$|r|=1$，称变量 X 与 Y **完全线性相关**（complete linear correlation），此时，散点图中所有对应的点在同一条直线上（见图 7-1（1），（2））。

（2）$0<|r|<1$，表示变量 X 与 Y 间存在一定的线性相关关系。若 $r>0$，表示 X 增大时 Y 有增大的趋势，称变量 X 与 Y **正相关**（positive correlation）（见图 7-1（3））；如 $r<0$，表示 X 增大时 Y 有减小的趋势，称变量 X 与 Y **负相关**（negative correlation）（见图 7-1（4））。

（3）$r=0$，称 X 与 Y **不相关**（non-correlation），表示变量 X 与 Y 之间不存在线性相关关系。通常情况下，散点的分布是完全不规则的，如图 7-1（5）。注意，$r=0$ 只表示变量之间无线性相关关系，而不能说明变量之间是否有非线性关系，如图 7-1（6）。

三、相关系数的显著性检验

在对随机变量 X 与 Y 进行相关分析时，只有其总体相关系数 $\rho=0$ 时，才能断定这两个变量之间无相关性。实际应用时，我们用样本相关系数 r 来表示这两个变量的线性相关性，而样本相关系数 r 是根据样本观测值计算的，受抽样误差的影响，带有一定的随机性，样本容量越小其可信度就越差。因此需要进行相关系数的显著性检验，即检验 H_0：$\rho=0$ 是否成立。

进行相关系数的显著性检验时，只需计算样本相关系数 r 的绝对值 $|r|$，再由附表 11 查得相关系数临界值 $r_{\alpha/2}(n-2)$ 进行比较判断，或者计算其对应概率 P 值，与显著水平 α 比较判断即可。其具体检验步骤为：

（1）建立原假设 H_0：$\rho=0$（X 与 Y 不相关），备择假设 H_1：$\rho\neq0$；

（2）计算样本相关系数 r 的值，由统计软件还可计算其对应概率 P 值；

（3）对给定显著水平 α，自由度为 $n-2$，由相关系数检验表（附表 11）得临界值 $r_{\alpha/2}(n-2)$；

（4）统计判断：当 $|r|>r_{\alpha/2}$，或 P 值 $<\alpha$，则拒绝 H_0，即认为变量 X 与 Y 间的相关性显著；

当 $|r|\leqslant r_{\alpha/2}$，或 P 值 $\geqslant\alpha$，则接受 H_0，即认为变量 X 与 Y 间的相关性不显著。

现在我们就可利用相关系数及其显著性检验来解决前面案例 7-1 中的问题（1）。

案例 7-1（续一） 考察前面案例 7-1 中数据。

（1）试计算肾上腺素释放量（Y）与药物剂量（X）的相关系数；

（2）对 X 与 Y 的线性相关性进行显著性检验（$\alpha=0.05$）。

解：（1）为求肾上腺素释放量（Y）与药物剂量（X）的相关系数 r，先计算（或利用计算器的统计功能计算）l_{xx}、l_{yy}、l_{xy}：

$$\bar{x}=\frac{1}{n}\sum_{i=1}^{n}x_i=37.5,\quad \bar{y}=\frac{1}{n}\sum_{i=1}^{n}y_i\approx23.8$$

$$\sum_{i=1}^{n}x_i^2=16125,\quad \sum_{i=1}^{n}y_i^2\approx5766.34,\quad \sum_{i=1}^{n}x_iy_i\approx9364.95$$

$$l_{xy}=\sum_{i=1}^{n}x_iy_i-n\bar{x}\cdot\bar{y}\approx9364.95-10\times37.5\times23.8=438.45,\quad l_{xx}=\sum_{i=1}^{n}x_i^2-n\bar{x}^2=16125-10\times37.5^2=2062.5$$

$$l_{yy}=\sum_{i=1}^{n}y_i^2-n\bar{y}^2\approx5766.34-10\times23.8^2=101.94$$

再计算 r 的值：

$$r=\frac{l_{xy}}{\sqrt{l_{xx}l_{yy}}}\approx\frac{438.45}{\sqrt{2062.5\times101.94}}\approx0.9563$$

（2）为检验其线性相关的显著性，应检验 H_0：$\rho=0$，H_1：$\rho\neq0$。

由（1）已知样本相关系数 $r\approx0.9563$。

对给定的 $\alpha=0.05$，自由度 $n-2=8$，由附表 11 查得临界值：$r_{0.05/2}(8)=0.6319$。

由于 $|r|\approx0.9563>0.6319$，拒绝 H_0，即认为肾上腺素释放量（Y）与药物剂量（X）间有显著的线性相关性。

SPSS 软件应用 本例 SPSS 题解见 SPSS 实训七的项目 7-1。

链接 高尔顿与回归分析

高尔顿（F. Galton，1822—1911）从小智力超常，7 岁时就按自己的方法对昆虫、矿物标本进行分类，被认为是一位神童，他与提出生物进化论的达尔文还是表兄弟。1909 年，他被英国王室授予勋爵称号。

高尔顿对统计学的最大贡献是相关性概念的提出和回归分析方法的建立。19 世纪，他和英国统计学家

K.皮尔逊（K. Pearson）对许多家庭的父子身高、臂长等做了测量，发现儿子身高与父亲身高之间存在一定的线性关系，并在论文《身高遗传中的平庸回归》中最早提出“回归”一词，用来描述这一趋势。高尔顿提出了若干描述性统计的概念和计算方法，如“相关”“回归”“中位数”“四分位数”“四分位数差”“百分位数”等，被认为是现代回归与相关分析技术的创始人，同时他将统计学方法大量应用于生物学的研究之中，是生物统计学的创立人之一。

高尔顿平生著书15种，发表论文220篇，涉猎范围包括统计学、遗传学、优生学、地理、天文、物理、人类学、社会学等众多领域，是一位百科全书式的学者。

第2节 回归分析

对于具有相关关系的变量，虽然不能用精确的函数表达式来表达其关系，但是大量观察数据的分析表明，它们之间存在着一定的统计规律，即有一定的相互依存关系。前面介绍的相关分析是用相关系数来刻画这些变量之间相互依存关系的密切程度；而**回归分析**（regression analysis）则是从变量的观测数据出发，来确定这些变量之间的回归方程式（经验公式），以定量地反映它们之间相互依存关系，同时还可分析判断所建立的回归方程式的有效性，从而进行有关预测或估计。

在具有相关关系的变量中，通常是某个（或某些）变量的变动影响另一个变量的变动。在回归分析中，我们将受其他变量影响的变量（如血压）称为**因变量**（dependent variable）或**响应变量**（response variable），记为Y；而将影响因变量的变量（如年龄等）称为**自变量**（independent variable）或**解释变量**（explanatory variable）、**回归变量**（regression variable），记为X。通常，我们由给定的自变量X值来对因变量Y值进行推断，故自变量X被认为是给定的、非随机变量，而因变量Y则被认为是随机变量。

回归分析是考察因变量Y与自变量X之间依存关系的基本统计方法，只有一个自变量的回归分析，称为**一元回归分析**（single regression analysis）；多于一个自变量的回归分析，称为**多元回归分析**（multiple regression analysis）。当Y与X存在直线关系时，称为**线性回归分析**（linear regression analysis），否则称为**非线性回归分析**（non-linear regression analysis）。本节只讨论一元线性回归分析问题，它是各类回归分析的基础。

一、一元线性回归模型

在回归分析中，一元线性回归模型是描述两个变量之间相关关系的最简单的线性回归模型，故又称为**简单线性回归模型**（simply linear regression model）。该模型假定因变量Y只受一个自变量X的影响，它们之间存在着近似的线性函数关系，用数学模型来描述，即有：

$$Y=\alpha+\beta X+\varepsilon$$

这里，将因变量（随机变量）Y分解为两部分：一部分是由X的变化所确定的Y线性变化部分，用X的线性函数$\alpha+\beta X$表示；另一部分则是由其他随机因素引起的影响部分，被看作随机误差，用ε表示。上式称为Y关于X的一元线性回归模型，其中α、β是未知参数，称为**回归系数**（coefficient of regression），随机误差ε作为随机变量，一般假设服从均值为0、方差为σ^2的正态分布，即

$$\varepsilon \sim N(0, \sigma^2)$$

则因变量Y也服从正态分布，且有

$$Y \sim N(\alpha+\beta X, \sigma^2)$$

在一元线性回归模型中，由于回归系数α、β是未知的，我们需要从样本观测值数据出发进行估计。如果记α、β的估计值分别为a、b，则称

$$\hat{y}=a+bx$$

为 Y 关于 X 的**一元线性回归方程**（single linear regression equation），它也是描述 Y 与 X 关系的经验公式，其中 y 上方加"^"是为了区别于 Y 的实测值 y，相应的值 $\hat{y}$ 称为 Y 的**预测值**（predicted value）或**回归值**（regression value）。

回归分析的主要内容，就是根据成对变量（X, Y）的一组样本观测值去构建相应的回归直线方程式，以近似刻画变量之间存在的内在数量关系；同时还需判断回归的显著性，即所建立的回归直线方程的有效性。

注意，由成对变量（X, Y）的样本观测值去构建回归直线方程应具备下列条件：（1）两变量 X 与 Y 之间确实存在直线相关关系。如将两变量 X、Y 的成对样本观测值画成散点图时，图中各点的散布应形成近似直线的趋势。（2）变量对应的样本观测值应具备一定数量。样本观测值作为构建回归直线方程的依据，如果其数量太少，受随机因素的影响较大，就不易观察现象间的变动规律性，所求出的回归直线方程也就没什么意义了。

二、一元线性回归方程的建立

现设 X、Y 的一组样本观察值为

$$(x_1, y_1), (x_2, y_2), \cdots, (x_n, y_n)$$

如果 X 与 Y 间存在线性相关关系，则由这组样本观察值得到的散点图中的各点虽然散乱，但大体应散布在一条直线附近，该直线就是线性回归方程 $\hat{y}=a+bx$ 所表示的回归直线。如图 7-2 所示。

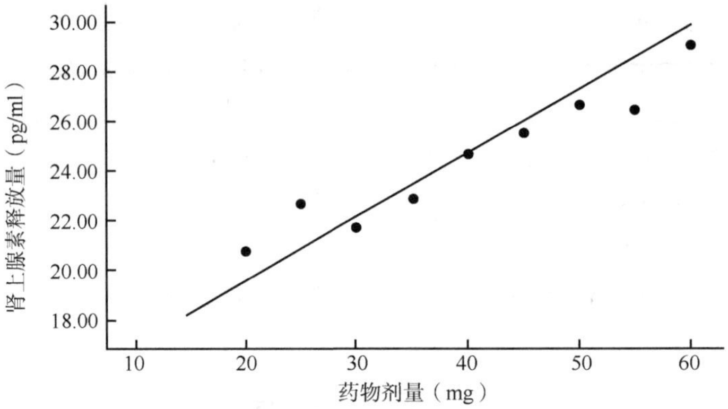

图 7-2 散点图与回归直线

显然，如图 7-2 所示，这样的直线还可以画出许多条，到底用哪条直线来表示 X 与 Y 间存在的线性相关关系，也即如何确定回归方程

$$\hat{y}=a+bx$$

中的系数 a、b 呢？我们自然希望所得到的直线与实际数据的偏差总的来说应该尽可能小，而应用最小二乘法就可以得到满足上述要求的回归直线。

对自变量 X 的取值 x_i，考察由因变量 Y 的实际观察值 y_i 与回归直线上对应点的纵坐标

$$\hat{y}_i=a+bx_i$$

所得的偏差平方和

$$Q=\sum_{i=1}^{n}(y_i-\hat{y}_i)^2=\sum_{i=1}^{n}[y_i-(a+bx_i)]^2$$

它表示各实测点与回归直线上的对应点纵向距离的平方和，而**最小二乘法**（least square method）就是确定回归系数估计值 a、b，使 Q 达到最小值。

由于 $Q=Q(a, b)$ 中只有 a、b 是未知的，即为 a、b 的二元函数。为使 Q 达到最小值，由二元函数

求极值的方法，应有

$$\begin{cases}\dfrac{\partial Q}{\partial a}=-2\sum_{i=1}^{n}(y_i-a-bx_i)=0\\ \dfrac{\partial Q}{\partial b}=-2\sum_{i=1}^{n}(y_i-a-bx_i)x_i=0\end{cases}$$

整理得方程组

$$\begin{cases}na+nb\overline{x}=n\overline{y}\\ na\overline{x}+b\sum_{i=1}^{n}x_i^2=\sum_{i=1}^{n}x_iy_i\end{cases}$$

解上述方程组，得估计值 a、b

$$\begin{cases}b=\dfrac{\sum_{i=1}^{n}x_iy_i-n\overline{x}\cdot\overline{y}}{\sum_{i=1}^{n}x_i^2-n\overline{x}^2}=\dfrac{l_{xy}}{l_{xx}}\\ a=\overline{y}-b\overline{x}\end{cases}$$

其中

$$\overline{x}=\frac{1}{n}\sum_{i=1}^{n}x_i,\quad \overline{y}=\frac{1}{n}\sum_{i=1}^{n}y_i$$

$$l_{xy}=\sum_{i=1}^{n}(x_i-\overline{x})(y_i-\overline{y})=\sum_{i=1}^{n}x_iy_i-n\overline{x}\cdot\overline{y}$$

$$l_{xx}=\sum_{i=1}^{n}(x_i-\overline{x})^2=\sum_{i=1}^{n}x_i^2-n\overline{x}^2$$

由此即得一元线性回归方程

$$\hat{y}=a+bx$$

下面我们就可利用一元线性回归方程来解决前面案例 7-1 中的问题（2）。

案例 7-1（续二）　对前面案例 7-1 中的数据，试求肾上腺素释放量 Y 关于药物剂量 X 的一元线性回归方程。

解：由前面案例 7-1（续一）的计算结果知

$$\overline{x}=37.5,\ \overline{y}\approx 23.8,\ l_{xy}\approx 438.45,\ l_{xx}=2062.5,\ l_{yy}\approx 101.94$$

则

$$b=\frac{l_{xy}}{l_{xx}}\approx\frac{438.45}{2062.5}\approx 0.2126$$

$$a=\overline{y}-b\overline{x}\approx 23.8-0.2126\times 37.5\approx 15.828$$

故所求一元线性回归方程为

$$\hat{y}=15.828+0.2126x$$

三、一元线性回归方程的显著性检验

由上述回归方程的计算可知，对于任意两个变量，即使不存在线性相关关系，总可以由其一组观测值(x_i, y_i) $(i=1, 2, \cdots, n)$出发，利用最小二乘法，在形式上求出其线性回归方程。因此，在建立线性回归方程后，还应根据观测值检验线性回归方程是否有显著意义，这即判断 Y 与 X 之间是否确有线性相关关系。即应检验

$$H_0:\ \beta=0\ （回归方程不显著）$$

是否成立。其中β为对应于一元线性回归模型 $Y=\alpha+\beta X+\varepsilon$中的回归系数。如果原假设 H_0：$\beta=0$ 成立，则称回归方程**不显著**（non-significant）；如果原假设 H_0不成立，则称回归方程**显著**（significant）。

对于一元线性回归方程显著性的检验，可利用本章前面第 1 节相关系数的显著性检验法来检验变量 X与 Y的线性相关的显著性，这也就检验了 Y对 X的一元线性回归方程的显著性。例如对前面案例 7-1 的数据，根据案例 7-1（续）计算的相关系数显著性的检验结果知，肾上腺素释放量 Y与药物剂量 X间有显著的线性相关性，故案例 7-1（续二）中所建立的一元线性回归方程显著。

在实际应用中，常用的线性回归方程显著性的检验法主要是 F 检验法。F 检验法是基于离差平方和分解的的回归方程显著性检验法，该法易于推广到多元线性回归的更一般情形。

对因变量的观测值 $y_1, y_2, \cdots, y_n$，考察其差异的总离差平方和（总变差）

$$l_{yy}=\sum_{i=1}^{n}(y_i-\bar{y})^2=\sum_{i=1}^{n}(y_i-\hat{y}_i+\hat{y}_i-\bar{y})^2=\sum_{i=1}^{n}(y_i-\hat{y}_i)^2+\sum_{i=1}^{n}(\hat{y}_i-\bar{y})^2=Q+U$$

其中

$$Q=\sum_{i=1}^{n}(y_i-\hat{y}_i)^2$$

称为**残差平方和**（residual sum of squares）。它描述了观测值 y_i与回归值 $\hat{y}_i$ 的离散程度，反映了 Y的数据差异中扣除 X对 Y的线性影响后，其他因素（包括 X对 Y的非线性影响、随机误差等）对 Y的影响。而

$$U=\sum_{i=1}^{n}(\hat{y}_i-\bar{y})^2$$

是回归值 $\hat{y}_i$ 的偏差平方和，称为**回归平方和**（regression sum of squares）。它描述了回归值 $\hat{y}_1,\hat{y}_2,\cdots,\hat{y}_n$ 的分散程度即自身的变差，反映了 Y的数据差异中回归因素所体现的 X对 Y的线性影响。

由此我们就可得到**离差平方和的分解公式**

$$l_{yy}=Q+U$$

而总变差 l_{yy}、残差平方和 Q、回归平方和 U对应的自由度分别为 $n-1$、$n-2$、1，且相应地有

$$n-1=(n-2)+1$$

对给定观测值 $y_1, y_2, \cdots, y_n$，其总变差 l_{yy}也就确定；而 U反映了 X对 Y的线性影响，Q反映了其他因素对 Y的影响，可看成随机因素的影响部分。现因 $l_{yy}=Q+U$，则 U越大，Q就越小，X对 Y的线性影响就越大；U越小，Q就越大，X对 Y的线性影响就越小；所以 U与 Q的相对比值就反映了 X对 Y的线性影响程度的高低。利用统计原理可证明，当原假设 H_0：$\beta=0$ 成立时，有

$$F=\frac{U}{Q/(n-2)}\sim F(1, n-2)$$

由此就选用该 F 作为回归显著性检验的检验统计量。

对给定的显著水平α，查 F 检验统计量的表（附表 7），得临界值 $F_\alpha(1, n-2)$即可检验回归显著性：

若 F 值＞$F_\alpha(1, n-2)$时，拒绝 H_0，认为回归方程是显著的；若 F 值≤$F_\alpha(1, n-2)$时，接受 H_0，认为回归方程是不显著的。

该回归显著性的检验采用 F 检验统计量，故称为 ***F* 检验法**。

实际计算时，特别是用 SPSS 等软件进行回归分析时，F 检验法一般用下列回归显著性检验的方差分析表（表 7-2）来表示，其中概率 P 值通常是由统计软件计算所得。

表 7-2　回归显著性检验的方差分析表

方差来源 Source	离差平方和 SS	自由度 df	均方 MS	F值 FValue	概率 P值（显著性）
回归 Model	U	1	$U/1$	$F=\frac{U}{Q/(n-2)}$	P值
残差 Error	Q	$n-2$	$Q/(n-2)$		
总变差 Total	$l_{yy}=U+Q$	$n-1$	临界值 $F_\alpha(1, n-2)$		

实际借助计算器手工计算 l_{yy}、U、Q 时，可利用下列公式：

$$l_{yy}=(n-1)S_y^2,\ l_{xx}=(n-1)S_x^2,\ U=b^2l_{xx}=l_{xy}^2/l_{xx},\ Q=l_{yy}-U$$

其中 S_y^2 为 $y_1, y_2, \cdots, y_n$ 的样本方差、S_x^2 为 $x_1, x_2, \cdots, x_n$ 的样本方差。

最后，我们列出检验回归显著性的 F 检验法的主要步骤：

（1）建立原假设 H_0：$\beta=0$（回归方程不显著）；

（2）计算 U、Q 的值：

$$U=b^2l_{xx}=l_{xy}^2/l_{xx},\ Q=l_{yy}-U$$

（3）计算检验统计量的 F 值：

$$F=\frac{U/1}{Q/(n-2)}$$

由统计软件还可计算得到其对应概率 P 值；

（4）对给定的显著水平 α，查 F 分布表（附表 7），得临界值 $F_\alpha(1, n-2)$；

（5）由 F 值与临界值 $F_\alpha(1, n-2)$，或概率 P 值与 α 的比较，对回归方程的显著性作出统计判断。

案例 7-1（续三）　对前面案例 7-1 中的数据，试用 F 检验法检验 Y 关于 X 的一元线性回归方程的显著性。

解：检验原假设 H_0：$\beta=0$（回归方程不显著）。

由前面案例 7-1（续一）的计算结果知

$$l_{xy}\approx 438.45,\quad l_{xx}=2062.5,\quad l_{yy}\approx 101.94$$

则

$$U=l_{xy}^2/l_{xx}\approx 438.45^2/2062.5\approx 93.21$$

$$Q=l_{yy}-U\approx 101.94-93.21=8.73$$

故

$$F=\frac{U}{Q/(n-2)}\approx\frac{93.21}{8.73/8}=\frac{93.21}{1.09125}\approx 85.42$$

对 $\alpha=0.05$，查 $F(1, 8)$ 表（附表 7），得临界值 $F_\alpha(1, 8)=5.32$。

或列出下列方差分析表，如表 7-3 所示。

表 7-3　案例 7-1 的回归显著性检验的方差分析表

方差来源 Source	离差平方和 SS	自由度 df	均方 MS	F 值 FValue	概率 P 值
回归 Model	93.21	1	93.21	85.42	<0.05（显著）
残差 Error	8.73	8	1.09125		
总变差 Total	101.94	10		临界值 $F_\alpha(1, 8)=5.32$	

因 $F\approx 85.42>5.32$，故拒绝 H_0，认为所建立的回归方程是显著的。

SPSS 软件应用　本例 SPSS 题解见 SPSS 实训七的项目 7-2。

链接　“回归”的起源

19 世纪，英国生物学家和统计学家 F.高尔顿（F.Galton，1822—1911）在研究子女身高与父母身高的遗传学关系时，发现子女的身高不仅受到父母身高的遗传因素影响，同时还有向同代人平均身高靠拢的趋势。高尔顿将这种趋向于种族稳定的现象称之“回归”，并在论文《身高遗传中的平庸回归》中最早提出“回归”（regression）一词，用来描述这一趋势。

后来，高尔顿的学生、著名英国统计学家 K.皮尔逊等人对上千家庭父子的身高、臂长等做了测量，分析出儿子身高（Y）与父亲身高（X）大致可归结为以下关系式（单位：英寸）：

$$Y=0.516X+33.73$$

进一步证实了高尔顿的“回归现象”。这就是“回归”的遗传学起源。

SPSS 实训七

一、两个正态变量间相关分析

项目 7-1（**案例 7-1**） 为了研究某药物剂量（X）与肾上腺素释放量（Y）的关系，现选取 10 个药物剂量浓度水平进行试验，观测结果如前面的表 7-1 所示。假定药物剂量浓度与肾上腺素释放量均服从正态分布。

问题：试对肾上腺素释放量（Y）与药物剂量（X）进行相关分析，即计算其相关系数；并对 X 与 Y 的线性相关性进行显著性检验（α=0.05）。

（一）项目简要分析

本项目属于两个正态变量的相关分析问题。

统计应用方法：相关分析法。

应检验的假设：H_0：$\rho=0$；H_1：$\rho\neq0$。

检验统计量：$r=\dfrac{l_{xy}}{\sqrt{l_{xx}l_{yy}}}$。

（二）SPSS 数据集的建立

建立 **SPSS** 数据集“药物剂量与肾上腺素”，包括两个变量：药物剂量 X、肾上腺素 Y，均为数值变量。所建 SPSS 数据集如图 7-3。

（三）SPSS 统计上机操作

在 SPSS 中，打开该数据集。

菜单途径：【分析】→【相关】→【双变量】。

在对话框【双变量相关性】中，如图 7-4 所示。

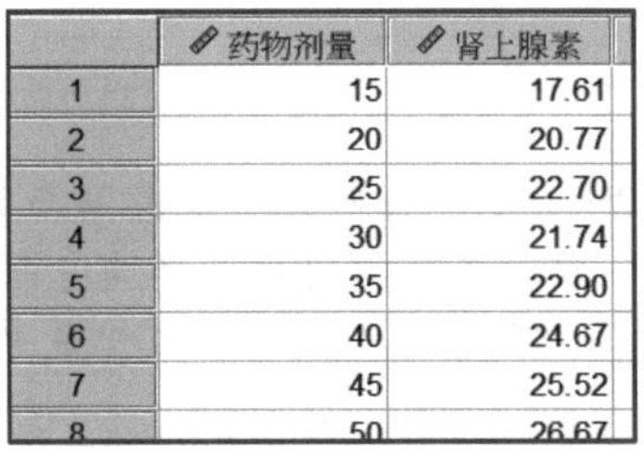

	药物剂量	肾上腺素
1	15	17.61
2	20	20.77
3	25	22.70
4	30	21.74
5	35	22.90
6	40	24.67
7	45	25.52
8	50	26.67

图 7-3 数据集“药物剂量与肾上腺素”

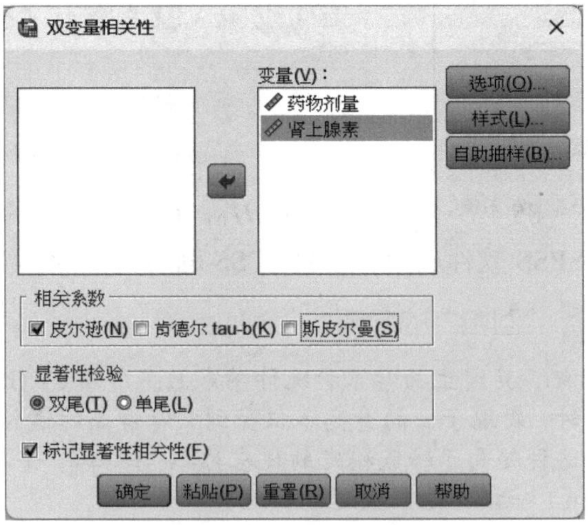

图 7-4 对话框【双变量相关性】

对话框操作：药物剂量、肾上腺素→【变量】；【相关系数/皮尔逊（默认）】→【确定】。

（四）SPSS 输出结果表

SPSS 输出结果表见图 7-5。

相关性

		药物剂量	肾上腺素
药物剂量	皮尔逊相关性	1	.965**
	Sig.（双尾）		.000
	个案数	10	10
肾上腺素	皮尔逊相关性	.965**	1
	Sig.（双尾）	.000	
	个案数	10	10

**.在0.01级别（双尾），相关性显著。

图 7-5 双变量相关分析的主要输出结果

（五）SPSS 输出结果解读

图 7-5 的“相关性”表输出的相关分析结果知，所求药物剂量 X 和肾上腺素 Y 的皮尔逊相关系数（皮尔逊相关性）=0.965，其相关显著性检验的概率 P 值(Sig.(双尾))=0.000。

（六）项目解析结果与结论

药物剂量 X 和肾上腺素 Y 的 Pearson 相关系数为 0.965。

对 α=0.05，因为 r=0.965，P=0.000＜0.05，所以拒绝 H_0。

即在显著水平 0.05 上，认为药物剂量 X 与肾上腺素 Y 的线性相关系显著。

二、两个数值变量间一元线性回归分析

项目 7-2（**案例 7-1**）为了研究某药物剂量浓度（X）与肾上腺素释放量（Y）的关系，现选取 10 个药物剂量浓度水平进行试验，观测结果如前面的表 7-1 所示。假定药物剂量浓度与肾上腺素释放量均服从正态分布。

问题：试对肾上腺素释放量（Y）与药物剂量（X）进行一元线性回关分析，即求肾上腺素释放量 Y 关于药物剂量 X 的一元线性回归方程，并检验所建一元线性回归方程的显著性。（α=0.05）

（一）项目简要分析

本项目属于两个正态变量间一元线性回归分析问题。

统计应用方法：一元线性回归分析法。

应检验的假设：H_0：$\beta=0$（回归方程不显著）；H_0：$\beta\neq 0$（回归方程显著）。

检验统计量：方差分析表的 F。

（二）SPSS 数据集的建立

建立 SPSS 数据集“药物剂量与肾上腺素”，包括两个变量：药物剂量 X、肾上腺素 Y，均为数值变量。所建 SPSS 数据集如图 7-3。

（三）SPSS 统计上机操作

在 SPSS 中，打开该数据集。

菜单途径：【分析】→【回归】→【线性】。在对话框【线性回归】中，如图 7-6 所示。

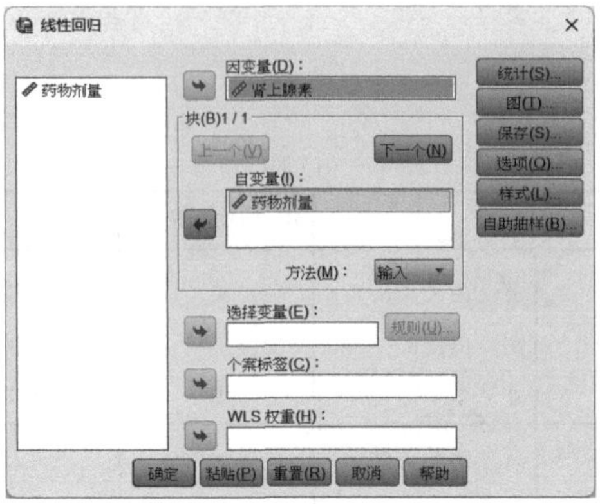

图 7-6 对话框【线性回归】

对话框操作：肾上腺素→【因变量】；药物剂量→【自变量】。单击【确定】。

（四）SPSS 输出结果表

SPSS 输出结果表见图 7-7。

模型摘要

模型	R	R方	调整后R方	标准估算的错误
1	.965[a]	.932	.923	.92386

a.预测变量：（常量），药物剂量

ANOVA[a]

模型		平方和	自由度	均方	F	显著性
1	回归	93.206	1	93.206	109.203	.000[b]
	残差	6.828	8	.854		
	总计	100.035	9			

a.因变量：肾上腺素
b.预测变量：（常量），药物剂量

系数[a]

模型		未标准化系数		标准化系数		
		B	标准错误	Beta	t	显著性
1	（常量）	15.832	.817		19.381	.000
	药物剂量	.213	.020	.965	10.450	.000

a.因变量：肾上腺素

图 7-7 一元线性回归分析的 SPSS 输出结果

（五）SPSS 输出结果解读

图 7-7 给出了一元线性回归分析输出结果。

（1）“模型摘要”表给出了回归模型的汇总统计量：

“R”为复相关系数，即样本相关系数 r：$R=0.965$；

“R 方”为决定系数 R^2，即 r^2：$R^2=0.932$；

“调整后 R 方”为修正决定系数 Adj R^2，是调整后的决定系数：Adj $R^2=0.923$；

“标准估算的错误”为剩余标准差 S：$S=0.92386$；

上述复相关系数 R、决定系数 R^2、修正决定系数 Adj R^2 越大，越接近于 1，回归模型越好；剩余标准差 S 越小，回归模型估计的精度越高。

（2）“ANOVA”表给出了回归模型的方差分析表：该表即前面的表 7-3，用于对整个回归方程进行显著性检验。F 是统计量 F 的值 F=109.203；“显著性”给出了 $P\{F>109.203\}$的概率 P 值=0.000。

（3）“系数”表给出了一元线性回归方程的回归系数分析表：给出回归方程的系数以及回归系数的检验结果。

表中 B 列给出一元线性回归方程 $\hat{y}=a+bx$ 的系数的估计值：a=15.832，b=0.213，由此所建立的回归方程为

$$\hat{y}=15.832+0.213x$$

表中的 t 列和“显著性”列分别给出了对回归系数进行显著性检验的 t 值和概率 P 值。

（六）项目解析结果与结论

所求 Y 关于 X 的一元线性回归方程为：

$$\hat{y}=15.832+0.213x$$

对 α=0.05，因为 F=109.203，P=0.000＜0.05，所以在显著水平 α=0.05 下，拒绝 H_0。

即认为所求的 Y 关于 X 的一元线性回归方程是显著的。

本 章 小 结

（一）相关分析

名目	内容
样本数据	总体(X, Y)的一组样本观测数据：$(x_1, y_1), (x_2, y_2), \cdots, (x_n, y_n)$
基本条件	变量 X 与 Y 均服从正态分布
样本相关系数	$r=\dfrac{l_{xy}}{\sqrt{l_{xx}l_{yy}}}$，反映 X 与 Y 之间线性相关的密切程度 其中 $l_{xy}=\sum_{i=1}^{n}(x_i-\overline{x})(y_i-\overline{y})$，$l_{xx}=\sum_{i=1}^{n}(x_i-\overline{x})^2$，$l_{yy}=\sum_{i=1}^{n}(y_i-\overline{y})^2$
样本相关系数的特性	取值范围：$\lvert r\rvert\leqslant 1$，$r=\begin{cases}>0，正相关\\=0，不相关\\<0，负相关\end{cases}$
相关性的显著性检验	检验假设 H_0：$\rho=0$，H_1：$\rho\neq 0$； 计算检验统计量：$r=\dfrac{l_{xy}}{\sqrt{l_{xx}l_{yy}}}$， 当$\lvert r\rvert>r_{\alpha/2}(n-2)$时，拒绝 H_0，认为 X 与 Y 间相关性显著

（二）一元线性回归分析

名目	内容
样本数据	总体(X, Y)的一组样本观测数据为(x_1, y_1)，(x_2, y_2)，$\cdots$，(x_n, y_n)
线性回归模型	$Y=\alpha+\beta X+\varepsilon$，其中$\varepsilon\sim N(0, \sigma^2)$，$\alpha$、$\beta$ 是未知参数，称为回归系数
线性回归方程	$\hat{y}=a+bx$， 其中 $b=l_{xy}/l_{xx}$，$a=\overline{y}-b\overline{x}$ 而 $l_{xy}=\sum_{i=1}^{n}(x_i-\overline{x})(y_i-\overline{y})$，$l_{xx}=\sum_{i=1}^{n}(x_i-\overline{x})^2$，$l_{yy}=\sum_{i=1}^{n}(y_i-\overline{y})^2$

续表

名目	内　容
回归方程的显著性检验	*F* 检验法： 检验假设 H_0：β=0（回归方程不显著） 检验统计量：$F=\dfrac{U/1}{Q/(n-2)}$； 其中回归平方和 $U=bl_{xy}=l_{xy}^2/l_{xx}$，残差平方和 $Q=l_{yy}-U$； 当 $F>F_\alpha(1,n-2)$时，拒绝 H_0，认为回归方程显著。
	相关系数检验法：（同线性相关分析的相关显著性检验）

回归显著性检验的方差分析表

方差来源 Source	离差平方和 SS	自由度 df	均方 MS	*F* 值 *F*Value	概率 *P* 值
回归 Model	U	1	$U/1$	$F=\dfrac{U}{Q/(n-2)}$	$<\alpha$（显著） $>\alpha$（不显著）
残差 Residual	Q	$n-2$	$Q/(n-2)$		
总变差 Total	$l_{yy}=U+Q$	$n-1$	临界值 $F_\alpha(1,n-2)$		

自测题

一、名词解释

相关关系，相关分析，总体相关系数，样本相关系数，回归分析。

二、填空题

1. 已知一元线性回归方程 $\hat{y}=a+4x$，且 $\bar{x}$=3，$\bar{y}$=6，则 $a=$ ________。

2. 在一元线性相关与回归分析中，已知下列资料：

l_{xx}=20，l_{yy}=245，l_{xy}=60，$\bar{x}$=40，$\bar{y}$=100

则相关系数 $r=$________；一元线性回归方程为 $\hat{y}=a+bx$ 为________。

三、单选题

1. 当$|r|>r_{\alpha/2}(n-2)$时，可认为两个变量 X 与 Y 间(　　)。
   A. 有一定关系
   B. 有正相关关系
   C. 有负相关关系
   D. 有线性相关关系

2. 相关系数显著性检验的原假设 H_0 是（　　）。
   A. 总体相关系数 ρ=0
   B. 总体相关系数 $\rho\neq0$
   C. 总体相关系数 $\rho>0$
   D. 总体相关系数 $\rho<0$

3. 直线回归方程的显著性假设检验，其 F 检验统计量的自由度为（　　）。
   A.（1, n）　　B.（1, $n-1$）
   C.（1, $n-2$）　　D. $2n-1$

4. 用最小二乘法确定线性回归方程的原则是各实测点（　　）。
   A. 距直线的纵向距离相等
   B. 距直线的纵向距离的平方和最小
   C. 与直线的垂直距离相等
   D. 与直线的垂直距离的平方和最小

5. 在一元线性回归方程的显著性检验中，如果 F 值$>F_\alpha(1, n-2)$（或 P 值<0.05），表示一元线性回归方程是（　　）。
   A. 显著的　　B. 不显著的
   C. 不确定　　D. 以上都不对

四、应用分析题

1. 某省卫生防疫站对八个城市进行肺癌死亡率（Y）调查，并对大气中苯并（α）芘浓度（X）进行监测，结果如下表所示。假定肺癌死亡率 Y 与大气中苯并（α）芘浓度 X 均服从正态分布。试计算 X 与 Y 之间的相关系数，并检验其相关性是否显著？（α=0.05）

城市编号	1	2	3	4	5	6	7	8
肺癌标化死亡率（1/10 万）	5.60	18.50	16.23	11.40	13.80	8.13	18.00	12.10
苯并（α）芘（μg/100m^3）	0.05	1.17	1.05	0.10	0.75	0.50	0.65	1.20

2. K. Pearson 收集了父亲身高（X）与儿子身高（Y）的大量资料，其中 10 对数据如下表所示。假定父亲身高

X 与儿子身高 Y 均服从正态分布。

X(cm)	152.4	157.5	162.6	165.1	167.7	170.2	172.7	177.8	182.9	187.9
Y(cm)	161.5	165.6	167.6	166.4	169.9	170.4	171.2	173.5	178.0	177.8

试求：（1）儿子身高 Y 与父亲身高 X 的相关系数；（2）儿子身高 Y 对父亲身高 X 的一元线性回归方程；（3）检验所建立的一元线性回归方程的显著性。（α=0.05）

五、SPSS 上机项目实训任务

项目 1　银盐法测定食品中的砷时，由分光光度计测得吸光度 y 与浓度 x 的数据如下表所示。假定吸光度 y 与浓度 x 均服从正态分布。

x	1	3	5	7	10
y	0.045	0.148	0.271	0.383	0.533

问题：对吸光度 y 与浓度 x 之间进行相关分析，即计算浓度与吸光度间相关系数并检验其相关的显著性。（α=0.05）

项目 2　某单位研究代乳粉营养价值时，用大白鼠作实验，得到大白鼠进食量（X）和体重增加量（Y）的数据如下表所示，假定大白鼠进食量 X 和体重增加量 Y 均服从正态分布。

鼠号	1	2	3	4	5	6	7	8
进食量 X(g)	800	780	720	867	690	787	934	750
体重增加量 Y（g）	185	158	130	180	134	167	186	133

问题：对大白鼠进食 X 和体重增加量 Y 进行一元线性回归分析，即建立体重增加量 Y 对大白鼠进食量 X 的一元线性回归方程；并对该一元线性回归方程进行显著性检验。（α=0.05）

第8章
正交试验设计

学习目标

1. 知识目标 掌握利用正交表进行正交试验设计的方法；熟悉正交试验设计的基本思想和原理；了解试验设计及常用方法、正交表的特性和应用。

2. 能力目标 掌握对正交设计试验结果进行正交分析的直观分析法。

3. 素质目标 树立从实际情况出发，实事求是，设计针对性的专业试验，科学而高效地解决实际应用问题的统计科学思维，培养科学发展观。

在医药科学研究和生产实践中，经常需要做许多试验（包括实验），并通过对试验数据的分析研究，来揭示客观事物的内在规律，寻求问题的解决办法，达到预期目的。在试验工作中，试验设计和试验结果数据分析都是做好试验处理的不可或缺的重要部分。例如我们考察有关多因素多水平对试验结果影响的试验安排问题。

案例 8-1

某药厂为了考察影响某种化工产品的转化率的因素，根据经验选择了3个相关因素：反应温度（A）、反应时间（B）和用碱量（C），每个因素取3个水平，分别用 A_1、A_2、A_3，B_1、B_2、B_3，C_1、C_2、C_3 表示，列表如下：

表 8-1 案例 8-1 的三个因素的水平表示

水平＼因素	反应温度（℃）A	反应时间（m）B	加碱量（kg）C
1	75	60	25
2	85	120	35
3	95	180	50

问题：（1）如何科学合理安排试验，使得只需进行较少次数的试验来求出该化工产品转化率的最优试验条件；

（2）确定各因素对该化工产品转化率影响的主次。

对于上述问题，如果利用前面第6章介绍的方差分析法进行多因素方差分析，不仅公式更加复杂，还需要对这多个因素的不同水平搭配的每个组合都作一次试验，这种全面试验的试验次数往往很多，实施起来困难较大。例如对案例 8-1 这种 3 个因素，每个因素有 3 个水平的问题，全面试验就要进行 27（3^3）次试验。如果对于 5 个因素，每个因素有 4 个水平的问题，全面试验就要进行 1024（4^5）次试验！如果选用好的试验设计方法，确定最佳试验方案，就可使试验次数大为减少，并能够完全达到试验目的。

第 1 节　试验设计概论

一、试验设计的概念

试验设计（design of experiment，DOE，又称**实验设计**）是一门研究如何进行科学试验的设计实施、数据收集、结果分析、结论推断的科学，即研究如何应用统计方法去科学合理地安排试验，从而以较少的试验达到最佳的试验效果，并能严格控制试验误差，有效地分析试验数据的理论与方法。试验设计起源于 20 世纪初的英国，最早是由英国著名统计学家费希尔（R.A.Fisher）提出，并用来解决农田试验中如“最佳肥料”的依据等农业生产问题，现已广泛应用于医药、农业、工业等试验科学领域，成为数理统计中内容十分丰富的重要分支。

良好的试验设计方法，既可以减少试验次数，缩短试验时间和避免盲目性，又能迅速得到有效的结果。反之，如果试验缺乏良好的科学设计，则会影响到结论的真实可靠性及试验数据的统计分析进程。

案例 8-2　1962 年《美国医学学会杂志》（JAMA）曾发表一篇关于胃溃疡治疗新技术的报告，该报告根据动物实验和 24 名患者的临床试验结果得出结论，将冷冻液导入胃中使胃冷却可以缓解胃溃疡症状，之后这一研究成果在临床中被广泛使用。但有研究者发现，这项研究在设计上存在严重问题，如没有合理地设立对照组。后来经过严格的随机对照试验，证明胃冷却的方法只是暂时缓解胃部疼痛，该方法不仅不能治疗胃溃疡，反而可能加重胃部的溃疡，从而否定了这种治疗胃溃疡的方法。

案例 8-3　20 世纪 80 年代，两项观察性研究结果表明孕妇在孕期补充维生素（叶酸）可以减少生育神经管缺陷婴儿的危险性，但一直无法证实。直到 1991 年，医学研究委员会维生素研究小组开展了一项大规模的随机对照试验，结果表明：安慰剂组的 602 名孕妇中有 21 人分娩出的新生儿有神经管缺陷，而叶酸补充组的 592 名孕妇中出现新生儿神经管缺陷者只有 6 人，同时其他维生素（不含叶酸）的补充对新生儿神经管缺陷的发生无明显影响。统计学分析证实叶酸补充组与安慰剂组之间的新生儿神经管缺陷发生率有显著性差异，说明叶酸对预防新生儿神经管缺陷有明显的效果。

由此可见，科学的试验设计是科研工作中的第一步基本而又极其重要的工序，是进行科学试验和数据统计分析的先决条件，也是获得预期结果的重要保证，其好坏将直接影响到科学研究的质量甚至全局的成败。

任何试验都包含三个基本要素：试验对象、试验因素和试验效应（指标）。在案例 8-1 中，化工产品是受试对象，反应温度、反应时间和加碱量是试验因素，转化率是试验效应。根据试验的目的选择参加试验的因素，并从质量或数量上对每个因素确定不同的水平，因素及其水平在试验全过程中应保持不变。试验中多选择一些因素和水平可以提高试验效率，但并不是越多越好。试验对象需要具有同质性，如以小白鼠为对象做某种药理试验，小白鼠的年龄，体重及其某些生理条件必须大体相同。试验效应即试验指标，可分为数量和非数量两种，试验要求指标必须是客观和精确的。

在试验中，为了使试验设计所得结果正确可靠，我们必须注意下列试验的基本要求：（1）试验条件要有代表性；（2）要选择适当的试验指标，并有相应的数据分析方法；（3）试验数据要有正确性；（4）试验结果要有重演性。

二、试验设计的基本原则

为了准确考查因素的不同水平所产生的效应，在试验设计中应注意以下三个基本原则。

1. 随机化（randomization）　随机化是指在对试验单位进行分组时必须使用随机的方法，使试验单位进入各试验组的机会相等，以避免试验单位分组时受试验人员主观倾向的影响。这是在试验中排除非试验因素干扰的重要手段，目的是为了获得无偏的误差估计量。随机化的常用工具是随机数字表。

2. 重复（repetition） 重复是指试验中同一处理实施在两个或两个以上的试验单位上。设置重复的主要作用在于估计试验误差。只有重复才能获得两个或两个以上的观测值，才能估计出试验误差。重复数的多少可根据试验的要求与条件而定。如果试验单位个体间差异大，重复数应多些；差异较小，重复数可少些。

3. 区组化（blocking） 在实验中，必须将实验单元分成若干个区组，使每个区组内的变异尽可能小，而区组之间的变异尽可能大。这有助于区分内部变异和外部变异，从而提高实验的精度和可靠性。

以上所述随机化、重复、区组化三个基本原则称为费希尔三原则，是试验设计中必须遵循的原则，这些原则旨在确保实验的公正性和准确性，使实验结果更具有说服力和可靠性，再采用相应的统计分析方法，就能够由试验获得真实的处理效应和无偏的、较小的试验误差估计，从而对于各处理间的比较作出可靠的结论。

由于试验的性质和精度要求不同，试验设计方法有多种，每种方法都有其特点和适应范围。如“临床试验设计”就是专门用来研究疾病临床阶段规律的试验设计，它除遵循一般试验设计的基本原则和方法外，还要适应临床的许多要求和特点。常见的试验设计方法有析因试验设计、正交试验设计、拉丁方试验设计、系统分组试验设计、均匀设计、星点设计等等。本章介绍在医药领域有着广泛应用的正交试验设计。

链接 费希尔和试验设计

试验设计自 20 世纪 20 年代问世至今，其发展大致经历了三个阶段：即早期的单因素和多因素方差分析，传统的正交试验法等和近代的最优设计法等。

英国著名统计学家、数学家、数理统计学的奠基人之一 R.A.费希尔（R.A. Fisher）开创了试验设计法。他于 1923 年与 W.A.麦肯齐合作发表了第一个试验设计的实例，1926 年提出了试验设计的基本思想，即减少偶然性因素的影响，使试验数据有一个合适的数学模型，以便使用方差分析的方法对数据进行分析。1935 年出版了他的名著《试验设计》，提出了试验设计三原则：随机化，重复和区组化。

试验设计的方法很多，除了费希尔于 1925 年提出的随机区组试验和拉丁方试验设计外，还有单因素试验、两因素试验、不完全区组试验、正交试验设计、最优试验设计、稳健试验设计、均匀试验设计等多种，构成了数理统计的分支学科。

第 2 节 正交设计与正交表

正交试验设计（orthogonal experimental design），简称**正交设计**，是一种科学地安排与分析多因素试验的试验设计法，它通过利用现成的正交表来选出代表性较强的少数试验条件，并合理安排试验，进而推断出最优试验条件或生产工艺。

正交设计的特点是设计简明，计算方便，并可大幅度减少试验次数。例如，对 5 因素 4 水平问题，如果不考虑因素间的交互作用，选用相应正交表进行正交试验设计，只需做 16 次试验，比全面试验要减少 1000 多次试验！显然，正交设计法能够显著提高对试验结果的分析和计算效率，故在医药等科学研究领域应用十分广泛。

一、正 交 表

正交表（orthogonal table）是一种现成的规格化的表（如表 8-2），它能够使每次试验的因素及水平得到合理的安排，是正交试验设计的基本工具。

表 8-2　正交表 $L_9(3^4)$

试验号	列号			
	1	2	3	4
1	1	1	1	1
2	1	2	2	2
3	1	3	3	3
4	2	1	2	3
5	2	2	3	1
6	2	3	1	2
7	3	1	3	2
8	3	2	1	3
9	3	3	2	1

该正交表记为 $L_9(3^4)$，正交表符号 $L_9(3^4)$的含义如下：

表中数码个数（因素的水平数）→ 3；表的列数（最多可安排的因素个数）→ 4

$L_9(3^4)$

正交表符号 → L；表的行数（试验次数）→ 9

用正交表进行正交试验设计，每列可安排一个因素，列中不同数码代表因素的不同水平，以确定所需安排相应次数试验的条件。例如对 $L_9(3^4)$表，最多可以安排 4 个 3 水平的因素，需作 9 次试验。而对 $L_8(2^7)$表（见附表 12），最多可以安排 7 个 2 水平的因素，需做 8 次试验。

从正交表中可以看出正交表的两个特性：

（1）均衡性　表中每一列包含的不同数码的个数相同。如在 $L_9(3^4)$表中的每一列中数码 1、2、3 都出现三次。

（2）正交性　表中任意两列横向各种数码搭配出现的次数都相同。如在 $L_9(3^4)$表的任意两列中，横向各可能数对(1, 1)，(1, 2)，(1, 3)，(2, 1)，(2, 2)，(2, 3)，(3, 1)，(3, 2)，(3, 3)都出现一次。

正交表的上述特性，使得用正交表安排试验时，每个因素不同水平的试验次数相同，任两因素不同水平的搭配次数相同，具有“次数整齐可比、搭配均衡分布”的优点，从而能选出代表性强的少数次试验，大幅减少试验次数，并能很好地代表全面试验的效果来求得最优试验条件，并可作进一步的有关因素的分析。如考虑 4 因素 3 水平问题，全面试验需进行 $3^4=81$ 次试验；如果不考虑因素间的交互作用，就可选用上述 $L_9(3^4)$正交表进行正交试验设计，只要作 9 次试验就可以。

二、正交设计的基本步骤

利用正交表进行正交设计的基本步骤为：

（1）根据试验目的和要求，确定试验指标，并拟定影响试验指标的因素数和水平数；

（2）根据已确定的因素数和水平数，选用适当正交表，进行正交表的表头设计；

（3）根据正交表确定各次试验的试验条件，进行试验得到试验结果数据；

（4）对数据进行有关统计分析，得到相应结果（最优试验条件或进一步试验方案等）。

其中当确定了试验的因素及其相应的水平数，选择正交表时，首先要求正交表中水平数与每个因素的水平数一致，其次要求正交表的列数不少于所考察因素的个数，然后适当选用试验次数较少的正交表，将各个因素分别填入正交表的表头适当的列上，该过程称为表头设计。做好表头设计是正确进行正交试验设计的关键，表头设计完成后，试验方案也就由选定的正交表完全确定。

链接 正交试验设计的发展简史

正交试验设计是试验设计法中流行最广的一个。正交试验建立在方差分析模型的基础上，当因素的水平不多，试验范围不大时，是非常有效的试验设计方法。

20 世纪 50 年代，日本统计学家田口玄一等首创了正交表，将正交试验设计和数据分析表格化，使正交设计更加便于理解和使用。

我国于 20 世纪 60 年代引进了田口玄一的正交表方法，特别是我国方开泰教授于 1972 年提出了“直观分析法”，将方差分析的思想体现于点图和极差计算之中，使正交设计的统计分析大大简化，对正交设计在我国的普及起了促进作用。

第 3 节　正交试验的直观分析

下面我们通过对案例 8-1 的分析解决来介绍如何用**直观分析法**（又称**极差分析法**）进行正交试验设计和分析。

一、正交试验的表头设计

由于案例 8-1 考察三个因素，每个因素都是三个水平，故在 $m=3$（水平）的 $L_9(3^4)$、$L_{18}(3^7)$、$L_{27}(3^{13})$ 等正交表（见附表 12）中，选用能够安排三个因素且试验次数较少的正交表 $L_9(3^4)$。在 $L_9(3^4)$正交表中，三个因素可安排在该表 4 列中的任意三列上，现分别将因素 A、B、C 安排在第 1、2、4 列上，得表 8-3。

表 8-3　用 $L_9(3^4)$正交表安排试验

列号		1	2	3	4
因素		A（温度）	B（时间）		C（加碱量）
试验号	1	1（75℃）	1（60min）	1	1（25kg）
	2	1	2（120min）	2	2（35kg）
	3	1	3（180min）	3	3（50kg）
	4	2（85℃）	1	2	3
	5	2	2	3	1
	6	2	3	1	2
	7	3（95℃）	1	3	2
	8	3	2	1	3
	9	3	3	2	1

现在就可根据表 8-3 给定的方案来安排试验。表中每列中的数字就代表对应因素的水平，每一行就是一次试验的试验条件。例如第一行就是第一号试验，各因素的水平都是 1，表示试验在 A_1（反应温度 75℃），B_1（反应时间 60min），C_1（加碱量为 25kg）的条件下进行；第二号试验条件为 $A_1B_2C_2$，表示试验在反应温度 75℃、反应时间 120min、加碱量为 35kg 的条件下进行等等，如此进行 9 次试验。为防止系统误差，一般我们不按序号来作这 9 个试验，而应随机排序来完成这些试验，并将试验结果

的数据记录在表的最后一列，如表 8-4 所示。

由表 8-4 中试验结果数据可看出，第 7 号试验的转化率最高，但其试验条件（$A_3B_1C_2$）未必是各因素水平的最优组合。为求最优试验条件，必须对试验结果进行统计分析。

二、直观分析法的分析步骤

下面我们给出对案例 8-1 正交试验数据进行分析求解的步骤。

案例 8-1　解：（直观分析法）

表 8-4　直观分析法计算表

列号		1	2	3	4	试验结果
因素		A（温度）	B（时间）		C（加碱量）	转化率 y_i
试验号	1	1	1	1	1	34
	2	1	2	2	2	57
	3	1	3	3	3	41
	4	2	1	2	3	56
	5	2	2	3	1	72
	6	2	3	1	2	75
	7	3	1	3	2	85
	8	3	2	1	3	80
	9	3	3	2	1	78
$\bar{K}_1$		44	58.333	63	61.333	
$\bar{K}_2$		67.667	69.667	63.66	72.333	
$\bar{K}_3$		81	64.667	66	59	
R		37	11.334	3	13.333	

（一）计算每个因素各水平的试验结果平均值 $\bar{K}_i$

由表 8-4 知，各因素同一水平下各做了 3 次试验，我们对表 8-4 中的每个因素列中同一水平所对应的试验结果（转化率 y_i）分别求其平均值 $\bar{K}_i$；

如对因素 A 的 3 个水平 A_1，A_2，A_3，求其平均转化率

A_1：平均转化率 $\bar{K}_1=(y_1+y_2+y_3)/3=(34+57+41)/3=44$

A_2：平均转化率 $\bar{K}_2=(y_4+y_5+y_6)/3=(56+72+75)/3\approx67.667$

A_3：平均转化率 $\bar{K}_3=(y_7+y_8+y_9)/3=(85+80+78)/3=81$

注意到 A 因素取同一水平时的 3 次试验中，因素 B、C 均取遍三个水平，而且三个水平各出现 1 次，表明对因素 A 的每个水平而言，B、C 因素的变动是平等的，故上述计算的平均转化率 $\bar{K}_i$ $(i=1, 2, 3)$分别反映了因素 A 的三个不同水平对试验指标影响的大小，其中因素 A 取第三水平 A_3 时最好，平均转化率最高，达 64%。同样可计算出因素 B、C 的各水平的平均转化率，结果见表 8-4。

（二）求出每个因素的极差 R，确定因素的主次

因素列中各水平的试验结果平均值 $\bar{K}_i$ 的最大值与最小值之差称为该因素的**极差**，用 R 表示。则因素 A、B、C 的极差分别是

因素 A 的极差：$R_1=81-44=37$

因素 B 的极差：$R_2\approx69.667-58.333=11.334$

因素 C 的极差：$R_3\approx72.333-59=13.333$

由于正交表的均衡搭配特性，各个因素列的平均转化率的差异可认为是由该因素列的不同水平所引起，而该列极差的大小，就表明该因素对试验结果影响的大小，故各因素极差的大小也就决定了试验中各因素的主次。

在本例中，由表 8-4 的极差 R 值知，A 因素（$R_1=37$）为最主要因素，C 因素（$R_3\approx13.333$）次之，B 因素（$R_2\approx11.334$）是最次要因素，即各因素的主次顺序为

主→次：A，C，B

如果要大致考虑各因素对试验指标影响的显著性，则在正交表中必须有未排因素的列（称为**空列**）。如在本例中，我们可在表 8-4 中计算未排因素的空列第 4 列的极差 R_4，这里 $R_4=3$，其值较小，大致反应了试验误差的大小。（如果空列的极差较大，则因素间可能有交互作用）。而因素 A、C、B 的极差显著大于 R_4，故因素 A、C、B 的影响是显著的。

（三）选取最优的水平组合，得到最优试验条件

每个因素都取其试验平均值最高的水平，简单组合起来就得到最优试验条件。本例即为使平均转化率达到最大的水平组合，即 $A_3B_2C_2$ 是所求的最优试验条件。故最优试验条件为反应温度 95℃、反应时间 120min、加碱量为 35kg。

在实际应用中，在确定最优试验条件时，主要因素一定取最高水平，而次要因素特别是不显著的往往可视条件、成本等而取适当的水平，在此基础上来确定各因素的水平的最优组合。

值得注意的是，我们得到的这个试验条件并没有包含在已做过的 9 次试验中，如果按这个最优试验条件作验证性试验一般会得到比那 9 次试验更好的结果。

（四）各因素水平变化时试验指标的变化规律

这里，我们以因素为横坐标，以试验指标为纵坐标作出三个因素的各水平与试验指标间的变化规律图，如图 8-1 所示。

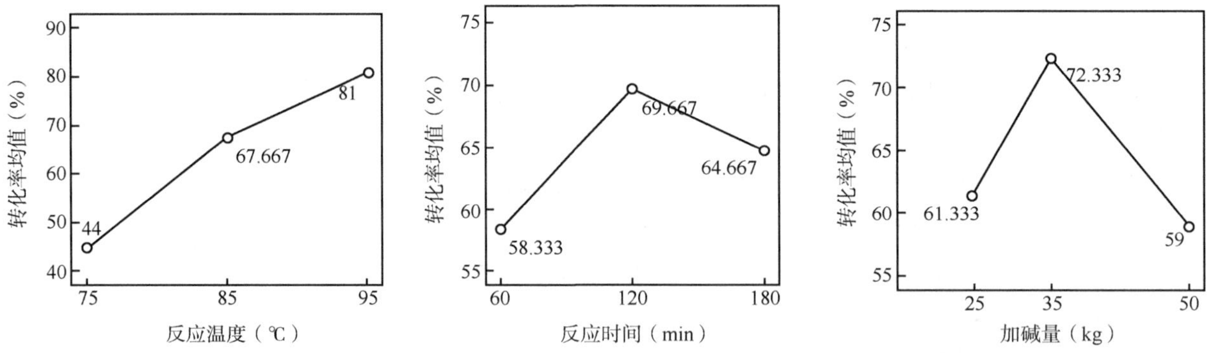

图 8-1 因素与试验指标间的变化规律图

从图 8-1 中可知，因素 A（反应温度）从 75℃增加到 95℃，转化率逐渐上升，而因素 B（反应时间）从 60min 增加到 180min 及因素 C（加碱量）从 25kg 增加到 50kg，转化率是先上升，后下降。为此，如果我们取反应温度大于 95℃的水平、反应时间在 120min 左右、加碱量在 35kg 左右的水平，进行进一步的探索性试验，就有可能得到更高的转化率。这就为我们制定进一步试验的方案指明了方向。

链接 数理统计学的分支学科

数理统计学内容丰富，分支学科很多，大体上可以划分为如下几类：

第一类分支学科是抽样调查和试验设计。它们主要讨论在观测和实验数据的收集中有关的理论和方法问题，但并非与统计推断无关。

第二类分支学科为数甚多，其任务都是讨论统计推断的原理和方法。各分支的形成是基于：

（1）特定的统计推断形式，如参数估计和假设检验。

（2）特定的统计观点，如贝叶斯统计与统计决策理论。

（3）特定的理论模型或样本结构，如非参数统计、多元统计分析、回归分析、相关分析、序贯分析，时间序列分析和随机过程统计。

第三类是一些针对特殊的应用问题而发展起来的分支学科，如产品抽样检验、可靠性统计、统计质量管理等。

本 章 小 结

（一）正交试验设计

名目	内容
安排试验的表	正交表
正交试验设计基本步骤	1. 确定试验指标，并拟定影响试验指标的因素数和水平数； 2. 选用适当正交表，进行正交表的表头设计； 3. 根据正交表确定各次试验的试验条件，进行试验得到试验结果数据； 4. 利用直观分析法或方差分析法等进行正交分析； 5. 得到最优试验条件或进一步试验方案。

（二）正交试验数据的直观分析法

方法	步骤
直观分析法	1. 计算每个因素各水平的综合平均值 $\bar{K}_i$； 2. 利用直观分析法计算表，求出每个因素的极差 R； 3. 根据极差 R 从大到小，确定因素的主次； 4. 选取最优的水平组合，得到最优试验条件。

直观分析法计算表

列号 因素	1 2 … A B …	试验结果
试验号	正交表	结果数据
$\bar{K}_1$ $\bar{K}_2$ ⋮ $\bar{K}_s$	同一水平所对应的试验结果的平均值	
极差 R_j	$R=\max\limits_{1\leqslant i\leqslant s}\{\bar{K}_i\}-\min\limits_{1\leqslant i\leqslant s}\{\bar{K}_i\}$	

自测题

一、名词解释

试验设计，试验设计三原则，正交（试验）设计，正交表。

二、填空题

1. 正交试验中，若选用正交表 $L_{27}(3^{13})$，则共需进行_______次试验，最多可以安排_______个_______水平的因素。
2. 用 $L_9(3^4)$正交表安排试验，如果 A 因素对应各水平的 $\bar{K}_1=22$，$\bar{K}_2=11$，$\bar{K}_3=18$，则 A 因素的极差 R_A=________。

三、单选题

1. 对于正交设计表 $L_8(4\times2^4)$，以下描述不正确的是（　　）。
   A. 要做 8 次试验
   B. 必须安排 5 个因素
   C. 只有一个因素可以安排 4 个水平
   D. 其他因素只能安排两个水平
2. 实验设计的三个基本要素是（　　）。
   A. 受试对象、试验效应、观察指标
   B. 随机化、重复、区组化
   C. 齐同对比、均衡性、随机化
   D. 试验因素、受试对象、试验效应
3. 实验设计的基本原则是（　　）。
   A. 随机化、均衡、对照
   B. 重复、随机化、区组化
   C. 随机化、均衡、区组化
   D. 重复、均衡、随机化
4. 正交表 $L_8(2^7)$中的 2 代表（　　）。
   A. 最多允许安排因素的个数
   B. 因素的水平数
   C. 正交表的横行数
   D. 总的实验次数
5. 对因素 A、B、C、D 用 $L_9(3^4)$正交表安排试验，用直观分析法对试验结果进行正交分析和计算，所得因素 A、B、C、D 的极差分别为：

$$R_A=57,\ R_B=12,\ R_C=76,\ R_D=7$$

则各因素对试验结果的影响从大到小的次序为：
   A. A、B、C、D　　B. B、D、A、C
   C. C、A、B、D　　D. D、B、A、C

四、应用分析题

某制药厂在试制某种新药的过程中，为提高收率考虑 A，B，C，D 四个因素.每个因素各取三个水平，选用正交表 $L_9(3^4)$，试验方案及结果见下表.（其中收率越高越好）

列号		1	2	3	4	试验结果
因素		A	B	C	D	收率（%）
试验号	1	1	1	1	1	51
	2	1	2	2	2	71
	3	1	3	3	3	58
	4	2	1	2	3	82
	5	2	2	3	1	69
	6	2	3	1	2	59
	7	3	1	3	2	77
	8	3	2	1	3	85
	9	3	3	2	1	84

试用直观分析法判别因素的主次顺序，并求出其最优方案。

参考文献

高祖新，韩可勤，言方荣. 2018. 医药应用概率统计. 第 3 版. 北京：科学出版社
高祖新，言方荣，韩可勤. 2023. 医药应用数理统计. 第 3 版. 南京：东南大学出版社
高祖新，言方荣，王菲. 2019. SPSS 医药统计教程. 北京：人民卫生出版社
高祖新，言方荣. 2018. 医药统计分析与 SPSS 软件应用. 北京：人民卫生出版社
高祖新，言方荣. 2020. 概率论与数理统计. 第 2 版. 南京：南京大学出版社
高祖新，尹勤. 2021. 医药数理统计. 第 4 版. 北京：科学出版社
高祖新. 2016. 医药数理统计方法学习指导与习题集. 第 2 版. 北京：人民卫生出版社
高祖新. 2022. 医药数理统计方法. 第 7 版. 北京：人民卫生出版社
龚鉴尧. 2000. 世界统计名人传记. 北京：中国统计出版社
侯丽英. 2018. 医药数理统计. 第 3 版. 北京：人民卫生出版社
马志庆，周介南. 2016. 医药数理统计. 第 5 版. 北京：科学出版社
莫日达. 2004. 中国古代统计思想史. 北京：中国统计出版社
吴辉. 1987. 英汉统计词汇. 北京：中国统计出版社
薛薇. 2017. 统计分析与 SPSS 的应用. 第 5 版. 北京：中国人民大学出版社
薛洲恩. 2008. 医药数理统计方法. 北京：人民卫生出版社
袁卫，刘超. 2011. 统计学——思想、方法与应用. 北京：中国人民大学出版社
赵红. 2017. 医学统计学. 北京：人民卫生出版社

附录

常用统计表

附表 1　二项分布表

$$P(X \geqslant k)=\sum_{i=k}^{n} \mathrm{C}_n^i p^i (1-p)^{n-i}$$

n	k	p									
		0.01	0.02	0.04	0.06	0.08	0.1	0.2	0.3	0.4	0.5
5	5			0.00000	0.00000	0.00000	0.00001	0.00032	0.00243	0.01024	0.03125
	4	0.00000	0.00000	0.00001	0.00006	0.00019	0.00046	0.00672	0.03078	0.08704	0.18750
	3	0.00001	0.00008	0.00060	0.00197	0.00453	0.00856	0.05792	0.16308	0.08704	0.50000
	2	0.00098	0.00384	0.01476	0.03187	0.05436	0.08146	0.26272	0.47178	0.66304	0.81250
	1	0.04901	0.09608	0.18463	0.26610	0.34092	0.40951	0.67232	0.83193	0.92224	0.96875
10	10								0.00001	0.00010	0.00098
	9							0.00000	0.00014	0.00168	0.01074
	8						0.00000	0.00008	0.00159	0.01229	0.05469
	7				0.00000	0.00000	0.00001	0.00086	0.01059	0.05476	0.17188
	6			0.00000	0.00001	0.00004	0.00015	0.00637	0.04735	0.16624	0.37695
	5		0.00000	0.00002	0.00015	0.00059	0.00163	0.03279	0.15027	0.36690	0.62305
	4	0.00000	0.00003	0.00044	0.00203	0.00580	0.01280	0.12087	0.35039	0.61772	0.82813
	3	0.00011	0.00086	0.00621	0.01884	0.04008	0.07019	0.32220	0.61722	0.83271	0.94531
	2	0.00427	0.01618	0.05815	0.11759	0.18788	0.26390	0.62419	0.85069	0.95364	0.98926
	1	0.09562	0.18293	0.33517	0.46138	0.56561	0.65132	0.89263	0.97175	0.99395	0.99902
15	15									0.00000	0.00003
	14								0.00000	0.00003	0.00049
	13								0.00001	0.00028	0.00369
	12							0.00000	0.00009	0.00193	0.01758
	11							0.00001	0.00067	0.00935	0.05923
	10							0.00011	0.00365	0.03383	0.15088
	9					0.00000	0.00000	0.00079	0.01524	0.09505	0.30362
	8				0.00000	0.00001	0.00003	0.00424	0.05001	0.21310	0.50000
	7			0.00000	0.00015	0.00008	0.00031	0.01806	0.13114	0.39019	0.69638
	6		0.00000	0.00001	0.00015	0.00070	0.00225	0.06105	0.27838	0.59678	0.84912
	5	0.00000	0.00001	0.00022	0.00140	0.00497	0.01272	0.16423	0.48451	0.78272	0.94077
	4	0.00001	0.00018	0.00245	0.01036	0.02731	0.05556	0.35184	0.70713	0.90950	0.98242
	3	0.00042	0.00304	0.02029	0.05713	0.11297	0.18406	0.60198	0.87317	0.97289	0.99631
	2	0.00963	0.03534	0.11911	0.22624	0.34027	0.45096	0.83287	0.96473	0.99483	0.99951
	1	0.13994	0.26143	0.45791	0.60471	0.71370	0.79411	0.96482	0.99525	0.99953	0.99997
20	20										0.00000
	19									0.00000	0.00002
	18									0.00001	0.00020
	17								0.00000	0.00005	0.00129
	16								0.00001	0.00032	0.00591
	15								0.00004	0.00161	0.02069
	14							0.00000	0.00026	0.00647	0.05766
	13							0.00002	0.00128	0.02103	0.13159
	12							0.00010	0.00514	0.05653	0.25172
	11						0.00000	0.00056	0.01714	0.12752	0.41190
	10					0.00000	0.00001	0.00259	0.04796	0.24466	0.58810
	9				0.00000	0.00001	0.00006	0.00998	0.11333	0.40440	0.74828
	8			0.00000	0.00001	0.00009	0.00042	0.03214	0.22773	0.58411	0.86841
	7			0.00001	0.00011	0.00064	0.00239	0.08669	0.39199	0.74999	0.94234
	6		0.00000	0.00010	0.00087	0.00380	0.01125	0.19579	0.58363	0.87440	0.97931
	5	0.00000	0.00004	0.00096	0.00563	0.01834	0.04317	0.37305	0.76249	0.94905	0.99409
	4	0.00004	0.00060	0.00741	0.02897	0.07062	0.13295	0.58855	0.89291	0.98404	0.99871
	3	0.00100	0.00707	0.04386	0.11497	0.21205	0.32307	0.79392	0.96452	0.99639	0.99980
	2	0.01686	0.05990	0.18966	0.33955	0.48314	0.60825	0.93082	0.99236	0.99948	0.99998
	1	0.18209	0.33239	0.55800	0.70989	0.81131	0.87842	0.98847	0.99920	0.99996	1.00000

续表

n	k	p									
		0.01	0.02	0.04	0.06	0.08	0.1	0.2	0.3	0.4	0.5
	25										
	24										0.00000
	23										0.00001
	22									0.00000	0.00008
	21									0.00001	0.00046
	20									0.00005	0.00204
	19								0.00000	0.00028	0.00732
	18								0.00002	0.00121	0.02164
	17								0.00010	0.00433	0.05388
	16							0.00000	0.00045	0.01317	0.11476
	15							0.00001	0.00178	0.03439	0.21218
	14							0.00008	0.00599	0.07780	0.34502
25	13							0.00037	0.01747	0.15377	0.50000
	12						0.00000	0.00154	0.01425	0.26772	0.65498
	11					0.00000	0.00001	0.00556	0.09780	0.41423	0.78782
	10				0.00000	0.00001	0.00008	0.01733	0.18944	0.57538	0.88524
	9				0.00001	0.00008	0.00046	0.04677	0.32307	0.72647	0.94612
	8			0.00000	0.00007	0.00052	0.00226	0.10912	0.48815	0.84645	0.97836
	7		0.00000	0.00004	0.00051	0.00277	0.00948	0.21996	0.65935	0.92643	0.99268
	6		0.00001	0.00038	0.00306	0.01229	0.03340	0.38331	0.80651	0.97064	0.99796
	5	0.00000	0.00012	0.00278	0.01505	0.04514	0.09799	0.57933	0.90953	0.99053	0.99954
	4	0.00011	0.00145	0.01652	0.05976	0.13509	0.23641	0.76601	0.96676	0.99763	0.99992
	3	0.00195	0.01324	0.07648	0.18711	0.32317	0.46291	0.90177	0.99104	0.99957	0.99999
	2	0.02576	0.08865	0.26419	0.44734	0.60528	0.72879	0.97261	0.99843	0.99995	1.00000
	1	0.22218	0.39654	0.63960	0.78709	0.87564	0.92821	0.99622	0.99987	1.00000	1.00000
	30										
	29										
	28										
	27										0.00000
	26										0.00003
	25									0.00000	0.00016
	24									0.00001	0.00072
	23									0.00005	0.00261
	22								0.00000	0.00022	0.00806
	21								0.00001	0.00086	0.02139
	20								0.00004	0.00285	0.04937
	19								0.00016	0.00830	0.10024
	18							0.00000	0.00063	0.02124	0.18080
	17							0.00001	0.00212	0.04811	0.29233
30	16							0.00005	0.00617	0.09706	0.42777
	15							0.00023	0.01694	0.17577	0.57223
	14							0.00090	0.04005	0.28550	0.70767
	13						0.00000	0.00311	0.08447	0.42153	0.81920
	12					0.00000	0.00002	0.00949	0.15932	0.56891	0.89976
	11				0.00000	0.00001	0.00009	0.02562	0.26963	0.70853	0.95063
	10				0.00001	0.00007	0.00045	0.06109	0.41119	0.82371	0.97861
	9			0.00000	0.00005	0.00041	0.00202	0.12865	0.56848	0.90599	0.99194
	8			0.00002	0.00030	0.00197	0.00778	0.23921	0.71862	0.95648	0.99739
	7		0.00000	0.00015	0.00167	0.00825	0.02583	0.39303	0.84048	0.98282	0.99928
	6	0.00000	0.00003	0.00106	0.00795	0.02929	0.07319	0.57249	0.92341	0.99434	0.99984
	5	0.00001	0.00030	0.00632	0.03154	0.08736	0.17549	0.54477	0.96985	0.99849	0.99997
	4	0.00022	0.00289	0.03059	0.10262	0.21579	0.35256	0.87729	0.99068	0.99969	1.00000
	3	0.00332	0.02172	0.11690	0.26766	0.43760	0.58865	0.95582	0.99789	0.99995	1.00000
	2	0.03615	0.12055	0.33882	0.54453	0.70421	0.81630	0.98948	0.99969	1.00000	1.00000
	1	0.26030	0.45452	0.70614	0.84374	0.91803	0.95761	0.99876	1.00000	1.00000	1.00000

附表 2　泊松分布表

$$P(X \geqslant c)=\sum_{k=c}^{+\infty} \frac{\lambda^{k}}{k!} \mathrm{e}^{-\lambda}$$

c	λ							
	0.01	**0.05**	**0.10**	**0.15**	**0.2**	**0.3**	**0.4**	**0.5**
0	1.0000000	1.0000000	1.0000000	1.0000000	1.0000000	1.0000000	1.0000000	1.000000
1	0.0099502	0.0487706	0.0951626	0.1392920	0.1812692	0.2591818	0.3296800	0.393469
2	.0000497	.0012091	.0046788	.0101858	.0175231	.0369363	.0615519	.090204
3	.0000002	.0000201	.0001547	.0005029	.0011485	.0035995	.0079263	.014388
4		.0000003	.0000038	.0000187	.0000568	.0002658	.0007763	.001752
5				.0000006	.0000023	.0000158	.0000612	.000172
6					.0000001	.0000008	.0000040	.000014
7							.0000002	.000001

c	λ								
	0.6	**0.7**	**0.8**	**0.9**	**1.0**	**1.1**	**1.2**	**1.3**	**1.4**
0	1.000000	1.000000	1.000000	1.000000	1.000000	1.000000	1.000000	1.000000	1.000000
1	0.451188	0.503415	0.550671	0.593430	0.632121	0.667129	0.698860	0.727468	0.753403
2	.121901	.155085	.191208	.227518	.264241	.300971	.337373	.373177	.408167
3	.023115	.034142	.047423	.062857	.080301	.099584	.120513	.142888	.166502
4	.003358	.005753	.009080	.010459	.018988	.025742	.033769	.043095	.053725
5	.000394	.000786	.001411	.002344	.003660	.005435	.007746	.010663	.014253
6	.000039	.000090	.000184	.000343	.000594	.000963	.001500	.002231	.003201
7	.000003	.000009	.000021	.000043	.000083	.000140	.000251	.000404	.000622
8		.000001	.000002	.000005	.000010	.000020	.000037	.000064	.000107
9					.000001	.000002	.000005	.000009	.000016
10							.000001	.000001	.000002

c	λ								
	1.5	**1.6**	**1.7**	**1.8**	**1.9**	**2.0**	**2.5**	**3.0**	**3.5**
0	1.000000	1.000000	1.000000	1.000000	1.000000	1.000000	1.000000	1.000000	1.000000
1	0.776870	0.798103	0.817316	0.834701	0.850431	0.864665	0.917915	0.950213	0.969803
2	.442175	.475069	.506754	.537163	.566251	.593994	.712703	.800852	.864112
3	.191153	.216642	.242777	.269379	.296280	.323324	.456187	.576810	.679153
4	.065642	.078813	.093189	.108708	.125298	.142877	.242424	.352768	.463367
5	.018576	.023682	.029615	.036407	.044081	.052653	.108822	.184737	.274555
6	.004456	.006040	.007999	.010378	.013219	.016564	.042021	.083918	.142386
7	.000926	.001336	.001875	.002569	.003446	.004534	.014187	.033509	.065288
8	.000170	.000260	.000388	.000562	.000793	.001097	.004247	.011905	.026739
9	.000028	.000045	.000072	.000110	.000163	.000237	.001140	.003803	.009874
10	.000004	.000007	.000012	.000019	.000030	.000046	.000277	.001102	.003315
11	.000001	.000001	.000002	.000003	.000005	.000008	.000062	.000292	.001019
12					.000001	.000001	.000013	.000071	.000289
13							.000002	.000016	.000076
14								.000003	.000019
15								.000001	.000004
16									.000001

续表

c	λ								
	4.0	**4.5**	**5.0**	**5.5**	**6.0**	**6.5**	**7.0**	**7.5**	**8.0**
0	1.000000	1.000000	1.000000	1.000000	1.000000	1.000000	1.000000	1.000000	1.000000
1	0.981684	0.988891	0.993262	0.995913	0.997521	0.998497	0.999088	0.999447	0.999665
2	.908422	.938901	.959572	.973436	.982649	.988724	.992705	.995299	.996981
3	.761897	.826422	.875348	.911624	.938031	.956964	970364	.979743	.986246
4	.566530	.657704	.734974	.798301	.848796	.888150	.918235	.940855	.957620
5	.371163	.467896	.559507	.642482	.714943	.776328	.827008	.867938	.900368
6	.214870	.297070	.384039	.471081	.554320	.630959	.699292	.758564	.808764
7	.110674	.168949	.237817	.313964	.393697	.473476	.550289	.621845	.686626
8	.051134	.089586	.133372	.190515	.256020	.327242	.401286	.475361	.547039
9	.021363	.040257	.068094	.105643	.152763	.208427	.270909	.338033	.407453
10	.008132	.017093	.031828	.053777	.083924	.122616	.169504	.223592	.283376
11	.002840	.006669	.013695	.025251	.042621	.066839	.098521	.137762	.184114
12	.000915	.002404	.005453	.010988	.020092	.033880	.053350	.079241	.111924
13	.000274	.000805	.002019	.004451	.008827	.016027	.027000	.042666	.063797
14	.000076	.000252	.000689	.001685	.003628	.007100	.012811	.021565	.034181
15	.000020	.000074	.000226	.000599	.001400	.002956	.005717	.010260	.017257
16	.000005	.000020	.000069	.000200	.000509	.001160	.002407	.004608	.008231
17	.000001	.000085	.000020	.000063	.000175	.000430	.000958	.001959	.003718
18		.000001	.000005	.000019	.000057	.000151	.000362	.000790	.001594
19			.000001	.000005	.000018	.000051	.000130	.000303	.000650
20				.000001	.000005	.000016	.000044	000111	.000253
21					.000001	.000005	.000014	000039	.000094
22						.000001	.000005	.000013	.000033
23							.000001	.000004	.000011
24								.000001	.000004
25									.000001

附表 3　标准正态分布表

$$\Phi(x)=\int_{-\infty}^{x}\frac{1}{\sqrt{2\pi}}\mathrm{e}^{-\frac{x^2}{2}}\mathrm{d}x$$

x	0.00	0.01	0.02	0.03	0.04	0.05	0.06	0.07	0.08	0.09
0.0	0.500000	0.503989	0.507978	0.511966	0.515953	0.519939	0.523922	0.527903	0.531881	0.535856
0.1	.539 828	.543 795	.547 758	.551 717	.555 670	.559 618	.563 559	.567 495	.571 424	.575 345
0.2	.579 260	.583 166	.587 064	.590 954	.594 835	.598 706	.602 568	.606 420	.610 261	.614 092
0.3	.617 911	.621 720	.625 516	.629 300	.633 072	.636 831	.640 576	.644 309	.648 027	.651 732
0.4	.655 422	.659 097	.662 757	.666 402	.670 031	.673 645	.677 242	.680 822	.684 386	.687 933
0.5	.691 462	.694 974	.698 468	.701 944	.705 401	.708 840	.712 260	.715 661	.719 043	.722 405
0.6	.725 747	.729 069	.732 371	.735 653	.738 914	.742 154	.745 373	.748 571	.751 748	.754 903
0.7	.758 036	.761 148	.764 238	.767 305	.770 350	.773 373	.776 373	.779 350	.782 305	.785 236
0.8	.788 145	.791 030	.793 892	.796 731	.799 546	.802 337	.805 105	.807 850	.810 570	.813 267
0.9	.815 940	.818 589	.821 214	.823 814	.826 391	.828 944	.831 472	.833 977	.836 457	.838 913
1.0	.841 345	.843 752	.846 136	.848 495	.850 830	.853 141	.855 428	.857 690	.859 929	.862 143
1.1	.864 334	.866 500	.868 643	.870 762	.872 857	.874 928	.876 976	.879 000	.881 000	.882 977
1.2	.884 930	.886 861	.888 768	.890 651	.892 512	.894 350	.896 165	.897 958	.899 727	.901 475
1.3	.903 200	.904 902	.906 582	.908 241	.909 877	.911 492	.913 085	.914 657	.916 207	.917 736
1.4	.919 243	.920 730	.922 196	.923 641	.925 066	.929 471	.927 855	.929 219	.930 563	.931 888
1.5	.933 193	.934 478	.935 745	.936 992	.938 220	.939 429	.940 620	.941 792	.942 947	.944 083
1.6	.945 201	.946 301	.947 384	.948 449	.949 497	.950 529	.951 543	.952 540	.953 521	.954 486
1.7	.955 435	.956 367	.957 284	.958 185	.959 070	.959 941	.960 796	.961 636	.962 462	.963 273
1.8	.964 070	.964 852	.965 620	.966 375	.967 116	.967 843	.968 557	.969 258	.969 946	.970 621
1.9	.971 283	.971 933	.972 571	.973 197	.973 810	.974 412	.975 002	.975 581	.976 148	.976 705
2.0	.977 250	.977 784	.978 308	.978 822	.979 325	.979 818	.980 301	.980 774	.981 237	.981 691
2.1	.982 136	.982 571	.982 997	.983 414	.983 823	.984 222	.984 614	.984 997	.985 371	.985 738
2.2	.986 097	.986 447	.986 791	.987 126	.987 455	.987 776	.988 089	.988 396	.988 696	.988 989
2.3	.989 276	.989 556	.989 830	.990 097	.990 358	.990 613	.990 863	.991 106	.991 344	.991 576
2.4	.991 802	.992 024	.992 240	.992 451	.992 656	.992 857	.993 053	.993 244	.993 431	.993 613
2.5	.993 790	.993 963	.994 132	.994 297	.994 457	.994 614	.994 766	.944 915	.995 060	.995 201
2.6	.995 339	.995 473	.995 604	.995 731	.995 855	.995 975	.996 093	.996 207	.996 319	.996 427
2.7	.996 533	.996 636	.996 736	.996 833	.996 928	.997 020	.997 110	.997 197	.997 282	.997 365
2.8	.997 445	.997 523	.997 599	.997 673	.997 744	.997 814	.997 882	.997 948	.998 012	.998 074
2.9	.998 134	.998 193	.998 250	.998 305	.998 359	.998 411	.998 462	.998 511	.998 559	.998 605
3.0	.998 650	.998 694	.998 736	.998 777	.998 817	.998 856	.998 893	.998 930	.998 965	.998 999
3.1	.999 032	.999 065	.999 096	.999 126	.999 155	.999 184	.999 211	.999 238	.999 264	.999 289
3.2	.999 313	.999 336	.999 359	.999 381	.999 402	.999 423	.999 443	.999 462	.999 481	.999 499
3.3	.999 517	.999 534	.999 550	.999 566	.999 581	.999 596	.999 610	.999 624	.999 638	.999 651
3.4	.999 663	.999 675	.999 687	.999 698	.999 709	.999 720	.999 730	.999 740	.999 749	.999 758
3.5	.999 767	.999 776	.999 784	.999 792	.999 800	.999 807	.999 815	.999 822	.999 828	.999 835
3.6	.999 841	.999 847	.999 853	.999 858	.999 864	.999 869	.999 874	.999 879	.999 883	.999 888
3.7	.999 892	.999 896	.999 900	.999 904	.999 908	.999 912	.999 915	.999 918	.999 922	.999 925
3.8	.999 928	.999 931	.999 933	.999 936	.999 938	.999 941	.999 943	.999 946	.999 948	.999 950
3.9	.999 952	.999 954	.999 956	.999 958	.999 959	.999 961	.999 963	.999 964	.999 966	.999 967
4.0	.999 968	.999 970	.999 971	.999 972	.999 973	.999 974	.999 975	.999 976	.999 977	.999 978
4.1	.999 979	.999 980	.999 981	.999 982	.999 983	.999 983	.999 984	.999 985	.999 985	.999 986
4.2	.999 987	.999 987	.999 988	.999 988	.999 989	.999 989	.999 990	.999 990	.999 991	.999 991
4.3	.999 991	.999 992	.999 992	.999 993	.999 993	.999 993	.999 993	.999 994	.999 994	.999 994
4.4	.999 995	.999 995	.999 995	.999 995	.999 996	.999 996	.999 996	.999 996	.999 996	.999 996
4.5	.999 997	.999 997	.999 997	.999 997	.999 997	.999 997	.999 997	.999 998	.999 998	.999 998
4.6	.999 998	.999 998	.999 998	.999 998	.999 998	.999 998	.999 998	.999 998	.999 999	.999 999
4.7	.999 999	.999 999	.999 999	.999 999	.999 999	.999 999	.999 999	.999 999	.999 999	.999 999
4.8	.999 999	.999 999	.999 999	.999 999	.999 999	.999 999	.999 999	.999 999	.999 999	.999 999
4.9	1.000000	1.000000	1.000000	1.000000	1.000000	1.000000	1.000000	1.000000	1.000000	1.000000

注：本表对于 x 给出正态分布函数 $\Phi(x)$的数值。例：对于 x=2.35，$\Phi(x)$=0.990613。

附表 4　标准正态分布的双侧临界值表

$$P(|Z| > Z_{\alpha/2}) = \alpha$$

α	0.00	0.01	0.02	0.03	0.04	0.05	0.06	0.07	0.08	0.09
0.0	∞	2.575829	2.326348	2.170090	2.053749	1.959964	1.880794	1.811911	1.750686	1.695398
0.1	1.644854	1.598193	1.554774	1.514102	1.475791	1.439531	1.405072	1.371204	1.340755	1.310579
0.2	1.281552	1.253565	1.226528	1.200359	1.174987	1.150349	1.126391	1.103063	1.080319	1.058122
0.3	1.036433	1.015222	0.994458	0.974114	0.954165	0.934589	0.915365	0.896473	0.877896	0.859617
0.4	0.841621	0.823894	0.806421	0.789192	0.772193	0.755415	0.738847	0.722479	0.706303	0.690309
0.5	0.674490	0.658838	0.643345	0.628006	0.612813	0.597760	0.582841	0.568051	0.553385	0.538836
0.6	0.524401	0.510073	0.495850	0.481727	0.467699	0.453762	0.439913	0.426148	0.412463	0.398855
0.7	0.385320	0.371856	0.358459	0.345125	0.331853	0.318639	0.305481	0.292375	0.279319	0.266311
0.8	0.253347	0.240426	0.127545	0.214702	0.201893	0.189118	0.176374	0.163658	0.150969	0.138304
0.9	0.125661	0.113039	0.100434	0.087845	0.075270	0.062707	0.050154	0.037608	0.025069	0.012533

α	0.001	0.0001	0.00001	0.000001	0.0000001	0.00000001
$Z_{\alpha/2}$	3.29053	3.89059	4.41717	4.89164	5.32672	5.73073

附表5 χ^2 分 布 表

$$P(\chi^2>\chi^2_{\alpha}(n))=\alpha$$

n	α											
	0.995	0.99	0.975	0.95	0.90	0.75	0.25	0.10	0.05	0.025	0.01	0.005
1	—	—	0.001	0.004	0.016	0.102	1.323	2.706	3.841	5.024	6.635	7.879
2	0.010	0.020	0.051	0.103	0.211	0.575	2.773	4.605	5.991	7.378	9.210	10.597
3	0.072	0.115	0.216	0.352	0.584	1.213	4.108	6.251	7.815	9.348	11.345	12.838
4	0.207	0.297	0.484	0.711	1.064	1.923	5.385	7.779	9.448	11.143	13.277	14.806
5	0.412	0.554	0.831	1.145	1.610	2.675	6.626	9.236	11.072	12.833	15.086	16.750
6	0.676	0.872	1.237	1.635	2.204	3.455	7.841	10.645	12.592	14.449	16.812	18.548
7	0.989	1.239	1.690	2.167	2.833	4.255	9.037	12.017	14.067	16.013	18.475	20.278
8	1.344	1.646	2.180	2.733	3.490	5.071	10.219	13.362	15.507	17.535	20.090	21.955
9	1.735	2.088	2.700	3.325	4.168	5.899	11.389	14.684	16.919	19.023	21.666	23.589
10	2.156	2.558	3.247	3.940	4.865	6.737	12.549	15.987	18.307	20.483	23.209	25.188
11	2.603	3.053	3.816	4.575	5.578	7.584	13.701	17.275	19.675	21.920	24.725	26.757
12	3.047	3.571	4.404	5.226	6.304	8.438	14.845	18.549	21.026	23.337	26.217	28.299
13	3.565	4.107	5.009	5.892	7.042	9.299	15.984	19.812	22.362	24.736	27.688	29.819
14	4.075	4.660	5.629	6.571	7.790	10.165	17.117	21.064	23.685	26.119	29.141	31.319
15	4.601	5.229	6.262	7.261	8.547	11.037	18.245	22.307	24.996	27.488	30.578	32.801
16	5.142	5.812	6.908	7.962	9.312	11.912	19.369	23.542	26.296	28.845	32.000	34.267
17	5.697	6.408	7.564	8.672	10.085	12.792	20.489	24.769	27.587	30.191	33.409	35.718
18	6.265	7.015	8.231	9.390	10.865	13.675	21.605	29.989	28.869	31.526	34.805	37.156
19	6.844	7.633	8.907	10.117	11.651	14.562	22.718	27.204	30.144	32.852	36.191	38.582
20	7.434	8.260	9.591	10.851	12.443	15.452	23.828	28.412	31.410	34.170	37.566	39.997
21	8.034	8.897	10.283	11.591	13.240	16.344	24.935	29.615	32.671	35.479	38.932	41.401
22	8.643	9.542	10.982	12.338	14.042	17.240	26.039	30.813	33.924	36.781	40.289	42.796
23	9.260	10.196	11.689	13.091	14.848	18.137	27.141	32.007	35.172	38.076	41.638	44.181
24	9.886	10.856	12.401	13.848	15.659	19.037	28.241	33.196	36.415	39.364	42.980	45.559
25	10.520	11.524	13.120	14.611	16.473	19.939	29.339	34.382	37.652	40.646	44.314	46.928
26	11.160	12.198	13.844	15.379	17.292	20.843	30.435	35.563	38.885	41.923	45.642	48.290
27	11.808	12.879	14.573	16.151	18.114	21.749	31.528	36.741	40.113	43.194	46.963	49.645
28	12.461	13.565	15.308	16.928	18.939	22.657	32.620	37.916	41.337	44.461	48.278	50.993
29	13.121	14.257	16.047	17.708	19.768	23.567	33.711	39.087	42.557	45.722	49.588	52.336
30	13.787	14.954	16.791	18.493	20.599	24.478	34.800	40.256	43.773	46.949	50.892	53.672
31	14.458	15.655	17.539	19.281	21.434	25.390	35.887	41.422	44.985	48.232	52.191	55.003
32	15.134	16.362	18.291	20.072	22.271	26.304	36.973	42.585	46.194	48.480	53.486	56.328
33	15.815	17.074	19.047	20.867	23.110	27.219	38.058	43.745	47.400	50.725	54.776	57.648
34	16.501	17.789	19.806	21.664	23.952	28.136	39.141	44.903	48.602	51.966	56.061	58.964
35	17.192	18.509	20.569	22.465	24.797	29.054	40.223	46.059	49.802	53.203	57.342	60.275
36	17.887	19.233	21.336	23.269	25.643	29.973	41.304	47.212	50.998	54.437	58.619	61.581
37	18.586	19.960	22.106	24.075	26.492	30.893	42.383	48.363	52.192	55.668	59.892	62.883
38	19.289	20.691	22.878	24.884	27.343	31.815	43.462	49.513	53.384	56.896	61.162	64.181
39	19.996	21.426	23.654	25.695	28.196	32.737	44.539	50.660	54.572	58.120	62.428	65.476
40	20.707	22.164	24.433	26.509	29.051	33.660	45.616	51.805	55.758	59.342	63.691	66.766
41	21.421	22.906	25.215	27.326	29.907	34.585	46.692	52.949	56.942	60.561	64.950	68.053
42	22.138	23.650	25.999	28.144	30.765	35.510	47.766	54.909	58.124	61.777	66.206	69.336
43	22.859	24.398	26.785	28.965	31.625	36.436	48.840	55.230	59.354	62.990	67.459	70.616
44	23.584	25.148	27.575	29.787	32.487	37.363	49.913	56.369	60.481	64.201	68.710	71.893
45	24.311	25.901	28.366	30.621	33.350	38.291	50.985	57.505	61.656	65.410	69.957	73.166

附表6 t 分布表

$$P(t > t_{\alpha}(n)) = \alpha$$

n	α					
	0.25	0.10	0.05	0.025	0.01	0.005
1	1.000 0	3.077 7	6.313 8	12.706 2	31. 8207	63.657 4
2	0.816 5	1.885 6	2.920 0	4.302 7	6.964 6	9.924 8
3	0.764 9	1.637 7	2.353 4	3.182 4	4.540 7	5.840 9
4	0.740 7	1.533 2	2.131 8	2.776 4	3.746 9	4.604 1
5	0.726 7	1.475 9	2.015 0	2.570 6	3.364 9	4.032 2
6	0.717 6	1.439 8	1.943 2	2.446 9	3.142 7	3.707 4
7	0.711 1	1.414 9	1.894 6	2.364 6	2.998 0	3.499 5
8	0.706 4	1.396 8	1.859 5	2.306 0	2.896 5	3.355 4
9	0.702 7	1.383 0	1.833 1	2.262 2	2.821 4	3.249 8
10	0.699 8	1.372 2	1.812 5	2.228 1	2.763 8	3.169 3
11	0.697 4	1.363 4	1.795 9	2.201 0	2.718 1	3.105 8
12	0.695 5	1.356 2	1.782 3	2.178 8	2.681 0	3.054 5
13	0.693 8	1.350 2	1.770 9	2.160 4	2.650 3	3.012 3
14	0.692 4	1.345 0	1.761 3	2.144 8	2.624 5	2.976 8
15	0.691 2	1.340 6	1.753 1	2.131 5	2.602 5	2.946 7
16	0.690 1	1.368 8	1.745 9	2.119 9	2.583 5	2.920 8
17	0.689 2	1.333 4	1.739 6	2.109 8	2.566 9	2.898 2
18	0.688 4	1.330 4	1.734 1	2.100 9	2.552 4	2.878 4
19	0.687 6	1.327 7	1.729 1	2.093 0	2.539 5	2.860 9
20	0.687 0	1.325 3	1.724 7	2.086 0	2.528 0	2.845 3
21	0.686 4	1.323 2	1.720 7	2.079 6	2.517 7	2.831 4
22	0.685 8	1.321 2	1.717 1	2.073 9	2.508 3	2.818 8
23	0.685 3	1.319 5	1.713 9	2.068 7	2.499 9	2.807 3
24	0.684 8	1.317 8	1.710 9	2.063 9	2.492 2	2.796 9
25	0.684 4	1.316 3	1.708 1	2.059 5	2.485 1	2.787 4
26	0.684 0	1.315 0	1.705 6	2.055 5	2.478 6	2.778 7
27	0.683 7	1.313 7	1.703 3	2.051 8	2.472 7	2.770 7
28	0.683 4	1.312 5	1.701 1	2.048 4	2.467 1	2.763 3
29	0.683 0	1.311 4	1.699 1	2.045 2	2.462 0	2.756 4
30	0.682 8	1.310 4	1.697 3	2.042 3	2.457 3	2.750 0
31	0.682 5	1.309 5	1.695 5	2.039 5	2.452 8	2.744 0
32	0.682 2	1.308 6	1.693 9	2.036 9	2.448 7	2.738 5
33	0.682 0	1.307 7	1.692 4	2.034 5	2.444 8	2.733 3
34	0.681 8	1.307 0	1.690 9	2.032 2	2.441 1	2.728 4
35	0.681 6	1.306 2	1.689 6	2.030 1	2.437 7	2.723 8
36	0.681 4	1.305 5	1.688 3	2.028 1	2.4345	2.719 5
37	0.681 2	1.304 9	1.687 1	2.026 2	2.431 4	2.715 4
38	0.681 0	1.304 2	1.686 0	2.024 4	2.428 6	2.711 6
39	0.680 8	1.303 6	1.684 9	2.022 7	2.425 8	2.707 9
40	0.680 7	1.303 0	1.683 9	2.021 1	2.423 3	2.704 5
41	0.680 5	1.302 5	1.682 9	2.019 5	2.420 8	2.701 2
42	0.680 4	1.302 0	1.682 0	2.018 1	2.418 5	2.698 1
43	0.680 2	1.301 6	1.681 1	2.016 7	2.416 3	2.695 1
44	0.680 1	1.301 1	1.680 2	2.015 4	2.414 1	2.692 3
45	0.680 0	1.300 6	1.679 4	2.014 1	2.412 1	2.689 6

附表 7 F 分布表

$$P(F>F_{\alpha}(n_1, n_2))=\alpha$$

$\alpha=0.10$

n_2	n_1																		
	1	2	3	4	5	6	7	8	9	10	12	15	20	24	30	40	60	120	∞
1	39.86	49.50	53.59	55.83	57.24	58.20	58.91	59.44	59.86	60.19	60.71	61.22	61.74	62.00	62.26	62.53	62.79	63.06	63.33
2	8.53	9.00	9.16	9.24	9.29	9.33	9.35	9.37	9.38	9.39	9.41	9.42	9.44	9.45	9.46	9.47	9.47	9.48	9.49
3	5.54	5.46	5.39	5.34	5.31	5.28	5.27	5.25	5.24	5.23	5.22	5.20	5.18	5.18	5.17	5.16	5.15	5.14	5.13
4	4.54	4.32	4.19	4.11	4.05	4.01	3.98	3.95	3.94	3.92	3.90	3.87	3.84	3.83	3.82	3.80	3.79	3.78	3.72
5	4.06	3.78	3.62	3.52	3.45	3.40	3.37	3.34	3.32	3.30	3.27	3.24	3.21	3.19	3.17	3.16	3.14	3.12	3.10
6	3.78	3.46	3.09	3.18	3.11	3.05	3.01	2.98	2.96	2.94	2.90	2.87	2.84	2.82	2.80	2.78	2.76	2.74	2.72
7	3.59	3.26	3.07	2.96	2.88	2.83	2.78	2.57	2.72	2.70	2.67	2.63	2.59	2.58	2.56	2.54	2.51	2.49	2.47
8	3.46	3.11	2.92	2.81	2.73	2.67	2.62	2.95	2.56	2.54	2.50	2.46	2.42	2.40	2.38	2.36	2.34	2.32	2.29
9	3.36	3.01	2.81	2.69	2.61	2.55	2.51	2.47	2.44	2.42	2.38	2.34	2.30	2.28	2.25	2.23	2.21	2.18	2.16
10	3.29	2.92	2.73	2.61	2.52	2.46	2.41	2.38	2.35	2.32	2.28	2.34	2.20	2.18	2.16	2.13	2.11	2.08	2.06
11	3.23	2.86	2.66	2.54	2.45	2.39	2.34	2.30	2.27	2.25	2.21	2.17	2.12	2.10	2.08	2.05	2.03	2.00	1.97
12	3.18	2.81	2.61	2.48	2.39	2.33	2.38	2.24	2.21	2.19	2.15	2.10	2.06	2.04	2.01	1.99	1.96	1.93	1.90
13	3.14	2.76	5.56	2.43	2.35	2.28	2.23	2.20	2.16	2.14	2.10	2.05	2.01	1.98	1.96	1.93	1.90	1.88	1.85
14	3.10	2.73	2.52	2.39	2.31	2.24	2.19	2.15	2.12	2.10	2.05	2.01	2.96	1.94	1.91	1.89	1.86	1.83	1.80
15	3.07	2.70	2.49	2.36	2.27	2.21	2.16	2.12	2.09	2.06	2.02	1.97	1.92	1.90	1.87	1.85	1.82	1.79	1.76
16	3.05	2.67	2.46	2.33	2.24	2.18	2.13	2.09	2.06	2.03	1.99	1.94	1.89	1.87	1.84	1.81	1.78	1.75	1.72
17	3.03	2.64	2.44	2.31	2.22	2.15	2.10	2.06	2.03	2.00	1.96	1.91	1.86	1.84	1.81	1.78	1.75	1.72	1.69
18	3.01	2.62	2.42	2.29	2.20	2.13	2.08	2.04	2.00	1.98	1.93	1.89	1.84	1.81	1.78	1.75	1.72	1.69	1.66
19	2.99	2.61	2.40	2.27	2.18	2.11	2.06	2.02	1.98	1.96	1.91	1.86	1.81	1.79	1.76	1.73	1.70	1.67	1.63
20	2.97	2.59	2.38	2.25	2.16	2.09	2.04	2.00	1.96	1.94	1.89	1.84	1.79	1.77	1.74	1.71	1.68	1.64	1.61
21	2.96	2.57	2.36	2.23	2.14	2.08	2.02	1.98	1.95	1.92	1.87	1.83	1.78	1.75	1.72	1.69	1.66	1.62	1.59
22	2.95	2.56	2.35	2.22	2.13	2.06	2.01	1.97	1.93	1.90	1.86	1.81	1.76	1.73	1.70	1.67	1.64	1.60	1.57
23	2.94	2.55	2.34	2.21	2.11	2.05	1.99	1.95	1.92	1.89	1.84	1.80	1.74	1.72	1.69	1.66	1.62	1.59	1.55
24	2.93	2.54	2.33	2.19	2.10	2.04	1.98	1.94	1.91	1.88	1.83	1.78	1.73	1.70	1.67	1.64	1.61	1.57	1.53
25	2.92	2.53	2.32	2.18	2.09	2.02	1.97	1.93	1.89	1.87	1.82	1.77	1.72	1.69	1.66	1.63	1.59	1.56	1.52
26	2.91	2.52	2.31	2.17	2.08	2.01	1.96	1.92	1.88	1.86	1.81	1.76	1.71	1.69	1.65	1.61	1.58	1.54	1.50
27	2.90	2.51	2.30	2.17	2.07	2.00	1.95	1.91	1.87	1.85	1.80	1.75	1.70	1.67	1.64	1.60	1.57	1.53	1.49
28	2.89	2.50	2.29	2.16	2.06	2.00	1.94	1.90	1.87	1.84	1.79	1.74	1.69	1.66	1.63	1.59	1.56	1.52	1.48
29	2.89	2.50	2.28	2.15	2.06	1.99	1.93	1.89	1.86	1.83	1.78	1.73	1.68	1.65	1.62	1.58	1.55	1.51	1.47
30	2.89	2.49	2.28	2.14	2.05	1.98	1.93	1.88	1.85	1.82	1.77	1.72	1.67	1.64	1.61	1.57	1.54	1.50	1.46
40	2.84	2.44	2.23	2.09	2.00	1.93	1.87	1.83	1.79	1.76	1.71	1.66	1.61	1.57	1.54	1.51	1.47	1.42	1.38
60	2.79	2.39	2.18	2.04	1.95	1.87	1.82	1.77	1.74	1.71	1.66	1.60	1.54	1.51	1.48	1.44	1.40	1.35	1.29
120	2.75	2.35	2.13	1.99	1.90	1.82	1.77	1.72	1.68	1.65	1.60	1.55	1.48	1.45	1.41	1.37	1.32	1.26	1.19
∞	2.71	2.30	2.08	1.94	1.85	1.77	1.72	1.67	1.63	1.60	1.55	1.49	1.42	1.38	1.34	1.30	1.24	1.17	1.00

续表

α=0.05

n_2	n_1																		
	1	2	3	4	5	6	7	8	9	10	12	15	20	24	30	40	60	120	∞
1	161.40	199.50	215.70	224.60	230.20	234.00	236.80	238.90	240.50	241.90	243.9	245.9	248.0	249.1	250.1	251.1	252.3	253.3	254.3
2	18.51	19.00	19.16	19.25	19.30	19.33	19.35	19.37	19.38	19.40	19.41	19.43	19.45	19.45	19.46	19.47	19.48	19.49	19.50
3	10.13	9.55	9.28	9.12	9.01	8.94	8.89	8.85	8.81	8.79	8.74	8.70	8.66	8.64	8.62	8.59	8.57	8.55	8.53
4	7.71	6.94	6.59	6.39	6.26	6.16	6.09	6.04	6.00	5.96	5.91	5.86	5.80	5.77	5.75	5.72	5.69	5.66	5.63
5	6.61	5.79	5.41	5.19	5.05	4.95	4.88	4.82	4.77	4.74	4.68	4.62	4.56	4.53	4.50	4.46	4.43	4.40	4.36
6	5.99	5.14	4.76	4.53	4.39	4.28	4.21	4.15	4.10	4.06	4.00	3.94	3.87	3.84	3.81	3.77	3.74	3.70	3.67
7	5.59	4.74	4.35	4.12	3.97	3.87	3.79	3.73	3.68	3.64	3.57	3.51	3.44	3.41	3.83	3.34	3.30	3.27	323
8	5.32	4.46	4.07	3.84	3.69	3.58	3.50	3.44	3.39	3.35	3.28	3.22	3.15	3.12	3.08	3.04	3.01	2.97	2.93
9	5.12	4.26	3.86	3.63	3.48	3.37	3.29	3.23	3.18	3.14	3.07	3.01	2.94	2.90	2.86	2.83	2.79	2.75	2.71
10	4.96	4.10	3.71	3.48	3.33	3.22	3.14	3.07	3.02	2.98	2.91	2.85	2.77	2.74	2.70	2.66	2.62	2.58	2.54
11	4.84	3.98	3.59	3.66	3.20	3.09	3.01	2.95	2.90	2.85	2.79	2.72	2.65	2.61	2.57	2.53	2.49	2.45	2.40
12	4.75	3.89	3.49	3.26	3.11	3.00	2.91	2.85	2.80	2.75	2.69	2.62	2.54	2.51	2.47	2.43	2.38	2.34	2.30
13	4.67	3.81	3.41	3.18	3.03	2.95	2.83	2.77	2.71	2.67	2.60	2.53	2.46	2.42	2.38	2.34	2.30	2.25	2.21
14	4.60	3.74	3.34	3.11	2.96	2.85	2.76	2.70	2.65	2.60	2.53	2.46	2.39	2.35	2.31	2.27	2.22	2.18	2.13
15	4.54	3.68	3.29	3.06	2.90	2.79	2.71	2.64	2.59	2.54	2.48	2.40	2.33	2.29	2.25	2.20	2.16	2.11	2.07
16	4.49	3.63	3.24	3.01	2.85	2.74	2.66	2.59	2.54	2.49	2.42	2.35	2.28	2.24	2.19	2.15	2.11	2.06	2.01
17	4.45	3.59	3.20	2.96	2.81	2.70	2.61	2.55	2.49	2.45	2.38	2.31	2.23	2.19	2.15	2.10	2.06	2.01	1.96
18	4.41	3.55	3.16	2.93	2.77	2.66	2.58	2.51	2.46	2.41	2.34	2.27	2.19	2.15	2.11	2.06	2.02	1.97	1.92
19	4.38	3.52	3.13	2.90	2.74	2.63	2.54	2.48	2.42	2.33	2.31	2.23	2.16	2.11	2.07	2.03	1.98	1.93	1.88
20	4.35	3.49	3.10	2.87	2.71	2.60	2.51	2.45	2.39	2.35	2.28	2.20	2.12	2.08	2.04	1.99	1.95	1.90	1.84
21	4.32	3.47	3.07	2.84	2.68	2.57	5.49	2.42	2.37	2.32	2.25	2.18	2.10	2.05	2.01	1.96	1.92	1.87	1.81
22	4.30	3.44	3.05	2.82	2.66	2.55	2.46	2.40	2.34	2.30	2.23	2.15	2.07	2.03	1.98	1.94	1.89	1.84	1.78
23	4.28	3.42	3.03	2.80	2.64	2.53	2.44	2.37	2.32	2.27	2.20	2.13	2.05	2.01	1.96	1.91	1.86	1.81	1.76
24	4.26	3.40	3.01	2.78	2.62	2.51	2.42	2.36	2.30	2.25	2.18	2.11	2.03	1.98	1.94	1.89	1.84	1.79	1.73
25	4.24	3.39	2.99	2.76	2.60	2.49	2.40	2.34	2.28	2.24	2.16	2.09	2.01	1.96	1.93	1.87	1.82	1.77	1.71
26	4.23	3.37	2.98	2.74	2.59	2.47	2.39	2.32	2.27	2.22	2.15	2.07	1.99	1.95	1.90	1.85	1.80	1.75	1.69
27	4.21	3.35	2.95	2.73	2.57	2.46	2.37	2.31	2.25	2.20	2.13	2.06	1.97	1.93	1.88	1.84	1.79	1.73	1.67
28	4.20	3.34	2.96	2.71	2.56	2.45	2.36	2.29	2.24	2.19	2.12	2.04	1.96	1.91	1.87	1.82	1.77	1.71	1.65
29	4.18	3.33	2.93	2.70	2.55	2.43	2.35	2.23	2.22	2.18	2.10	2.03	1.94	1.90	1.85	1.81	1.75	1.70	1.64
30	4.17	3.32	2.92	2.69	2.53	2.42	2.33	2.27	2.21	2.16	2.09	2.01	1.93	1.89	1.84	1.79	1.71	1.68	1.62
40	4.08	3.23	2.84	2.61	2.45	2.34	2.25	2.18	2.12	2.08	2.00	1.92	1.84	1.79	1.74	1.69	1.64	1.58	1.51
60	4.00	3.15	2.76	2.53	2.37	2.25	2.17	2.10	2.04	1.99	1.92	1.84	1.75	1.70	1.65	1.59	1.53	1.47	1.39
120	3.92	3.07	2.68	2.45	2.28	2.17	2.09	2.02	1.96	1.91	1.83	1.75	1.66	1.61	1.55	1.50	1.43	1.35	1.25
∞	3.84	3.00	2.60	2.37	2.21	2.10	2.01	1.94	1.88	1.83	1.75	1.67	1.57	1.52	1.46	1.39	1.32	1.22	1.00

续表

α=0.025

n_2	n_1																		
	1	2	3	4	5	6	7	8	9	10	12	15	20	24	30	40	60	120	∞
1	647.8	799.5	864.2	899.6	921.8	937.1	948.2	956.7	963.3	968.6	976.7	984.9	993.1	997.2	1001	1006	1010	1014	1018
2	38.51	39.00	39.17	39.25	39.30	39.33	39.86	39.37	39.39	39.40	39.41	39.43	39.45	39.46	39.46	39.47	39.48	39.49	39.50
3	17.44	16.04	15.44	15.10	14.88	14.73	14.62	14.54	14.47	14.42	14.34	14.25	14.17	14.12	14.08	14.04	13.99	13.95	13.90
4	12.22	10.65	9.98	9.60	9.36	9.20	9.07	8.98	8.90	8.84	8.75	8.66	8.65	8.51	8.46	8.41	8.36	8.31	8.26
5	10.01	8.43	7.76	7.39	7.15	6.98	6.85	6.76	6.68	6.62	6.52	6.34	6.33	6.28	6.32	6.18	6.12	6.07	6.02
6	8.81	7.26	6.60	6.23	5.99	5.82	5.70	5.60	5.52	5.45	5.37	5.27	5.17	5.12	5.07	5.01	4.96	4.90	4.85
7	8.07	6.54	5.89	5.52	5.29	5.12	4.99	4.90	4.82	4.76	4.67	4.57	4.47	4.42	4.36	4.31	4.25	4.20	4.14
8	7.57	6.06	5.42	5.05	4.82	4.65	4.53	4.43	4.36	4.30	4.20	4.10	4.00	3.95	3.89	3.84	3.78	3.73	3.67
9	7.21	5.71	5.08	4.72	4.48	4.32	4.20	4.10	4.03	3.96	3.87	3.77	3.67	3.61	3.56	3.51	3.45	3.39	3.33
10	6.94	5.46	4.83	4.47	4.24	4.07	3.95	3.85	3.78	3.72	3.62	3.52	3.42	3.37	3.31	3.26	3.20	3.14	3.08
11	6.72	5.26	4.63	4.28	4.04	3.88	3.76	3.66	4.59	3.53	3.45	3.33	3.23	3.17	3.12	3.06	3.00	2.94	2.88
12	6.55	5.10	4.47	4.12	3.89	3.73	3.61	3.51	3.44	3.37	3.28	3.18	3.07	3.02	2.96	2.91	2.85	2.79	2.72
13	6.41	4.97	4.35	4.00	3.77	3.60	3.48	3.39	3.31	3.25	3.15	3.05	2.95	2.89	2.84	2.78	2.72	2.66	2.60
14	6.30	4.86	4.24	3.89	3.66	3.50	3.38	3.29	3.21	3.15	3.05	2.95	2.84	2.79	2.73	2.67	2.61	2.55	2.49
15	6.20	4.77	4.15	3.80	3.58	3.41	3.29	3.20	3.12	3.06	2.96	2.86	2.76	2.70	2.64	2.59	2.52	2.46	2.40
16	6.12	4.69	4.08	3.73	3.50	3.34	3.22	3.12	3.05	2.99	2.89	2.79	2.68	2.63	2.57	2.51	2.45	2.38	2.32
17	6.04	4.62	4.01	3.66	3.44	3.28	3.16	3.06	2.98	2.92	2.82	2.72	2.62	2.56	2.50	2.44	2.38	2.32	2.25
18	5.98	4.56	3.95	3.61	3.38	3.22	3.10	3.01	2.92	2.87	2.77	2.67	2.56	2.50	2.44	2.38	2.32	2.26	2.19
19	5.92	4.51	3.90	3.56	3.33	3.17	3.05	2.96	2.88	2.82	2.72	2.62	2.51	2.45	2.39	2.33	2.27	2.20	2.13
20	5.87	4.46	3.86	3.51	3.29	3.13	3.01	2.91	2.84	2.77	2.68	2.57	2.46	2.41	2.35	2.29	2.22	2.16	2.09
21	5.83	4.42	3.82	3.48	3.25	3.09	2.97	2.87	2.80	2.73	2.64	2.53	2.42	2.37	2.31	2.95	2.18	2.11	2.04
22	5.79	4.38	3.78	3.44	3.22	3.05	2.93	2.84	2.76	2.70	2.60	2.50	2.39	2.33	2.27	2.21	2.14	2.08	2.00
23	5.75	4.35	3.75	3.41	3.18	3.05	2.90	2.81	2.73	2.67	2.57	2.47	2.30	2.36	2.24	2.18	2.11	2.04	1.97
24	5.72	4.32	3.72	3.38	3.15	2.99	2.87	2.78	2.70	2.64	2.54	2.44	2.33	2.27	2.21	2.15	2.08	2.01	1.94
25	5.69	4.29	3.69	3.35	3.13	2.97	2.85	2.75	2.68	2.61	2.51	2.41	2.30	2.24	2.18	2.12	2.05	1.98	1.91
26	5.66	4.27	3.67	3.33	3.10	2.94	2.82	2.73	2.65	2.59	2.49	2.39	2.28	2.22	2.16	2.09	2.03	1.95	1.88
27	5.63	4.24	3.65	3.31	3.08	2.92	2.80	2.71	2.63	2.57	2.47	2.36	2.25	2.19	2.13	2.07	2.00	1.93	1.85
28	5.61	4.22	3.63	3.29	3.06	2.90	2.78	2.69	2.61	2.55	2.45	2.34	2.23	2.17	2.11	2.05	1.98	1.91	1.83
29	5.59	4.20	3.61	3.27	3.04	2.88	2.76	2.67	2.59	2.53	2.43	2.32	2.21	2.15	2.09	2.03	1.96	1.89	1.81
30	5.57	4.18	3.59	3.25	3.03	2.87	2.75	2.65	2.57	2.51	2.41	2.31	2.20	2.14	2.07	2.01	1.94	1.87	1.79
40	5.42	4.05	3.46	3.13	2.90	2.74	2.62	2.53	2.45	2.39	2.29	2.18	2.07	2.01	1.94	1.88	1.80	1.72	1.64
60	5.29	3.93	3.34	3.01	2.79	2.63	2.51	2.41	2.33	2.27	2.17	2.06	1.94	1.88	1.82	1.74	1.67	1.58	1.47
120	5.15	3.80	3.23	2.89	2.67	2.52	2.39	2.30	2.22	2.16	2.05	1.94	1.82	1.76	1.69	1.61	1.53	1.43	1.31
∞	5.02	3.69	3.12	2.79	2.57	2.41	2.29	2.19	2.11	2.05	1.94	1.83	1.77	1.64	1.57	1.48	1.39	1.27	1.00

续表

α=0.01

n_2	n_1																		
	1	2	3	4	5	6	7	8	9	10	12	15	20	24	30	40	60	120	∞
1	4052	4995	5403	5625	5764	5859	5928	5982	6022	6056	6106	6157	6209	6235	6261	6287	6313	6339	6366
2	98.50	99.00	99.17	99.25	99.30	99.33	99.36	99.37	99.39	99.40	99.42	99.43	99.45	99.46	99.47	99.47	99.48	99.49	99.50
3	34.12	30.82	29.46	28.71	28.24	27.91	27.67	27.49	27.35	27.23	27.05	26.87	26.69	26.60	26.50	26.41	26.32	26.22	26.13
4	21.20	18.00	16.69	15.98	15.52	15.21	14.98	14.80	14.66	14.55	14.37	14.20	14.02	13.93	13.84	13.75	13.65	13.56	13.46
5	16.26	13.27	12.06	11.39	10.97	10.67	10.46	10.29	10.16	10.05	9.89	9.72	9.55	9.47	9.38	9.29	9.20	9.11	9.02
6	13.75	10.92	9.78	9.15	8.75	8.47	8.26	8.10	7.98	7.87	7.72	7.56	7.40	7.31	7.23	7.14	7.06	6.97	6.88
7	12.25	9.55	8.45	7.85	7.46	7.19	6.99	6.84	6.72	6.62	6.47	6.31	6.16	6.07	5.99	5.91	5.82	5.74	5.65
8	11.26	8.65	7.59	7.01	6.63	6.37	6.18	6.03	5.91	5.81	5.67	5.52	5.39	5.28	5.20	5.12	5.03	4.95	4.86
9	10.56	8.02	6.99	6.42	6.06	5.80	5.61	2.47	5.35	5.26	5.11	4.96	4.81	4.73	4.65	4.57	4.48	4.40	4.31
10	10.04	7.56	6.55	5.99	5.64	5.39	5.20	5.06	4.94	4.85	4.71	4.56	4.41	4.33	4.25	4.17	4.08	4.00	3.91
11	9.65	7.21	6.22	5.67	5.32	5.07	4.98	4.47	4.63	4.54	4.40	4.25	4.10	4.02	3.94	3.86	4.78	3.69	3.60
12	9.33	6.93	5.95	5.41	5.06	4.82	4.64	4.50	4.39	4.30	4.16	4.01	3.86	3.78	3.70	3.62	3.54	3.45	3.36
13	9.07	6.70	5.74	5.21	4.86	4.62	4.44	4.30	4.19	3.10	3.96	3.82	3.66	3.59	3.51	3.43	3.34	3.25	3.17
14	8.86	6.51	5.56	5.04	4.69	4.46	4.28	4.14	4.03	3.94	3.80	3.66	3.51	3.43	3.35	3.27	3.18	3.09	3.00
15	8.68	6.36	5.42	4.89	4.56	4.32	4.14	4.00	3.89	3.80	3.67	3.52	3.37	3.29	3.21	3.13	3.05	2.96	2.87
16	8.53	6.23	5.29	4.77	4.44	4.20	4.03	3.89	3.78	3.69	3.55	3.41	3.26	3.18	3.10	3.02	2.93	2.84	2.75
17	8.40	6.11	5.18	4.67	4.34	4.10	3.93	3.79	3.68	3.59	3.46	3.31	3.16	3.08	3.00	2.92	2.83	2.75	2.65
18	8.29	6.01	5.09	4.58	4.25	4.01	3.84	3.71	3.60	3.51	3.37	3.23	3.08	3.00	2.92	2.84	2.75	2.66	2.57
19	8.18	5.93	5.01	4.50	4.17	3.94	3.77	3.63	3.52	3.43	3.30	3.15	3.00	2.92	2.84	2.76	2.67	2.58	2.49
20	8.10	5.85	4.94	4.43	4.10	3.87	3.70	3.56	3.46	3.37	3.23	3.09	2.94	2.86	2.78	2.69	2.61	2.52	2.42
21	8.02	5.78	4.87	4.37	4.04	3.81	3.64	3.51	3.40	3.31	3.17	3.03	2.88	2.80	2.72	2.64	2.55	2.46	2.36
22	7.95	5.72	4.82	4.31	3.99	3.76	3.59	3.45	3.35	3.26	3.12	2.98	2.83	2.75	2.67	2.58	2.50	2.40	2.31
23	7.88	5.66	4.76	4.26	3.94	3.71	3.54	3.41	3.30	3.21	3.07	2.93	2.78	2.70	2.62	2.54	2.45	2.35	2.26
24	7.82	5.61	4.72	4.22	3.90	3.67	3.50	3.36	3.26	3.17	3.03	2.89	2.74	2.66	2.58	2.49	2.40	2.31	2.21
25	7.77	5.57	4.68	4.18	3.85	3.63	3.46	3.32	3.22	3.13	2.99	2.85	2.70	2.62	2.54	2.45	2.36	2.27	2.17
26	7.72	5.53	4.64	4.14	3.82	3.59	3.42	3.29	3.18	3.09	2.96	2.81	2.66	2.58	2.50	2.42	2.33	2.23	2.13
27	7.68	5.49	4.60	4.11	3.78	3.56	3.39	3.26	3.15	3.06	2.93	2.78	2.63	2.55	2.47	2.38	2.29	2.20	2.10
28	7.64	5.45	4.57	4.07	3.75	3.53	3.36	3.23	3.12	3.03	2.90	2.75	2.60	2.52	2.44	2.35	2.26	2.17	2.06
29	7.60	5.42	4.54	4.04	3.73	3.50	3.33	3.20	3.09	3.00	2.87	2.73	2.57	2.49	2.41	2.33	2.23	2.14	2.03
30	7.56	5.39	4.51	4.02	3.70	3.47	3.03	3.17	3.07	2.98	2.84	2.70	2.55	2.47	2.39	2.30	2.21	2.11	2.01
40	7.31	5.18	4.31	3.83	3.51	3.29	3.12	2.99	2.89	2.80	2.66	2.52	2.37	2.29	2.20	2.11	2.02	1.92	1.80
60	7.08	4.98	4.13	3.65	3.34	3.12	2.95	2.82	2.72	2.63	2.50	2.35	2.20	2.12	2.03	1.94	1.84	1.73	1.60
120	6.85	4.79	3.95	3.48	3.17	2.96	2.79	2.66	2.56	2.47	2.34	2.19	2.03	1.95	1.86	1.76	1.66	1.53	1.38
∞	6.63	4.61	3.78	3.32	3.02	2.80	2.64	2.51	2.41	2.32	2.18	2.04	1.88	1.79	1.70	1.59	1.47	1.32	1.00

附表 8 二项分布参数 p 的置信区间表

$1-\alpha=0.95$

m	$n-m$												
	1	2	3	4	5	6	7	8	9	10	12	14	16
0	0.975	0.842	0.708	0.602	0.522	0.459	0.410	0.369	0.336	0.308	0.265	0.232	0.202
	0.000	0.000	0.000	0.000	0.000	0.000	0.000	0.000	0.000	0.000	0.000	0.000	0.000
1	.987	.906	.806	.716	.641	.579	.527	.483	.445	.413	.360	.319	.287
	.013	.008	.006	.005	.004	.004	.003	.003	.003	.002	.002	.002	.001
2	.992	.932	.853	.777	.710	.651	.600	.556	.518	.484	.428	.383	.347
	.094	.088	.053	.043	.037	.032	.028	.025	.023	.021	.018	.016	.014
3	.994	.947	.882	.816	.756	.701	.652	.610	.572	.538	.481	.434	.396
	.194	.147	.118	.099	.085	.075	.067	.060	.055	.050	.043	.038	.034
4	.995	.957	.901	.843	.788	.738	.692	.651	.614	.581	.524	.476	.437
	.284	.233	.184	.157	.137	.122	.109	.099	.019	.084	.073	.064	.057
5	.996	.963	.915	.863	.813	.766	.723	.684	.649	.616	.560	.512	.417
	.359	.290	.245	.212	.187	.167	.151	.139	.128	.118	.103	.091	.082
6	.996	.968	.925	.878	.833	.789	.749	.711	.677	.646	.590	.543	.502
	.421	.349	.299	.262	.234	.211	.192	.177	.163	.152	.133	.119	.107
7	.997	.972	.933	.891	.849	.808	.770	.734	.701	.671	.616	.570	.529
	.473	.400	.348	.308	.277	.251	.230	.213	.198	.184	.163	.146	.132
8	.997	.975	.840	.901	.861	.832	.787	753	.722	.692	.639	.593	.553
	.517	.444	.380	.349	.316	.289	.266	.247	.230	.215	.191	.172	.156
9	.997	.977	.945	.909	.872	.837	.802	.770	.740	.711	.660	.615	.575
	.555	.482	.428	.386	.351	.323	.299	.278	.260	.244	.218	.197	.180
10	.998	.979	.950	.916	.882	.848	.816	.785	.756	.728	.678	.634	.595
	.587	.516	.462	.419	.384	.354	.329	.308	.289	.272	.224	.221	.292
12	.998	.982	.957	.927	.897	.867	.837	.809	.782	.756	.709	.666	.628
	.640	.572	.519	.476	.440	.410	.384	.361	.304	.322	.291	.266	.245
14	.998	.984	.962	.936	.909	.881	.854	.828	.803	.779	.734	.694	.657
	.681	.617	.566	.524	.488	.457	.430	.407	.385	.336	.334	.396	.283
16	.999	.986	.966	.943	.918	.893	.868	.844	.820	.798	.755	.717	.681
	.713	.653	.604	.563	.529	.498	.471	.447	.425	.405	.372	.343	.319
18	.999	.988	.970	.948	.925	.902	.879	.857	.835	.814	.773	.736	.702
	.740	.683	.637	.597	.564	.533	.506	.482	.460	.440	.406	.376	.351
20	.999	.989	.972	.953	.932	.910	.889	.868	.847	.827	.789	.753	.720
	.762	.708	.664	.626	.593	.564	.537	.513	.492	.472	.437	.407	.381
22	.999	.990	.975	.956	.937	.917	.897	.877	.858	.839	.803	.768	.737
	.781	.730	.688	.651	.619	.590	.565	.541	.519	.500	.465	.434	.408
24	.999	.991	.976	.960	.942	.923	.904	.885	.867	.849	.814	.782	.751
	.797	.749	.708	.673	.642	.614	.589	.566	.545	.525	.490	.460	.433
26	.999	.991	.978	.962	.945	.928	.910	.893	.875	.658	.825	.794	.764
	.810	.765	.726	.693	.663	.636	.611	.588	.567	.548	.513	.483	.456
28	.999	.992	.980	.965	.949	.932	.916	.899	.882	.866	.834	.804	.776
	.822	.779	.743	.710	.681	.655	.631	.609	.588	.569	.535	.504	.478
30	.999	.992	.981	.967	.952	.936	.920	.904	.889	.873	.843	.814	.786
	.833	.792	.757	.725	.697	.672	.649	.627	.607	.588	.554	.524	.498
40	.999	.994	.985	.975	.963	.951	.938	.925	.912	.900	.875	.850	.827
	.871	.838	.809	.783	.759	.737	.717	.689	.679	.662	.631	.602	.578
60	1.000	.996	.990	.983	.975	.966	.957	.948	.939	.929	.911	.893	.874
	.912	.888	.867	.848	.830	.813	.797	.782	.767	.752	.727	.703	.681
100	1.000	.998	.994	.989	.984	.979	.973	.967	.962	.955	.943	.931	.919
	.946	.931	.917	.904	.892	.881	.870	.859	.849	.838	.820	.802	.786
200	1.000	.999	.997	.995	.992	.989	.986	.983	.980	.977	.970	.964	.957
	.973	.965	.957	.951	.944	.938	.932	.926	.920	.914	.903	.893	.883
500	1.000	1.000	.999	.998	.997	.996	.995	.993	.992	.991	.988	.985	.982
	.989	.986	.983	.980	.977	.974	.972	.969	.967	.964	.960	.955	.950

续表

1−α=0.95

m	n−m											
	18	20	22	24	26	28	30	40	60	100	200	500
0	0.185	0.168	0.154	0.142	0.132	0.123	0.116	0.088	0.060	0.036	0.018	0.007
	0.000	0.000	0.000	0.000	0.000	0.000	0.000	0.000	0.000	0.000	0.000	0.000
1	.260	.238	.219	.203	.190	.178	.167	.129	.088	.054	.027	.011
	.001	.001	.001	.001	.001	.001	.001	.001	.000	.000	.000	.000
2	.317	.292	.270	.251	.235	.221	.208	.162	.112	.069	.035	.014
	.012	.011	.010	.009	.009	.008	.008	.006	.004	.002	.001	.000
3	.363	.336	.312	.292	.274	.257	.243	.191	.133	.083	.043	.017
	.030	.028	.025	.024	.022	.020	.019	.015	.010	.006	.003	.001
4	.403	.374	.349	.327	.307	.290	.275	.217	.152	.096	.049	.020
	.052	.047	.440	.040	.038	.035	.033	.025	.017	.001	.005	.002
5	.436	.407	.381	.358	.337	.319	.303	.241	.170	.108	.056	.023
	.075	.068	.063	.058	.055	.051	.048	.037	.025	.016	.008	.003
6	.467	.436	.410	.386	.364	.345	.328	.263	.187	.119	.062	.026
	.098	.090	.083	.077	.072	.068	.064	.049	.034	.021	.011	.004
7	.494	.463	.435	.411	.389	.369	.351	.283	.203	.130	.068	.028
	.121	.111	.103	.096	.090	.084	.080	.062	.043	.027	.014	.005
8	.518	.487	.459	.434	.412	.391	.373	.302	.218	.141	.074	.031
	.143	.132	.123	.115	.107	.101	. 096	.075	.052	.033	.017	.007
9	.540	.508	.481	.455	.433	.412	.393	.321	.233	.151	.080	.033
	.165	.153	.142	.133	.125	.118	.111	.088	.061	.038	.020	.008
10	.560	.528	.500	.475	.452	.431	.412	.338	.248	.162	.086	.036
	.186	.173	.161	.151	.142	.134	.127	.100	.071	.045	.023	.009
12	.594	.563	.535	.510	.487	.465	.446	.369	.273	.180	.097	.040
	.227	.211	.197	.186	.175	.166	.157	.125	.089	.057	.030	.012
14	.624	.593	.566	.540	.517	.496	.476	.398	.297	.198	.107	.045
	.264	.247	.232	.218	.206	.196	.186	.150	.107	.069	.036	.015
16	.649	.619	.592	.567	.544	.522	.502	.422	.319	.214	.117	.050
	.298	.280	.263	.249	.236	.224	.214	.173	.126	.081	.043	.018
18	.671	.642	.615	.590	.568	.547	.527	.445	.340	.230	.127	.054
	.329	.310	.293	.277	.264	.251	.240	.196	.143	.093	.050	.021
20	.690	.662	.636	.612	.589	.568	.548	.467	.359	.245	.137	.059
	.358	.338	.320	.304	.289	.276	.264	.217	.160	.105	.057	.024
22	.707	.680	.654	.631	.608	.588	.568	.487	.378	.260	.146	.062
	.385	.364	.346	.329	.314	.300	.287	.237	.177	.117	.063	.027
24	.723	.696	.671	.648	.626	.605	.586	.505	.395	.274	.155	.067
	.410	.388	.369	.352	.337	.322	.309	.257	.193	.128	.070	.030
26	.736	.711	.686	.663	.642	.622	.603	.522	.411	.287	.164	.072
	.432	.411	.392	.374	.358	.343	.330	.276	.208	.140	.077	.033
28	.749	.724	.700	.678	.657	.637	.618	.538	.426	.300	.172	.076
	.453	.432	.412	.395	.378	.363	.349	.294	.223	.153	.083	.036
30	.760	.736	.713	.691	.670	.651	.632	.552	.441	.313	.181	.080
	.437	.452	.432	.414	.397	.382	.368	.311	.237	.162	.090	.039
40	.804	.783	.763	.743	.724	.706	.689	.614	.503	.368	.220	.099
	.555	.533	.513	.495	.478	.462	.448	.386	.303	.231	.122	.053
60	.857	.840	.823	.807	.792	.777	.763	.697	.593	.455	.287	.136
	.660	.641	.622	.605	.589	.574	.559	.787	.407	.300	.181	.083
100	.907	.895	.883	.872	.860	.847	.838	.632	.700	.571	.395	.199
	.770	.755	.740	.726	.713	.700	.687	.878	.545	.429	.280	.138
200	.950	.943	.937	.930	.923	.917	.910	.780	.819	.720	.550	.319
	.873	.863	.854	.845	.836	.828	819	.780	.713	.605	.450	.253
500	.979	.976	.973	.970	.967	.964	.961	.947	.917	.862	.747	.531
	.946	.941	.937	.933	.928	.924	.920	.901	.864	.801	.681	.469

续表

1−α=0.99

m	*n−m*												
	1	2	3	4	5	6	7	8	9	10	12	14	16
0	.995	.929	.829	.734	.653	.586	.531	.484	.445	.411	.357	.315	.282
	0.00	0.00	0.00	0.00	0.00	0.00	0.00	0.00	0.00	0.00	0.00	0.00	0.00
1	.997	.959	.889	.815	.746	.685	.632	.585	.544	.509	.449	.402	.363
	.003	.002	.001	.001	.001	.001	.001	.001	.001	.000	.000	.000	.000
2	.998	.971	.917	.856	.797	.742	.693	.648	.608	.573	.512	.463	.422
	.041	.029	.023	.019	.016	.014	.012	.011	.010	.009	.008	.007	.006
3	.999	.977	.934	.882	.830	.781	.735	.693	.655	.621	.561	.510	.468
	.111	.083	.066	.055	.047	.042	.037	.033	.030	.028	.024	.021	.019
4	.999	.981	.945	.900	.854	.809	.767	.728	.691	.658	.599	.549	.507
	.185	.144	.118	.100	.087	.077	.069	.062	.057	.053	.045	.040	.036
5	.999	.984	.953	.913	.872	.831	.791	.755	.720	.688	.631	.582	.539
	.254	.203	.170	.146	.128	.114	.103	.094	.087	.080	.070	.062	.055
6	.999	.986	.958	.923	.886	.848	.811	.777	.744	.714	.658	.610	.567
	.315	.258	.219	.191	.169	.152	.138	.127	.117	.109	.095	.085	.076
7	.999	.988	.963	.931	.897	.962	.928	.795	.764	.735	.681	.634	.592
	.368	.307	.265	.233	.209	.189	.172	.159	.147	.137	.121	.108	.097
8	.999	.989	.967	.938	.906	.873	.841	.811	.781	.753	.701	.655	.614
	.415	.352	.307	.272	.245	.223	.205	.189	.176	.165	.146	.131	.119
9	.999	.990	.970	.943	.913	.883	.853	.824	.795	.768	.718	.674	.634
	.456	.392	.345	.309	.280	.256	.236	.219	.205	.192	.171	.154	.140
10	1.00	.991	.972	.947	.920	.891	.863	.835	.808	.782	.734	.690	.651
	.491	.427	.379	.342	.312	.286	.265	.247	.232	.218	.195	.176	.161
12	1.00	.992	.976	.955	.930	.905	.879	.854	.829	.805	.760	.719	.682
	.551	.488	.439	.401	.369	.342	.319	.299	.282	.266	.240	.218	.200
14	1.00	.993	.979	.960	.938	.915	.892	.869	.846	.824	.782	.743	.707
	.598	.537	.490	.451	.418	.390	.366	.345	.326	.310	.281	.257	.237
16	1.00	.994	.981	.964	.945	.924	.903	.881	.860	.839	.800	.763	.728
	.637	.578	.532	.493	.461	.433	.408	.386	.366	.349	.318	.293	.272
18	1.00	.995	.983	.968	.950	.931	.911	.891	.872	.852	.815	.780	.747
	.669	.613	.568	.530	.498	.469	.445	.422	.402	.384	.353	.326	.304
20	1.00	.995	.985	.971	.954	.936	.918	.900	.881	.863	.828	.794	.763
	.669	.642	.599	.562	.530	.502	.478	.455	.435	.417	.384	.357	.334
22	1.00	.996	.986	.973	.958	.941	.924	.907	.890	.873	.839	.807	.777
	.696	.668	.626	.530	.559	.531	.507	.484	.464	.445	.413	.385	.361
24	1.00	.996	.987	.975	.961	.946	.930	.913	.897	.881	.849	.819	.789
	.738	.690	.649	.615	.584	.557	.533	.511	.490	.471	.439	.410	.368
26	1.00	.996	.988	.977	.963	.949	.934	.919	.903	.888	.858	.829	.800
	.755	.709	.670	.637	.607	.580	.557	.535	.515	.496	.463	.434	.410
28	1.00	.996	.989	.978	.966	.952	.938	.924	.909	.494	.866	.838	.811
	.770	.726	.689	.656	.627	.602	.578	.559	.537	.518	.485	.457	.432
30	1.00	.997	.989	.980	.968	.955	.942	.928	.914	.900	.873	.846	.820
	.784	.741	.705	.674	.646	.621	.598	.577	.557	.539	.506	.478	.452
40	1.00	.998	.992	.984	.975	.965	.955	.944	.933	.921	.899	.876	.854
	.832	.797	.767	.740	.716	.694	.673	.654	.636	.619	.588	.560	.536
60	1.00	.998	.995	.989	.983	.976	.969	.961	.953	.945	.928	.912	.895
	.884	.859	.836	.816	.797	.780	.763	.748	.733	.719	.693	.668	.646
100	1.00	.999	.997	.993	.990	.985	.981	.976	.971	.965	.955	.943	.932
	.929	.912	.897	.884	.871	.858	.847	.836	.825	.815	.795	.777	.761
200	1.00	.999	.998	.997	.995	.992	.990	.988	.985	.982	.976	.970	.964
	.964	.955	.947	.939	.932	.925	.919	.913	.807	.901	.890	.878	.868
500	1.00	1.00	.999	.999	.998	.997	.996	.995	.994	.993	.990	.988	.985
	.985	.982	.978	.975	.972	.969	.967	.964	.961	.959	.953	.949	.944

续表

$1-\alpha=0.99$

m	*n*–*m*											
	18	20	22	24	26	28	30	40	60	100	200	500
0	0.255	0.233	0.214	0.198	0.184	0.173	0.162	0.124	0.085	0.052	0.026	0.011
	0.000	0.000	0.000	0.000	0.000	0.000	0.000	0.000	0.000	0.000	0.000	0.000
1	.331	.304	.281	.262	.245	.230	.216	.168	.116	.071	.036	.015
	.000	.000	.000	.000	.000	.000	.000	.000	.000	.000	.000	.000
2	.387	.358	.332	.310	.291	.274	.259	.203	.141	.088	.045	.018
	.005	.005	.004	.004	.004	.004	.003	.002	.002	.001	.001	.000
3	.432	.401	.374	.351	.330	.311	.295	.233	.164	.103	.053	.022
	.017	.015	.014	.013	.012	.011	.011	.008	.005	.003	.002	.001
4	.470	.438	.410	.385	.363	.344	.326	.260	.184	.116	.061	.025
	.032	.029	.027	.025	.023	.022	.020	.016	.011	.007	.003	.001
5	.502	.470	.441	.416	.393	.373	.354	.284	.203	.129	.068	.028
	.050	.046	.042	.039	.037	.034	.032	.025	.017	.010	.005	.002
6	.531	.498	.469	.443	.420	.398	.379	.306	.220	.142	.075	.031
	.069	.064	.059	.054	.051	.048	.045	.035	.024	.015	.008	.003
7	.555	.522	.493	.467	.443	.422	.402	.327	.237	.153	.081	.033
	.089	.082	.076	.070	.066	.062	.058	.045	.031	.019	.010	.004
8	.578	.545	.516	.489	.465	.443	.423	.346	.252	.164	.087	.036
	.109	.100	.093	.087	.031	.076	.072	.056	.039	.024	.012	.005
9	.598	.565	.536	.510	.485	.463	.443	.364	.267	.175	.093	.039
	.128	.119	.110	.103	.097	.091	.086	.067	.047	.029	.015	.006
10	.616	.583	.555	.529	.504	.482	.461	.331	.281	.185	.099	.041
	.148	.137	.127	.119	.112	.106	.100	.079	.055	.035	.018	.007
12	.647	.616	.587	.561	.537	.515	.494	.412	.307	.205	.110	.047
	.185	.172	.161	.151	.142	.134	.127	.101	.072	.045	.024	.010
14	.674	.643	.615	.590	.566	.543	.522	.440	.332	.223	.122	.051
	.220	.206	.193	.181	.171	.162	.154	.124	.088	.057	.030	.012
16	.696	.666	.639	.614	.590	.568	.548	.464	.354	.239	.132	.056
	.253	.237	.223	.211	.200	.189	.180	.146	.105	.068	.036	.015
18	.716	.687	.661	.636	.612	.591	.570	.486	.374	.255	.142	.061
	.284	.267	.252	.238	.226	.215	.205	.167	.122	.079	.042	.018
20	.733	.405	.679	.655	.632	.611	.591	.507	.394	.271	.152	.066
	.313	.295	.279	.264	.251	.239	.229	.187	.137	.090	.048	.020
22	.748	.721	.696	.673	.650	.629	.609	.526	.411	.286	.162	.070
	.339	.321	.304	.289	.274	.263	.251	.207	.153	.101	.054	.023
24	.762	.736	.711	.688	.666	.646	.626	.543	.428	.300	.171	.075
	.364	.345	.327	.312	.298	.285	.273	.126	.168	.112	.061	.026
26	.774	.749	.726	.702	.681	.661	.642	.560	.444	.313	.180	.079
	.388	.368	.350	.334	.319	.306	.293	.244	.183	.122	.067	.029
28	.785	.761	.737	.715	.694	.675	.656	.575	.459	.326	.186	.083
	.409	.389	.371	.354	.339	.325	.312	.262	.198	.133	.073	.031
30	795	.771	.749	.727	.707	.688	.669	.589	.473	.339	.197	.088
	.430	.409	.391	.374	.358	.344	.331	.278	.212	.143	.079	.034
40	.833	.813	.793	.774	.756	.738	.722	.646	.534	.394	.237	.108
	.514	.493	.474	.457	.440	.425	.411	.354	.276	.193	.110	.048
60	.878	.863	.847	.832	.817	.802	.788	.724	.620	.479	.305	.145
	.625	.606	.589	.572	.556	.541	.527	.466	.380	.278	.167	.076
100	.921	.910	.899	.888	.876	.867	.857	.807	.722	.593	.407	.209
	.745	.729	.714	.700	.687	.674	.661	.606	.521	.407	.265	.129
200	.958	.952	.946	.939	.933	.927	.921	.890	.833	.735	.565	.332
	.858	.848	.838	.829	.820	.811	.803	.763	.695	.593	.475	.243
500	.982	.980	.977	.974	.971	.969	.966	.952	.924	.871	.757	.541
	.939	.934	.930	.925	.921	.917	.912	.892	.855	.791	.668	.459

附表 9　两配对比较符号秩和检验用 *T* 界值表

n	单侧：0.05 双侧：0.10	0.025 0.05	0.01 0.02	0.005 0.010
5	0～15（0.0312）			
6	2～19（0.0469）	0～21（0.0156）		
7	3～25（0.0391）	0～26（0.0234）	0～28（0.0078）	
8	5～31（0.0391）	3～33（0.0195）	1～35（0.0078）	0～36（0.0039）
9	8～37（0.0488）	5～40（0.0195）	3～42（0.0098）	1～44（0.0039）
10	10～45（0.0420）	8～47（0.0244）	5～50（0.0098）	3～52（0.0049）
11	13～53（0.0415）	10～56（0.0210）	7～59（0.0093）	5～61（0.0049）
12	17～61（0.0461）	13～65（0.0212）	9～69（0.0081）	7～71（0.0046）
13	21～70（0.0471）	17～74（0.0239）	12～79（0.0085）	9～82（0.0040）
14	25～80（0.0453）	21～84（0.0247）	15～90（0.0083）	12～93（0.0043）
15	30～90（0.0473）	25～95（0.0240）	19～101（0.0090）	15～105（0.0042）
16	35～101（0.0467）	29～107（0.0222）	23～113（0.0091）	19～117（0.0046）
17	41～112（0.0492）	34～119（0.0224）	27～126（0.0087）	23～130（0.0047）
18	47～124（0.0494）	40～131（0.0241）	32～139（0.0091）	27～144（0.0045）
19	53～137（0.0478）	46～144（0.0247）	37～153（0.0090）	32～158（0.0047）
20	60～150（0.0487）	52～158（0.0242）	43～167（0.0096）	37～173（0.0047）
21	67～164（0.0479）	58～173（0.0230）	49～182（0.0097）	42～189（0.0045）
22	75～178（0.0492）	65～188（0.0231）	55～198（0.0095）	48～205（0.0046）
23	88～193（0.0490）	73～203（0.0242）	62～214（0.0098）	54～222（0.0046）
24	91～209（0.0475）	81～219（0.0245）	69～231（0.0097）	61～239（0.0048）
25	100～225（0.0479）	89～236（0.0241）	76～249（0.0094）	68～257（0.0048）

注：（ ）内为单侧确切概率

附表 10 两独立样本比较秩和检验用 T 界值表

	单侧	双侧
1 行	$P=0.05$	$P=0.10$
2 行	$P=0.025$	$P=0.05$
3 行	$P=0.01$	$P=0.02$
4 行	$P=0.005$	$P=0.01$

n_1 较小 n	n_1-n_2										
	0	1	2	3	4	5	6	7	8	9	10
2				3～13	3～15	3～17	4～18	4～20	4～22	4～24	5～25
							3～19	3～21	3～23	3～25	4～26
3	6～15	6～18	7～20	8～22	8～25	9～27	10～29	10～32	11～34	11～37	12～39
			6～21	7～23	7～26	8～28	8～31	9～33	9～36	10～38	10～41
					6～27	6～30	7～32	7～35	7～38	8～40	8～43
							6～33	6～36	6～39	7～41	7～44
4	11～25	12～28	13～31	14～34	15～37	16～40	17～43	18～46	19～49	20～52	21～55
	10～26	11～29	12～32	13～35	14～38	14～42	15～45	16～48	17～51	18～54	19～57
		10～30	11～33	11～37	12～40	13～43	13～47	14～50	15～53	15～57	16～60
			10～34	10～38	11～41	11～45	12～48	12～52	13～55	13～59	14～62
5	19～36	20～40	21～44	23～47	24～51	26～54	27～58	28～62	30～65	31～69	33～72
	17～38	18～42	20～45	21～49	22～53	23～57	24～61	26～64	27～68	28～72	29～76
	16～39	17～43	18～47	19～51	20～55	21～59	22～63	23～67	24～71	25～75	26～79
	15～40	16～44	16～49	17～53	18～57	19～61	20～65	21～69	22～73	22～78	23～82
6	28～50	29～55	31～59	33～63	35～67	37～71	38～76	40～80	42～84	44～88	46～92
	26～52	27～57	29～61	31～65	32～70	34～74	35～79	37～83	38～88	40～92	42～96
	24～54	25～59	27～63	28～68	29～73	30～78	32～82	33～87	34～92	36～96	37～101
	23～55	24～60	25～65	26～70	27～75	28～80	30～84	31～89	32～94	33～99	34～104
7	39～66	41～71	43～76	45～81	47～86	49～91	52～95	54～100	56～105	58～110	61～114
	36～69	38～74	40～79	42～84	44～89	46～94	48～99	50～104	52～109	54～114	56～119
	34～71	35～77	37～82	39～87	40～93	42～98	44～103	45～109	47～114	49～119	51～124
	32～73	34～78	35～84	37～89	38～95	40～100	41～106	43～111	44～117	45～122	47～128
8	51～85	54～90	56～96	59～101	62～106	64～112	67～117	69～123	72～128	75～133	77～139
	49～87	51～93	53～99	55～105	58～110	60～116	62～122	65～127	67～133	70～138	72～144
	45～91	47～97	49～103	51～109	53～115	56～120	58～126	60～132	62～138	64～144	66～150
	43～93	45～99	47～105	49～111	51～117	53～123	54～130	56～136	58～142	60～148	62～154
9	66～105	69～111	72～117	75～123	78～129	81～135	84～141	87～147	90～153	93～159	96～165
	62～109	65～115	68～121	71～127	73～134	76～140	79～146	82～152	84～159	87～165	90～171
	59～112	61～119	63～126	66～132	68～139	71～145	73～152	76～158	78～165	81～171	83～178
	56～115	58～122	61～128	63～135	65～142	67～149	69～156	72～162	74～169	76～176	78～183
10	82～128	86～134	89～141	92～148	96～154	99～161	103～167	106～174	110～180	113～187	117～193
	78～132	81～139	84～146	88～152	91～159	94～166	97～173	100～180	103～187	107～193	110～200
	74～136	77～143	79～151	82～158	85～165	88～172	91～179	93～187	96～194	99～201	102～208
	71～139	73～147	76～154	79～161	81～169	74～176	86～184	89～191	82～198	84～206	97～213

附表 11　检验相关显著性的临界值表

$$P(|r|>r_{\alpha/2})=\alpha$$

df	*α*				
	0.10	**0.05**	**0.02**	**0.01**	**0.001**
1	0.98769	0.99692	0.999507	0.999877	0.9999988
2	.90000	.95000	.98000	.99000	.99900
3	.8054	.8783	.93433	.95873	.99116
4	.7293	.8114	.8822	.91720	.97406
5	.6694	.7545	.8329	.8745	.95074
6	.6215	.7067	.7887	.8343	.92493
7	.5822	.6664	.7498	.7977	.8982
8	.5404	.6319	.7155	.7646	.8721
9	.5214	.6021	.6851	.7348	.8471
10	.4973	.5760	.6581	.7079	.8233
11	.4762	.5529	.6339	.6835	.8010
12	.4575	.5324	.6120	.6614	.7800
13	.4409	.5139	.5923	.6411	.7603
14	.4259	.4973	.5742	.6226	.7420
15	.4124	.4821	.5577	.6055	.7246
16	.4000	.4683	.5425	.5897	.7084
17	.3887	.4555	.5285	.5751	.6932
18	.3783	.4438	.5155	.5614	.6787
19	.3687	.4329	.5004	5487	.6652
20	.3598	.4227	.4921	.5368	.6524
25	.3233	.3809	.4451	.4869	.5974
30	.2960	.3494	.4093	.4487	.5541
35	.2746	.3246	.3810	.4182	.5189
40	.2573	.3044	.3578	.3932	.4898
45	.2428	.2975	.3384	.3721	.4648
50	.2306	.2732	.3218	.3541	.4433
60	.2108	.2500	.2948	.3248	.4078
70	.1954	.2319	.2737	.3017	.3799
80	.1829	.2172	.2565	.2830	.3568
90	.1726	.2050	.2422	.2673	.3375
100	.1638	.1946	.2301	.2540	.3211

注：$df=n-2$

附表 12 正 交 表

（1）m=2 的情形

$L_4(2^3)$

试验号	列号		
	1	2	3
1	1	1	1
2	1	2	2
3	2	1	2
4	2	2	1

$L_8(2^7)$

试验号	列号						
	1	2	3	4	5	6	7
1	1	1	1	1	1	1	1
2	1	1	1	2	2	2	2
3	1	2	2	1	1	2	2
4	1	2	2	2	2	1	1
5	2	1	2	1	2	1	2
6	2	1	2	2	1	2	1
7	2	2	1	1	2	2	1
8	2	2	1	2	1	1	2

$L_{12}(2^{11})$

试验号	列号										
	1	2	3	4	5	6	7	8	9	10	11
1	1	1	1	1	1	1	1	1	1	1	1
2	1	1	1	1	1	2	2	2	2	2	2
3	1	1	2	2	2	1	1	1	2	2	2
4	1	2	1	2	2	1	2	2	1	1	2
5	1	2	2	1	2	2	1	2	1	2	1
6	1	2	2	2	1	2	2	1	2	1	1
7	2	1	2	2	1	1	2	2	1	2	1
8	2	1	2	1	2	2	2	1	1	1	2
9	2	1	1	2	2	2	1	2	2	1	1
10	2	2	2	1	1	1	1	2	2	1	2
11	2	2	1	2	1	2	1	1	1	2	2
12	2	2	1	1	2	1	2	1	2	2	1

$L_{16}(2^{15})$

试验号	列号														
	1	2	3	4	5	6	7	8	9	10	11	12	13	14	15
1	1	1	1	1	1	1	1	1	1	1	1	1	1	1	1
2	1	1	1	1	1	1	1	2	2	2	2	2	2	2	2
3	1	1	1	2	2	2	2	1	1	1	1	2	2	2	2
4	1	1	1	2	2	2	2	2	2	2	2	1	1	1	1

续表

试验号	列号														
	1	2	3	4	5	6	7	8	9	10	11	12	13	14	15
5	1	2	2	1	1	2	2	1	1	2	2	1	1	2	2
6	1	2	2	1	1	2	2	2	2	1	1	2	2	1	1
7	1	2	2	2	2	1	1	1	1	2	2	2	2	1	1
8	1	2	2	2	2	1	1	2	2	1	1	1	1	2	2
9	2	1	2	1	2	1	2	1	2	1	2	1	2	1	2
10	2	1	2	1	2	1	2	2	1	2	1	2	1	2	1
11	2	1	2	2	1	2	1	1	2	1	2	2	1	2	1
12	2	1	2	2	1	2	1	2	1	2	1	1	2	1	2
13	2	2	1	1	2	2	1	1	2	2	1	1	2	2	1
14	2	2	1	1	2	2	1	2	1	1	2	2	1	1	2
15	2	2	1	2	1	1	2	1	2	2	1	2	1	1	2
16	2	2	1	2	1	1	2	2	1	1	2	1	2	2	1

（2）m=3 的情形

$L_9(3^4)$

试验号	列号			
	1	2	3	4
1	1	1	1	1
2	1	2	2	2
3	1	3	3	3
4	2	1	2	3
5	2	2	3	1
6	2	3	1	2
7	3	1	3	2
8	3	2	1	3
9	3	3	2	1

$L_{18}(3^7)$

试验号	列号						
	1	2	3	4	5	6	7
1	1	1	1	1	1	1	1
2	1	2	2	2	2	2	2
3	1	3	3	3	3	3	3
4	2	1	1	2	2	3	3
5	2	2	2	3	3	1	1
6	2	3	3	1	1	2	2
7	3	1	2	1	3	2	3
8	3	2	3	2	1	3	1
9	3	3	1	3	2	1	2
10	1	1	3	3	2	2	1
11	1	2	1	1	3	3	2
12	1	3	2	2	1	1	3
13	2	1	2	3	1	3	2
14	2	2	3	1	2	1	3

续表

试验号	列号						
	1	2	3	4	5	6	7
15	2	3	1	2	3	2	1
16	3	1	3	2	3	1	2
17	3	2	1	3	1	2	3
18	3	3	2	1	2	3	1

$L_{27}(3^{13})$

试验号	列号												
	1	2	3	4	5	6	7	8	9	10	11	12	13
1	1	1	1	1	1	1	1	1	1	1	1	1	1
2	1	1	1	1	2	2	2	2	2	2	2	2	2
3	1	1	1	1	3	3	3	3	3	3	3	3	3
4	1	2	2	2	1	1	1	2	2	2	3	3	3
5	1	2	2	2	2	2	2	3	3	3	1	1	1
6	1	2	2	2	3	3	3	1	1	1	2	2	2
7	1	3	3	3	1	1	1	3	3	3	2	2	2
8	1	3	3	3	2	2	2	1	1	1	3	3	3
9	1	3	3	3	3	3	3	2	2	2	1	1	1
10	2	1	2	3	1	2	3	1	2	3	1	2	3
11	2	1	2	3	2	3	1	2	3	1	2	3	1
12	2	1	2	3	3	1	2	3	1	2	3	1	2
13	2	2	3	1	1	2	3	2	3	1	3	1	2
14	2	2	3	1	2	3	1	3	1	2	1	2	3
15	2	2	3	1	3	1	2	1	2	3	2	3	1
16	2	3	1	2	1	2	3	3	1	2	2	3	1
17	2	3	1	2	2	3	1	1	2	3	3	1	2
18	2	3	1	2	3	1	2	2	3	1	1	2	3
19	3	1	3	2	1	3	2	1	3	2	1	3	2
20	3	1	3	2	2	1	3	2	1	3	2	1	3
21	3	1	3	2	3	2	1	3	2	1	3	2	1
22	3	2	1	3	1	3	2	2	1	3	3	2	1
23	3	2	1	3	2	1	3	3	2	1	1	3	2
24	3	2	1	3	3	2	1	1	3	2	2	1	3
25	3	3	2	1	1	3	2	3	2	1	2	1	3
26	3	3	2	1	2	1	3	1	3	2	3	2	1
27	3	3	2	1	3	2	1	2	1	3	1	3	2

（3）m=4 的情形

$L_{16}(4^5)$

试验号	列号				
	1	2	3	4	5
1	1	1	1	1	1
2	1	2	2	2	2
3	1	3	3	3	3
4	1	4	4	4	4
5	2	1	2	3	4

续表

试验号	列号				
	1	2	3	4	5
6	2	2	1	4	3
7	2	3	4	1	2
8	2	4	3	2	1
9	3	1	3	4	2
10	3	2	4	3	1
11	3	3	1	2	4
12	3	4	2	1	3
13	4	1	4	2	3
14	4	2	3	1	4
15	4	3	2	4	1
16	4	4	1	3	2

$L_{32}(4^9)$

试验号	列号								
	1	2	3	4	5	6	7	8	9
1	1	1	1	1	1	1	1	1	1
2	1	2	2	2	2	2	2	2	2
3	1	3	3	3	3	3	3	3	3
4	1	4	4	4	4	4	4	4	4
5	2	1	1	2	2	3	3	4	4
6	2	2	2	1	1	4	4	3	3
7	2	3	3	4	4	1	1	2	2
8	2	4	4	3	3	2	2	1	1
9	3	1	2	3	4	1	2	3	4
10	3	2	1	4	3	2	1	4	3
11	3	3	4	1	2	3	4	1	2
12	3	4	3	2	1	4	3	2	1
13	4	1	2	4	3	3	4	2	1
14	4	2	1	3	4	4	3	1	2
15	4	3	4	2	1	1	2	4	3
16	4	4	3	1	2	2	1	3	4
17	1	1	4	1	4	2	3	2	3
18	1	2	3	2	3	1	4	1	4
19	1	3	2	3	2	4	1	4	1
20	1	4	1	4	1	3	2	3	2
21	2	1	4	2	3	4	1	3	2
22	2	2	3	1	4	3	2	4	1
23	2	3	2	4	1	2	3	1	4
24	2	4	1	3	2	1	4	2	3
25	3	1	3	3	1	2	4	4	2
26	3	2	4	4	2	1	3	3	1
27	3	3	1	1	3	4	2	2	4
28	3	4	2	2	4	3	1	1	3
29	4	1	3	4	2	4	2	1	3
30	4	2	4	3	1	3	1	2	4
31	4	3	1	2	4	2	4	3	1
32	4	4	2	1	3	1	3	4	2

（4）混合型情形

$L_8(4\times 2^4)$

试验号	列号				
	1	2	3	4	5
1	1	1	1	1	1
2	1	2	2	2	2
3	2	1	1	2	2
4	2	2	2	1	1
5	3	1	2	1	2
6	3	2	1	2	1
7	4	1	2	2	1
8	4	2	1	1	2

$L_{12}(3\times 2^3)$

试验号	列号			
	1	2	3	4
1	1	1	1	1
2	1	2	1	2
3	1	1	2	2
4	1	2	2	1
5	2	1	1	2
6	2	2	1	1
7	2	1	2	1
8	2	2	2	2
9	3	1	1	1
10	3	2	1	2
11	3	1	2	2
12	3	2	2	1

$L_{18}(2\times 3^7)$

试验号	列号							
	1	2	3	4	5	6	7	8
1	1	1	1	1	1	1	1	1
2	1	1	2	2	2	2	2	2
3	1	1	3	3	3	3	3	3
4	1	2	1	1	2	2	3	3
5	1	2	2	2	3	3	1	1
6	1	2	3	3	1	1	2	2
7	1	3	1	2	1	3	2	3
8	1	3	2	3	2	1	3	1
9	1	3	3	1	3	2	1	2
10	2	1	1	3	3	2	2	1
11	2	1	2	1	1	3	3	2
12	2	1	3	2	2	1	1	3
13	2	2	1	2	3	1	3	2
14	2	2	2	3	1	2	1	3
15	2	2	3	1	2	3	2	1
16	2	3	1	3	2	3	1	2
17	2	3	2	1	3	1	2	3
18	2	3	3	2	1	2	3	1

自测题选择题参考答案

第 1 章

1. B；2. D；3. A；4. C

第 2 章

1. C；2. C；3. C；4. D；5. D

第 3 章

1. A；2. B；3. B；4. D；5. B

第 4 章

1. B；2. D；3. D；4. B；5. D；6. C

第 5 章

1. B；2. A；3. C；4. A；5. B；6. A

第 6 章

1. A；2. C；3. A；4. B；5. C；6. B

第 7 章

1. D；2. A；3. C；4. B；5. A

第 8 章

1. B；2. D；3. B；4. B；5. C